全国名老中医黄政德临床经验集

名医撷华

主编 ◎ 李 杰　李鑫辉
　　　 廖 菁　邵 乐
　　　　　　 雍苏南

湖南科学技术出版社
国家一级出版社　全国百佳图书出版单位
·长沙·

《名医撷华——全国名老中医黄政德临床经验集》编委会

主　审	黄政德
主　编	李　杰　廖　菁　李鑫辉　邵　乐　雍苏南
副主编	吴若霞　于子璇　李彩云　陈伶利　谢雪姣
	张书萌　赵　鸿　许　盈
编　委	陈　杏　陈　聪　陈伶利　邓双有　杜建芳　戴超男　冯慧可
	关卓杰　黄　琼　黄　建　霍铁文　蒋　啸　刘　莉　刘燕娟
	刘泳钊　李彩云　李　杰　李鑫辉　廖　菁　林淑艳　陆哲雯
	孙彦波　邵　乐　王　莹　王婷婷　吴若霞　夏旭婷　谢雪姣
	谢秦艽　许　盈　于子璇　雍苏南　颜梦凡　杨　怡　赵　鸿
	朱晓颖　张书萌　张　纯　张鹏飞　周江敏　周乐晴　张　晓

全国名老中医黄政德简介

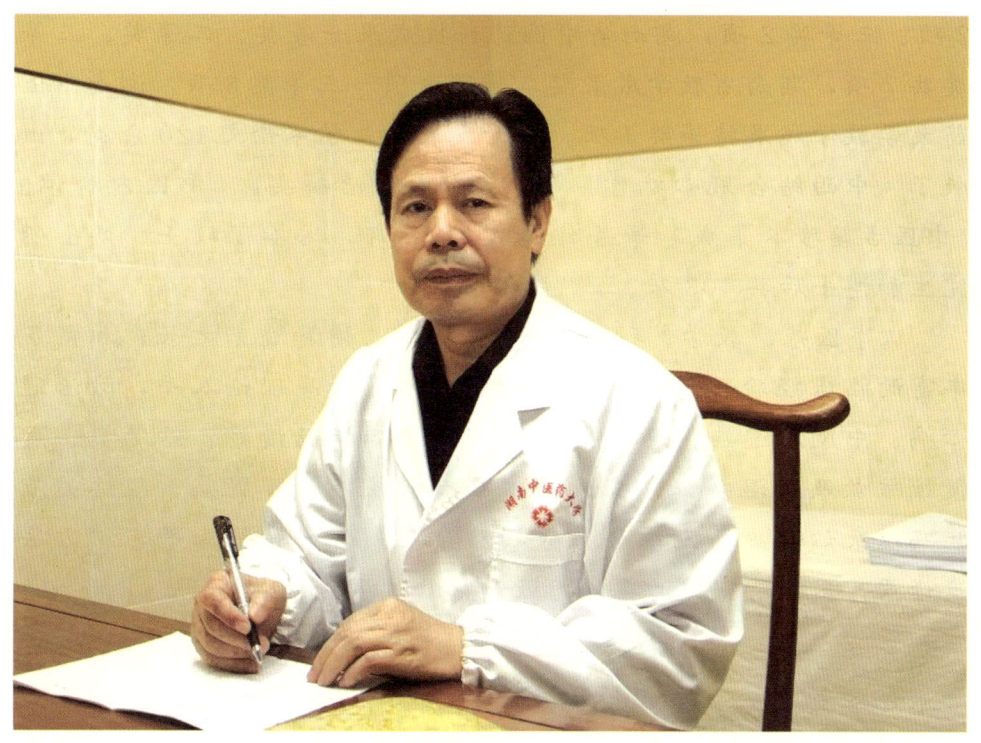

黄政德 二级教授，主任医师，医学博士，中医内科学博士研究生导师，中医内科学学科带头人。全国中医药老专家学术经验继承工作指导老师，湖南省名中医，享受国务院政府特殊津贴专家。湖南中医药大学原党委副书记、副校长，湖南省中医药研究院原副院长。曾兼任国务院学位委员会第七届学科评议组专家，教育部中医教育指导委员会专家，全国高等中医药教育学会常务理事，湖南省高等教育学会副会长，湖南省中西医结合学会副会长，湖南省医学科技教育学会副会长，湖南省高等教育专业设置委员会副主任委员，国家级特色专业中医学专业负责人，教育部重点实验室中医内科实验室负责人，国家级心血管疾病重点专科学科带头人，国家中医药管理局重点学科中医各家学说学科带头人，省级重点实验室方证转化医学实验室主任。国家自然科学基金项目评审专家，中国博士后基金项目评审专家。先后主持了国家级、省部级和委厅级科研项目32项，获湖南省科技进步二等奖2项、三等奖2项，湖南省中医药科技成果一等奖、二等奖、三等奖共7项，湖南省教学成果奖二等奖3项、三等奖3项，湖南中医药大学教学成果特等奖1项。公开发表专业学术论文120余篇，出版了《中西结合冠心病学》《心病临床证治精要》《中医内科学》《中医古籍珍本集成》等著作和教材25部，培养了硕士、博士研究生和博士后共103人。

从事医疗、教学、科研工作40余年，博览众家之长，积累了丰富的临床经验。从中医气滞血瘀和脾胃升降理论入手，防治冠心病、中风后遗症、急慢性胃炎、胃十二指肠溃疡、结肠炎、急慢性咳嗽及风湿痹证、痛风等心脑血管疾病、脾胃病、经络关节疾病以及妇女更年期综合征等疑难杂症。辨证察微知著，组方法度谨严，用药清空灵活，治疗效如桴鼓，深受患者好评。

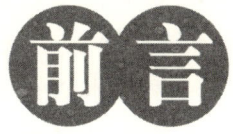

中医药学源远流长,是我国古代文化的瑰宝,随着社会的发展,益发显示出对人类健康繁衍的重要作用。名老中医是中医队伍中继承和创新的典范,其成果代表着中医领域的最高水平,也是当今中医学术思想的集中体现。总结名老中医学术思想和经验,是弘扬中医特色、提高临床疗效、促进中医发展的主要工作和必由之路。

黄政德教授从医 50 余载,对内科杂病,尤其是心脑血管疾病、胃肠道疾病的诊治积累了丰富的临床经验。他研读古籍,博览群书,重视经典理论学习。在临证过程中认真总结经验,以《黄帝内经》及张仲景学说为指导,继承和发扬金元名医李东垣的脾胃学说、朱丹溪的杂病多痰理论、明末清初名医叶天士的从肝治疗中风思想,结合自己的临证心得,形成了极具特色的辨治内科杂病的学术思想。

临证不可不读书。赵晴初《存斋医话稿》:"读书而不临证,不可以为医;临证而不读书,亦不可以为医。"许勤勋《勉斋医话》进一步论述了读书与临证的关系:"评论国医之优劣者,向分两途:一谓学识渊博者优,一谓经验丰富者优。前者以为览书愈多,则识见愈广,见识既广,则认证明确,对症发药,病无不可治矣,故优。后者以为诊病愈众则经验愈多,经验既多则辨证不误,药必中鹄,病亦无不可治矣,故优。予独以为学识、经验相辅而行,不可偏废者也。有学识而无经验,则为纸上谈兵,无补实际,虽优亦劣；有经验而无学识，则为知其然而不知其所以然，刻舟求剑，必难化裁，虽优亦劣。故子谓学验并富，始得为国医之秀者也。"不读书，就谈不上扎实的继承；无继承，学术的发展就将成为无源之水。继承中医经典名著与临床诊疗经验，是医者提升临床水平的必经之路。

  本书分为上篇和下篇。上篇收录黄政德教授临床经典医案，以方为纲，详细阐释了药物组成、功用、主治病症、方解及加减配伍、案例分析、按语等，深入分析临床辨证处方及配伍思路，主要内容包括心系病、肺系病、脾系病、肝系病、肾系病、脑病及其他杂病处方；下篇以黄政德教授的学术思想及治学特色开篇，主要体现临证学术特点、病因病机、诊断方法、治法治则、辨证施治规律等学术思想及理念。清代袁枚曰："学在躬行，不在讲也……医之为医，尤非易言。"中医传承，谈何容易，榜样在先，焉敢轻心。"且将升岱岳，非径奚为，欲诣扶桑，无舟莫适。"希望中医学子潜心积累，中医事业的发展后续绵延，青蓝相胜，源远流长。

湖南中医药大学
李　杰

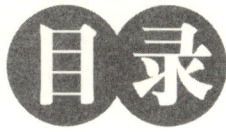

上 篇

1 **心系疾病** -- **003**
    一、甘麦大枣汤 | 003
    二、加味丹参饮 | 005
    三、血府逐瘀汤 | 008
    四、瓜蒌薤白半夏汤 | 010
    五、炙甘草汤 | 013
    六、归脾汤 | 016
    七、交泰丸 | 018
    八、八珍汤 | 020

2 **肺系疾病** -- **023**
    一、三拗汤 | 023
    二、蒌贝二陈汤 | 025
    三、柴苓温胆汤 | 026
    四、止嗽散 | 029
    五、宣白承气汤 | 031
    六、贝母瓜蒌散 | 033

3 **脾系疾病** -- **036**
    一、柴胡疏肝散 | 036
    二、左金丸 | 039
    三、半夏泻心汤 | 041
    四、小半夏汤 | 044

五、生姜泻心汤 | 046
　　六、温胆汤 | 049
　　七、四君子汤 | 051
　　八、补中益气汤 | 054
　　九、不换金正气散 | 056
　　十、平胃散 | 058
　　十一、小柴胡汤 | 061
　　十二、香砂六君子汤 | 063

4　肝系疾病 ———————————————————————— **066**
　　一、柴胡疏肝散 | 066
　　二、逍遥散 | 069
　　三、左金丸 | 071
　　四、一贯煎 | 073
　　五、血府逐瘀汤 | 076
　　六、升阳益胃汤 | 078
　　七、六君子汤 | 080
　　八、小柴胡汤 | 082
　　九、附子理中丸 | 084

5　肾系疾病 ———————————————————————— **087**
　　一、五苓散 | 087
　　二、麻黄连翘赤小豆汤 | 089
　　三、越婢加术汤 | 092
　　四、济生肾气丸 | 094
　　五、八正散 | 096
　　六、真武汤 | 098
　　七、二妙散 | 100

6　脑系疾病 ———————————————————————— **102**
　　一、半夏白术天麻汤 | 102
　　二、补阳还五汤 | 104
　　三、补中益气汤 | 106
　　四、散偏汤 | 108
　　五、四妙散 | 110

六、葛根姜黄散 | 112

　　七、温胆汤 | 115

　　八、黄芪桂枝五物汤 | 117

　　九、益气聪明汤 | 119

7 其他疾病 —————————————————— 122

痹证 | 122

　　一、四妙散 | 122

　　二、黄芪桂枝五物汤 | 124

　　三、麻杏苡甘汤 | 126

　　四、升阳益胃汤 | 129

　　五、补中益气汤 | 131

　　六、附子理中汤 | 133

　　七、逍遥散 | 134

郁证 | 136

　　一、丹栀逍遥散 | 136

　　二、柴胡疏肝散 | 139

　　三、半夏厚朴汤 | 141

汗证 | 143

　　一、玉屏风散 | 143

　　二、六味地黄丸 | 145

　　三、当归六黄汤 | 147

痞证 | 149

　　一、大黄黄连泻心汤 | 149

　　二、二陈汤 | 151

　　三、保和丸 | 153

　　四、补中益气汤 | 156

虚劳 | 159

　　一、补中益气汤 | 159

　　二、四君子汤加减及其治疗 | 160

　　三、归脾汤 | 162

　　四、八珍汤 | 164

下 篇

8 黄政德教授临床经验荟萃 —— 169
  一、从"标本兼治"论治胸痹心痛病的临床经验 | 169
  二、从"寒热错杂"论治脾胃病的临床经验 | 173
  三、从"肺合大肠"论治咳嗽的临床经验 | 179
  四、从肝论治眩晕的临床经验 | 182
  五、从"阴火理论"论治四肢烦热的临床经验 | 187
  六、从"升降理论"论治内科杂病的临床经验 | 189

9 黄政德教授用药经验荟萃 —— 196
  一、使用三拗汤经验 | 196
  二、使用甘麦大枣汤经验 | 200
  三、使用左金丸经验 | 203
  四、使用四妙丸经验 | 206
  五、使用固本止崩汤经验 | 216

10 基于多种方法的黄政德教授学术研究可视化图谱分析 —— 222

参考文献 —— 233

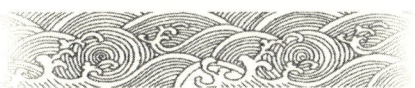

上篇

1 心系疾病

一、甘麦大枣汤

药物组成 甘草、小麦、大枣。

功用 养心安神，和中缓急。

主治病症 脏躁，症见精神恍惚，常悲伤欲哭，不能自主，心中烦乱，睡眠不安，甚则言行失常，呵欠频作。舌淡红苔少，脉细微数。

方解 本方组成纯属用甘润之品以补诸脏之气阴。方中以小麦甘平养心安神，健脾气，补肺津，益肾阴，疏肝郁；甘草、大枣甘润补益脾胃，生津润燥，并能缓解肝急，所谓"肝苦急，急食甘以缓之"。尤在泾《金匮要略心典》："小麦为肝之谷，而善养心气；甘草、大枣甘润生阴，所以滋脏气而止其燥也。"诸药合用使气血化生有源，肝有所藏，心肺得养，脏躁得治。

病案一 不寐——心脾两虚证

彭某，女，35岁，2014年3月24日初诊。主诉：失眠4年。患者诉4年来因思虑太过致睡眠较差。现症见：难以入睡，易惊醒，多梦，心情易烦躁，时有头痛，纳可，口干，大便干结，2日1行，小便可。舌淡苔少，舌下络脉迂曲，脉弦涩。

中医诊断：不寐。

证型：心脾两虚证。

西医诊断：失眠。

治法：养心补脾，解郁安神。

处方：

小麦 10 g	炙甘草 10 g	大枣 9 枚	酸枣仁 15 g
五味子 5 g	郁金 10 g	薄荷 5 g	当归 10 g
白术 10 g	龙齿（先煎）30 g		

14剂，水煎服，1日1剂，分2次早晚服用。

按语 "不寐"在《黄帝内经》中称为"不得卧""目不瞑",认为是邪气客于脏腑,卫气行于阳,不能入阴所致。黄政德教授认为,卫气昼行于阳经,阳气盛则瞑;夜行于阴经,阴气盛则寐,如机体阴阳失调,阴盛阳虚,阳不入阴,神不守舍,心神不安则出现失眠。在病位上,黄政德教授尤为重视心、脾、肝三脏。由于肝藏魂,其魂随寐而出入游返于内外,如肝被邪热所扰,气机不发则魂不入肝,反张于外,神不安居而致不寐。《类证治裁·不寐》:"思虑伤脾,脾血亏虚,经年不寐。"本案初诊询问起病原因,是由于思虑太过损伤心脾而致失眠,故治疗以甘麦大枣汤养心补脾安神为主;入睡困难且易惊醒是心肺气虚的表现,故加五味子敛肺气养肺阴,龙齿重镇安神以定魄;多梦由肝血不足引起,"女子以肝为先天",肝血不足则魂失所养,故见寐中多梦,取酸枣仁汤之意,以酸枣仁补肝血养心神,加当归养血活血,使得新血得养,瘀血得化,用少量薄荷取其芳香辛散,疏肝解郁,加白术以健脾以益血之源;烦躁、大便干结是心火郁于内的表现,故加郁金清心活血,行气解郁。诸药合用,共奏养心补脾、解郁安神之功。

病案二 不寐——心胆气虚证

李某,女,28岁,2014年3月17日初诊。主诉:失眠2年余。现症见:夜卧多梦,极易惊醒,神志恍惚,终日心中惕惕,不能自主,性格多愁善感,气短自汗,倦怠乏力,月经量多,口干烦躁,纳差。舌淡苔白,脉弦细。

中医诊断:不寐。

证型:心胆气虚证。

西医诊断:失眠。

治法:益气镇惊,安神定志。

处方:

小麦20 g	炙甘草9 g	大枣12 g	首乌藤15 g
百合9 g	丹参9 g	黄芪15 g	生地黄15 g
当归9 g			

7剂,水煎服,1日1剂,分2次早晚服用。

按语 《金匮要略·血痹虚劳病脉证并治第六》:"虚劳虚烦不得眠,酸枣仁汤主之。"这一治法、方剂沿用至今。因此,内脏的调治是治疗不寐的着重点,如疏肝解郁、调补心脾、和胃化痰等。黄政德教授观本案患者初诊失眠 2 年有余，夜卧多梦，极易惊醒，神志恍惚，终日心中惕惕，不能自主，性格多愁善感，为心胆气虚之象。张从正曰："胆者，敢也，惊怕则胆伤矣。盖肝胆实则易怒而果敢，肝胆虚则善恐而不敢也。"此外，该患者气短自汗，倦怠乏力，月经量多，口干烦躁，纳差，舌淡苔白，脉弦细，兼见阴血阳气亏虚之象，故治宜益气镇惊，安神定志，方选甘麦大枣汤加减，而酌加生地黄、黄芪、当归等补气阴血之品。甘麦大枣汤可补养心脾，兼以柔肝，取"肝苦急，急食甘以缓之"，根据患者症状加减，故能速效。

病案三　不寐——心肝血虚证

徐某，女，53 岁，2013 年 7 月 1 日初诊。主诉：反复失眠 3 个月。患者诉近 3 个月来睡眠欠佳，每晚难以入睡，极易惊醒，多梦，偶右耳耳鸣，血压曾有升高，自服谷维素、B 族维生素后，血压恢复平稳。纳可，二便调。舌暗苔薄白，脉弦无力。

中医诊断：不寐。

证型：心肝血虚证。

西医诊断：失眠。

治法：补肝养心，安神定志。

处方：

炙甘草 10 g	大枣 10 g	小麦 10 g	五味子 5 g
酸枣仁 15 g	茯神 10 g	麦冬 10 g	丹参 15 g
龙齿（先煎）30 g			

14 剂，水煎服，1 日 1 剂，分 2 次早晚服用。

按语　《灵枢·营卫生会》："老者之气血衰，其肌肉枯，气道涩，五脏之相搏，其营气衰少而卫气内伐，故昼不精，夜不瞑。"黄政德教授认为该患者已过七七之年，天癸竭，精血衰少，易致失眠，多梦耳鸣均为血虚所致，舌暗，脉弦无力是肝血虚之象，难以入睡，极易惊醒为肝胆之气血不足之象。本案治疗以补心阴，养心血，安心神为主，佐以五味子、酸枣仁、麦冬敛肺养阴安神，龙齿镇心定魄安神，茯神补养心脾镇静安神，丹参养血安神。

二、加味丹参饮

药物组成　丹参、檀香、生地黄、当归、川芎、赤芍、红花、黄芪。

功用 活血化瘀，益气补虚。

主治病症 膻中部位或左胸部区域发作性憋闷、疼痛。甚者心胸疼痛剧烈，如刺如绞，痛有定处，甚则心痛彻背，背痛彻心，或痛引肩背，伴有胸闷，日久不愈，可因暴怒而加重。舌质暗红，或紫暗，有瘀斑，舌下瘀紫，苔薄，脉涩或结、代、促。

方解 加味丹参饮乃黄政德教授根据清代陈修园《时方歌括》丹参饮结合临床实践化裁而来："心腹诸痛有妙方，丹参为主义当详，檀砂佐使皆遵法，入咽咸知效验彰。"丹参味苦微寒，归心、肝经，活血祛瘀止痛而不伤气血，兼凉血养血、除烦安神，故为君药。檀、砂二药温中行气止痛为佐使，辅助丹参活血祛瘀行气止痛。此三味药，性味平和，气血双调，重在化瘀，使瘀化气畅痛自止。陈修园创立此方，兼顾气血阴阳，用"治心胃诸痛，服热药而不效者"，诸药合用，祛邪不伤正，扶正不碍邪，用药精妙，配伍得当，攻补兼施，为治疗心病之良方。

病案一 胸痹心痛——心血瘀阻证

周某，男，55岁，2013年5月6日初诊。主诉：左胸闷痛20日，加重3日。患者诉20日前无明显诱因出现左胸痞闷不适，甚则牵及左臂疼痛。当快步走、爬楼时加重，休息时缓解，近3日发作较前频繁，阵发闷痛。2013年4月18日于某三甲医院检查，运动平板试验示阳性。现症见：左胸闷痛，牵引左臂疼痛，左臂活动不受限制，面色淡白，精神疲乏，夜寐不安，食纳可，二便调。舌淡紫，苔薄黄，舌下瘀紫，脉弦略涩。血压：140/85 mmHg（1 mmHg＝0.13 kPa）。本院彩超示：轻度脂肪肝声像；左心房稍大；二尖瓣、三尖瓣轻度反流；主动脉弹性减退；左心室顺应性降低。心电图（ECG）：正常心电图。

中医诊断：胸痹心痛。

证型：心血瘀阻证。

西医诊断：冠心病，稳定型心绞痛。

治法：活血化瘀，通脉止痛。

处方：

丹参 10 g	蒲黄 10 g	檀香 5 g	川芎 10 g
当归 10 g	红花 5 g	白芍 10 g	黄芪 10 g
厚朴 10 g	甘草 3 g		

12剂。水煎服，1日1剂，分2次温服。

2013年5月20日二诊：患者服上药后症状较前明显好转，左胸稍闷痛减轻，仍有不适感，但已能忍受，牵引左臂疼痛亦缓解，夜寐较前安稳，二便调。效不更方，患者舌苔仍黄而干，前方加滋阴凉血之生地黄15 g，再进14剂。

2013年6月9日三诊：患者诉服上药前症明显缓解，停药期间无明显不适，近1周出现活动后轻微的胸闷气促，偶伴胸痛，持续时间较短，休息后可缓解，纳寐可，二便调。舌淡紫，脉弦细。药已中病，前方继进14剂以善后。

按语 胸痹心痛多发于中老年人，患者年过半百，以脏腑虚损、阴阳气血失调为本，以六淫七情之气滞、血瘀、痰浊、寒凝等造成脉络痹阻不通为标，心气不足，鼓动无力，血行滞涩，瘀阻脉络，心脉不畅，"不通则痛"，发为胸痹心痛；其劳则耗气，故常在劳累、活动后反复出现并加重。舌淡紫，苔薄黄，舌下瘀紫，脉弦略涩均属心血瘀阻证。故以加味丹参饮活血化瘀，通脉止痛。

黄政德教授在治疗胸痹心痛时非常重视调理气机，他认为气行则阳气畅、气达则瘀血去、气畅则痰饮散、气顺则痹结开。故选用丹参、蒲黄、红花以行血，并根据病情选用檀香、川芎、厚朴等行气理气之品，总以宽胸开结，调畅气机为要。诸药配伍，故有良效。

病案二 心悸——气滞血瘀证

刘某，女，60岁，2019年10月26日就诊。主诉：胸闷、心悸伴阵发性胸痛半月余。现症见：患者诉10月7日左右感冒后出现心悸，胸闷，偶有胸痛，伴头晕目眩，视物旋转，胁下有胀痛、刺痛感，时时太息，大便溏结不调，性格急躁易怒，夜不易入睡，气促不明显，二便调，纳一般。舌淡，苔薄黄，舌下络脉迂曲，脉弦。心电图示：①窦性心律；②V_5、V_6导联T波改变。

中医诊断：心悸。

证型：气滞血瘀证。

西医诊断：冠心病，稳定型心绞痛。

治法：行气活血，宁心定悸。

处方：

丹参15 g	厚朴15 g	瓜蒌子10 g	薤白10 g
生地黄15 g	当归15 g	川芎10 g	赤芍10 g
蒲黄10 g	黄芪15 g	红花10 g	檀香5 g

14剂，水煎服，1日1剂，分2次口服。嘱清淡饮食。

后随访，患者病情已好转，服药后竟未复发，后再无来诊。

按语 心悸，简称悸，其重症为怔忡。指不因惊吓而自心跳不宁，难以自主的疾患。《伤寒明理论·卷中·悸》："悸者，心忪是也，筑筑惕惕然动，怔怔忪忪，不能自安者是矣。"心悸之证，多由气血虚弱、痰饮内停、气郁血瘀等原因所致。加味丹参饮为黄政德教授常用方，方中以丹参为君药，重用以活血祛瘀；并辅以赤芍、红花活血化瘀，当归、生地黄能养血活血通经；川芎理气活血止痛，檀香行气散寒止痛，使气行则血和，血和则气畅。全方共奏行气活血，化瘀止痛之功。黄政德教授强调，治疗心病时须注重祛瘀生新，如《金匮要略》："干血不去，则足以留新血而灌溉不周。"《血证论》："凡血证总以去瘀为要。"可见祛瘀生新的重要性。无论是痰湿还是气滞，都会导致血脉瘀滞不通，"瘀血不去，新血不生"。因此可加用丹参、川芎、当归等活血化瘀之品以"祛瘀血，生新血"。此外，活血化瘀时可随症加用行气导滞之品，如伴脘腹胀满加木香、厚朴；伴积滞内停、大便不通加枳实；伴心腹冷痛加檀香等，取"气行则血行"之义。诸法合用，不可偏废，方有良效。

三、血府逐瘀汤

药物组成 桃仁、红花、当归、生地黄、川芎、赤芍、牛膝、桔梗、柴胡、枳壳、甘草。

功用 活血化瘀，行气止痛。

主治病症 胸中血瘀证，症见胸痛，头痛，日久不愈，痛如针刺而有定处，或呃逆日久不止，或饮水即呛，干呕，或内热瞀闷，或心悸怔忡，失眠多梦，急躁易怒，入暮潮热，唇暗或两目暗黑。舌质暗红或有瘀斑、瘀点，脉涩或弦紧。

方解 本方取桃红四物汤合四逆散，加下行之牛膝和上行之桔梗而成。方中桃仁破血行滞而润燥，红花活血祛瘀以止痛，共为君药。赤芍、川芎助君药活血祛瘀；牛膝入血分，性善下行，能祛瘀血，通血脉，并引瘀血下行，使血不郁于胸中，瘀热不上扰，共为臣药。生地黄甘寒，清热凉血，滋阴养血；合当归养血，使祛瘀不伤正；合赤芍清热凉血，以清瘀热。三者养血益阴，清热活血，共为佐药。桔梗、枳壳，一升一降，宽胸行气，桔梗并能载药上行；柴胡疏肝解郁，升达清阳，与桔梗、枳壳同用，尤善理气行滞，使气行则血行，亦为佐药。甘草调和诸药，为使药。诸药合用，活血与行气相伍，祛瘀与养血同施，升降兼顾，使血活瘀化气行，则诸证可愈。

病案一　胸痹——心脉瘀阻证

廖某，女，55 岁，2019 年 9 月 16 日初诊。主诉：胸部隐胀。患者诉上半年服药后症状基本缓解，停药数月后症状复发。现症见：胸部隐痛，焦虑，情绪紧张，急躁易怒，头晕，纳呆，寐可，大便偏干，小便正常。舌质暗红，苔薄白，脉弦涩。

中医诊断：胸痹。

证型：心脉瘀阻证。

西医诊断：冠心病。

治法：活血祛瘀，行气止痛。

处方：

丹参 15 g	当归 10 g	生地黄 10 g	川芎 10 g
红花 10 g	桃仁 10 g	赤芍 10 g	柴胡 6 g
桔梗 10 g	枳壳 6 g	黄芪 25 g	

14 剂，水煎服，1 日 1 剂，分 2 次早晚服用。服药后症状消失，随访半年未复发。

按语　胸痛属"胸痹"范畴，是以胸部闷痛，甚则胸痛彻背，喘息不得卧为主症的疾病，轻者仅感胸闷如窒，呼吸欠畅，重者则有胸痛，严重者心痛彻背，背痛彻心。患者忧思伤脾，脾失健运，故纳呆。郁怒伤肝，肝失疏泄，肝郁气滞，甚则气郁化火。无论何种原因引起的气滞，均可使血行失畅，脉络不利，而致气血瘀滞，心脉痹阻，不通则痛，而发胸痹。故本例患者黄政德教授用血府逐瘀汤加减，丹参合当归养血活血，使祛瘀不伤正；红花、桃仁、赤芍活血祛瘀以止痛，同时桃仁可润肠通便；川芎为血中之气药，辛温香燥，走而不守，助红花、桃仁、赤芍活血祛瘀；生地黄甘寒，清热凉血，滋阴养血；桔梗为药中之舟楫，能载诸药之力上达胸中，且与枳壳一升一降，宽胸行气，更加柴胡疏肝理气；再加黄芪，既善补气，又善升气，擅补胸中之气。合而用之，使血活瘀化气行。

病案二　胸痛，心悸——心脉瘀阻证

黄某，女，50 岁，2019 年 9 月 17 日初诊。主诉：胸痛，心悸 2 个月余。现症见：胸痛，心慌，心悸，伴头部胀痛，余无不适。舌暗红，苔薄黄，舌下络脉色紫迂曲，脉弦细。

中医诊断：胸痛，心悸。

证型：心脉痹阻证。

治法：活血化瘀，行气止痛。

处方：

当归 10 g	桔梗 10 g	枳壳 6 g	桃仁 5 g
红花 10 g	赤芍 10 g	生地黄 15 g	川芎 10 g
薄荷 10 g	柴胡 6 g	甘草 3 g	

5剂，水煎服，1日1剂，分2次早晚服用。

2019年9月24日二诊：患者服药后症状减轻，发作次数明显减少，头部胀痛亦有所缓解，舌红，苔薄黄，脉细。上方加党参20 g，白术10 g，14剂。

按语 心悸是指患者自觉心中悸动，惊惕不安，甚则不能自主的一种病证。心悸的病名首见于《金匮要略》，并认为其主要病因有惊扰、水饮、虚劳及汗后受邪等，常用炙甘草汤治疗心悸；朱丹溪认为心悸的发病应责之虚与痰；张介宾认为怔忡由阴虚劳损所致；王清任重视瘀血内阻导致心悸怔忡，常用血府逐瘀汤治疗。黄政德教授结合前人观点及自身临床经验，认为本病多因心之气血不足，心失滋养，肝失疏泄，气滞血瘀，心气失畅出现胸痛、心悸。故本案选用当归养血活血，合生地黄滋阴养血，合赤芍活血化瘀，再与川芎相协则行血之力益彰，又使诸药补血而不滞血；更合桃仁、红花加强活血化瘀之功；桔梗、枳壳宽胸行气；柴胡、薄荷疏肝清利头目；甘草调和诸药。二诊再加党参20 g，白术10g益气健脾。

四、瓜蒌薤白半夏汤

药物组成 瓜蒌、薤白、半夏、白酒。

功用 通阳散结，祛痰宽胸。

主治病症 胸痹而痰浊较甚，胸痛彻背，不能安卧者。

方解 方中君以瓜蒌甘寒入肺，善于涤痰散结，理气宽胸。《本草思辨录》："瓜蒌实之长，在导痰浊下行，故结胸胸痹，非此不治。"薤白辛温，善散阴寒之凝滞，通胸阳之痹结。《长沙药解》"薤白辛温通畅，善散壅滞"，用为臣药。二药相配，化上焦痰浊，散胸中阴寒，宣胸中气机，使之通则不痛，为治胸痹要药。佐使以辛散温通之白酒，行气活血，以增行气通阳之力。药仅三味，配伍精当，共奏通阳散结、行气祛痰之功。伍用半夏，祛痰散结之力较强，适用于胸痹而痰浊较甚者。

病案一 胸痹心痛——痰浊内阻证

金某，女，58岁，2012年11月16日初诊。主诉：胸部隐痛1年。现病史：患者近1年来常感胸部隐痛，伴头晕，活动后加重，10月于当地医院查心电图（ECG）示：窦性心动过缓；头部计算机体层摄影（CT）未见明显异常。诊断为冠心病（稳定型心绞痛）。既往有慢性浅表性胃炎病史。现症见：胸闷痛，劳累后加重，胃脘部胀闷不舒，纳少，寐欠安，大小便尚可。舌淡苔白腻，脉弦。

中医诊断：胸痹心痛。

证型：痰浊内阻证。

西医诊断：冠心病。

治法：祛痰宽胸，通脉止痛。

处方：

瓜蒌 15 g	薤白 10 g	法半夏 10 g	桂枝 5 g
丹参 15 g	当归 10 g	川芎 10 g	厚朴 10 g
甘草 3 g			

7剂，1日1剂，水煎服。

2013年12月10日复诊：患者服药后症状明显缓解，现仅偶于活动后出现胸闷痛，胃脘部不适，食欲不振，夜寐尚可，舌淡胖，苔白，有齿痕，脉弱。上方加党参20 g，白术10 g，茯苓10 g，木香10 g，延胡索10 g。14剂。服药后症状消失，随访半年未复发。

按语 黄政德教授认为，患者有长期胃炎病史，脾胃功能失调，健运失司，精微不运，郁结中焦，凝结成痰，流于经隧，滞阻心脉发为本病。初诊时患者表现以标实为主，胸闷痛、舌苔白腻、脉弦为痰浊内盛的表现，故予瓜蒌薤白半夏汤以祛痰宽胸，通阳散结；加丹参、当归、川芎活血化瘀，祛瘀生新；桂枝、厚朴皆为辛温之品，既可燥湿化痰，又可行气通脉。全方宽胸祛痰、行气通脉，故效显。"急则治标，缓则治本"，二诊时患者胃脘不适，食欲不振，舌淡胖有齿痕，皆为脾胃气虚之象，故予瓜蒌薤白半夏汤加党参、茯苓、白术，益气健脾，丹参、川芎活血，木香、延胡索行气止痛，使补而不滞，"气行则血行"。

病案二　胸痹心痛——心阴亏损，痰瘀互结证

李某，女，64岁，2012年3月19日初诊。主诉：反复阵发性胸痛4余年，加重10余月。现病史：患者2004年脑出血后，时有胸痛，曾诊断过冠心病。2011年9月曾行心电图（ECG）示：①窦性心律。②完全性左束支传导阻滞。③左心房大。④继发性加原发性ST-T改变。现症见：阵发性胸闷，活动后气促，咳嗽咳痰、痰多质稀，持物不稳，双腿乏力，易感冒，纳寐可，二便调。舌苔薄白，脉细数。BP：130/50 mmHg。

中医诊断：胸痹心痛。

证型：心阴亏损，痰瘀互结证。

西医诊断：冠心病，不稳定型心绞痛。

治法：养阴活血，化痰祛瘀。

处方：

瓜蒌15 g	法半夏10 g	炙甘草15 g	桂枝10 g
茯苓15 g	白术10 g	当归10 g	五味子5 g
赤芍10 g	檀香10 g	丹参15 g	

7剂，1日1剂，水煎服。

2012年3月26日二诊：患者服上药后症状好转。现症见：心前区疼痛，活动后加重，咳嗽，咳少量白色泡沫痰，夜间盗汗，口干，纳可，夜寐不安，二便调。予前方加薤白10 g。14剂，水煎服。后随访病情稳定。

按语　冠心病心绞痛包括稳定型心绞痛和不稳定型心绞痛，按其症状应属于中医学"胸痹心痛"范畴。年老体衰，饮食不节，情志内伤等都可导致本病的发生。关于病机，后世多推崇张仲景《金匮要略·胸痹心痛短气病脉证治第九》："夫脉当取太过不及，阳微阴弦，即胸痹而痛，所以然者，责其极虚也。今阳虚知在上焦，所以胸痹、心痛者，以其阴弦故也。"其概括本病的病机为"阳微阴弦"，阐发了胸痹心痛属上焦阳虚，阴邪上乘，胸阳闭塞，不通则痛的病机实质。黄政德教授根据冠心病患者常出现的病因病机，结合中医脏象、气血理论及自身临床实践，倡导益气养阴活血为冠心病的基本治疗原则。本案患者主诉为反复阵发性胸痛4余年，加重10余月阵发性胸闷，查其脑出血后时有胸痛，考虑为瘀血阻络。而兼见活动后气促，持物不稳，双腿乏力，易感冒，纳寐可，二便调，舌苔薄白，考虑为阳气亏虚，失于固摄，而脉细数为阴血亏虚之兆。此外，患者有咳嗽咳痰，痰多质稀，疑为痰瘀互结之证。故辨为胸痹心痛心阴亏损，痰瘀互结证。治宜养阴活血，化痰祛瘀，方以瓜蒌薤白半夏汤合加味丹参饮加减化裁，而心阴已亏，温燥之药虽能温通心脉，但易劫伤心阴，故去薤白、川芎、红花，恐药性温烈行散太过，耗伤心阴也。

五、炙甘草汤

药物组成 炙甘草、生姜、人参、生地黄、桂枝、阿胶、麦冬、麻仁、大枣、清酒。

功用 滋阴养血，益气温阳，复脉定悸。

主治病证 ①阴血不足、阳气虚弱证，症见脉结代，心动悸，虚羸少气，舌光少苔，或质干而瘦小者。②虚劳肺痿，症见咳嗽，涎唾多，形瘦短气，虚烦不眠，自汗盗汗，咽干舌燥，大便干结，脉虚数。

方解 方中重用生地黄滋阴养血，多用炙甘草益气养心，二者相合，气血并补。以麦冬滋养心阴，阿胶滋阴养血，麻仁滋阴润燥，共助地黄滋补阴血之力；以人参补中益气，合炙甘草温养阳气。桂枝温通心阳，大枣益气养血；生姜辛温，具宣通之性，合桂枝以温通阳气，配大枣以益脾胃、滋化源、调阴阳、和气血。用法中加酒煎服，清酒辛热，可温通血脉，以行药势。诸药配伍，补中寓通，滋而不腻，温而不燥，阴血足而血脉充，阳气旺而心脉通，气血充足，阴阳调和，则悸定脉复，故本方又名"复脉汤"。虚劳肺痿属阴阳气血诸不足者，可用本方滋阴养血，益气温阳。

病案一 胸痹心痛——气阴两虚，瘀血阻络证

王某，男，70岁，2012年6月4日初诊。主诉：活动后胸闷胸痛10余年。患者活动后胸闷胸痛已10余年，经西医治疗效果一般。2012年5月14日于当地医院诊断为：①冠心病（不稳定型心绞痛）；②原发性高血压3级，极高危。经扩冠、抗凝、抗血小板聚集、降脂降压等处理，临床症状改善不明显。心电图（ECG）示：①窦性心律；② $V_2 \sim V_4$ 导联ST-T改变。心肌酶谱正常。现症见：活动后胸闷胸痛，刺痛为主，伴胸胁胀满，气短乏力，头晕，口干，夜寐欠安，纳可，二便正常。舌红苔少，脉弦细。

中医诊断：胸痹心痛。

证型：气阴两虚，瘀血阻络证。

西医诊断：冠心病，不稳定型心绞痛。

治法：益气养阴，活血通络。

处方：

炙甘草 25 g	西洋参 15 g	生地黄 15 g	桂枝 10 g
玄参 10 g	五味子 5 g	酸枣仁 10 g	丹参 15 g
当归 10 g	红花 5 g	川芎 10 g	

7剂，1日1剂，水煎服。

2012年7月9日二诊：患者服药后症状明显缓解，但停药后复发，活动后出现胸部刺痛，纳可，寐安，二便调，舌红苔少，脉弦细。仍以上方巩固，7剂。服药后症状明显缓解，遂未再次前来就诊。

按语 沈金鳌《杂病源流犀烛·心痛源流》："夫心主诸阳，又主阴血，故因邪而阳气郁则痛，阳虚而邪盛者亦痛，因邪而阴血凝注者痛，阴虚而邪盛者亦痛。"阐释本病的病机为本虚标实之证。黄政德教授认为本虚多为气阴两虚，标实多责之痰凝、血瘀、气滞，其原因多与现代人生活节奏过快，工作劳累，终日少动，饮食作息规律紊乱相关。工作劳累而少动之人体质多见气虚气滞，"气为血之帅"，气虚则推动无力而致血瘀；随着生活水平提高，人多食肥甘厚腻，致脾胃受损，运化失常，痰浊内生，阻滞脉道；脾为湿困，生化不足，或年老体衰肾虚不荣，致心血不足而见阴虚诸症。另见气短乏力、头晕口干、夜寐欠安，结合舌脉可辨证为气阴两虚证，多为胸痹心痛久病之后的表现；治宜益气养阴，活血通络，处以炙甘草汤合加味丹参饮。加味丹参饮是黄政德教授治疗胸痹心痛的常用方剂，十分切合胸痹心痛病"心脉痹阻"的病机。而炙甘草汤则是《伤寒论》治疗"心动悸、脉结代"的名方。其证是由伤寒汗、吐、下或失血后，或杂病阴血不足、阳气不振所致。阴血不足，血脉无以充盈，加之阳气不振，无力鼓动血脉，脉气不相接续，故脉结代；阴血不足，心体失养，或心阳虚弱，不能温养心脉，故心动悸。治宜滋心阴，养心血，益心气，温心阳，以复脉定悸。黄政德教授取两方相合而加减，方中重用炙甘草甘温益气，通经脉，利血气，缓急养心；以西洋参易人参，合生地黄气阴双补，生津止渴，并可防桂枝辛香走窜太过；五味子益气生津除烦，虚烦不寐加酸枣仁宁心安神，阴虚烦渴加玄参滋阴降火；加味丹参饮活血通络，祛瘀生新。全方既可甘温益气养阴，又可辛香活血通络，温而不燥，滋而不腻，故而取效。

病案二　心悸——气阴两虚证

李某，男，69岁，2019年6月18日初诊。主诉：活动后胸闷、心悸、头晕十余年。现病史：患者诉胸闷、心悸、头晕多年，积极治疗后症状略改善。曾诊断为冠心病。现症见：凌晨三四点常发胸闷气短、心悸、头晕、双下肢乏力、走路不稳，口干，纳可，二便调，乏力。舌淡，脉虚。既往有慢性胃炎病史。

中医诊断：心悸。

证型：气阴两虚证。

西医诊断：冠心病。

治法：益气养阴活血。

处方：

炙甘草 25 g	当归 10 g	桂枝 10 g	厚朴 10 g
瓜蒌 15 g	红花 5 g	丹参 15 g	川芎 10 g
五味子 5 g	酸枣仁 10 g	龙眼肉 15 g	西洋参 15 g
玄参 10 g			

7剂，水煎服，1日1剂，分2次口服。嘱饮食清淡，忌食肥甘厚味辛辣之品。

2019年6月25日二诊：病史同前，服药后症状有所缓解，停药后复发，现头晕较甚，无头痛，活动后加重，伴欲呕，走路不稳。凌晨胸闷心慌，偶伴胸痛，纳可，二便正常。舌苔黄厚，脉弦。方药如下：

川芎 15 g	薏苡仁 20 g	羌活 10 g	牛膝 20 g
丹参 15 g	红花 10 g	黄芩 6 g	柴胡 10 g
生地黄 15 g	甘草 3 g	茯苓 10 g	

14剂，水煎服，1日1剂，分2次温服。服药后诸症明显减轻，随访半年，病情稳定。

按语　本案患者心悸，初诊为心气阴两虚证，治宜益气养阴活血，方以炙甘草汤合加味丹参饮加减化裁，二诊脉由虚转为弦，舌苔由淡转为黄厚，乃肝经有热，故加柴胡黄芩清热疏肝。停药复发，胸闷心慌胸痛，黄政德教授认为当考虑久病入络，配伍祛风通络之品如羌活加强活血化瘀通络之功，主方仍以两方加减合用益气活血养阴。

六、归脾汤

药物组成 白术、人参、黄芪、当归、甘草、茯苓、龙眼肉、酸枣仁、远志、木香。

功用 健脾益气，养心安神。

主治病症 心脾气血两虚证，症见心悸怔忡，健忘不寐，盗汗，体倦食少，面色萎黄。舌淡，苔薄白，脉细弱。

方解 心脾气血亏虚而呈现心神不宁，法当补气养血，宁心安神。故方用人参、黄芪、白术、茯苓、甘草益气健脾。血虚补脾，皆因血生于脾故应养脾。此证既已出现血虚之象，所以必兼补血。故用龙眼肉、当归补血养心，酸枣仁、远志宁心安神，并佐以少量木香行气以防参、芪之壅，共呈健脾益气，养心安神之效。

病案一　不寐——心脾两虚证

刘某，女，55岁，2021年3月24日初诊。主诉：失眠年余。患者诉近年来因琐事烦扰致不寐。现症见：入睡困难，易惊易悸，眠浅早醒，多梦，神疲乏力，面白不荣，纳呆，口干，大便艰涩，2日1行，小便正常。舌淡苔薄，脉细数。

中医诊断：不寐。

证型：心脾两虚证。

西医诊断：失眠。

治法：健脾益气，养心安神。

处方：

白术 10 g	人参 10 g	黄芪 30 g	当归 10 g
甘草 10 g	茯苓 10 g	龙眼肉 10 g	酸枣仁 15 g
远志 6 g	木香 10 g	合欢皮 10 g	首乌藤 10 g

10剂，水煎服，1日1剂，分2次早晚服用。

按语 《医宗必读》："不寐之故有五：一曰气虚，一曰阴虚，一曰痰滞，一曰水停，一曰胃不和，大端虽五，虚实寒热，互有不齐，神而明之，存乎其人耳。"黄政德教授认为，气虚、阴虚、痰滞、水停、胃不和，是不寐之纲，而临床尤可兼加复现，切不可"举死方以困生人"。在病位上，黄政德教授尤为重视心脾二脏。《吴医汇讲》:"二阳者,足阳明胃、手阳明大肠也。其病发于心脾,盖因思为脾志,而实本于心。"气机不发则脾难升举,故神不安而致不寐。《类证治裁·不寐》:"思虑伤脾,脾血亏虚,经年不寐。"本案初诊询问起病原因,是由于思虑太过损伤心脾而致失眠,故治疗以归脾汤养心补脾安神为主;患者兼加神疲乏力,面色不荣,故加白术、人参、黄芪益气;当归、龙眼肉、酸枣仁养血,以远志、木香、合欢皮化痰行气,解郁安神。诸药合用,共奏养心补脾、理气安神之功。

病案二 心悸——心脾两虚证

周某,女,63岁,2021年7月19日初诊。主诉:发作性心悸半年余。患者半年前劳累后出现心悸伴气短乏力,曾在某医院就诊,行血常规、心肌酶谱、电解质、甲状腺功能、心电图、超声心动图等检查,诊断为频发室性早搏,按心律失常治疗,曾用普罗帕酮、胺碘酮等药物不能耐受不良反应,用美托洛尔、比索洛尔等药物效果不佳,遂转求中医治疗。现症见:心中悸动不安,短气乏力,神疲肢倦,不耐劳作,头晕,面㿠不荣,纳呆,夜寐欠安。舌淡、苔薄白,脉细弱。

中医诊断:心悸。

证型:心脾两虚证。

西医诊断:频发室性早搏。

治法:健脾养心,益气安神。

处方:

白术 15 g	合欢皮 15 g	党参 15 g	炒黄芪 30 g
首乌藤 30 g	当归 15 g	炙甘草 10 g	茯神 10 g
远志 10 g	阿胶 10 g	木香 10 g	大枣 10 g
酸枣仁 20 g	龙眼肉 10 g		

7剂,1日1剂,水煎早晚分服。

2021年7月26日二诊:心悸稍有缓解,气短乏力、肢体倦怠症状好转,胃纳尚可,夜寐安,效不更方,继服上方7剂。

2021年8月2日三诊:心悸症状明显好转,诸症缓解,复查心电图提示偶发室性早搏,继续治疗2周,上方14剂,后改为归脾丸口服巩固治疗3个月余,定期随访复查心电图均未再次出现频发室性早搏。

按语 《证治心传·怔忡》:"惊悸者,因事有所惊而悸,久思所爱,触事不意，虚耗真血，心血不足，遂成怔忡惊悸。"黄政德教授认为患者劳倦太过则伤脾，脾气亏虚，则见气短乏力。脾主肌肉四肢，脾气虚则见肢体倦怠。脾主运化，脾虚则运化失常，则见纳呆食少。脾为后天之本，气血生化之源，脾气一虚，引起生化之源匮乏，而致心血虚少，心失所养，神不潜藏，而发为心悸。心，其华在面，心血亏虚则见面色不华，心神失养则夜寐不安，脉细弱为心血不足之征象。方中以当归、阿胶、龙眼肉养血补血，"气为血之帅，血为气之母"，白术、党参、黄芪、甘草、大枣以益气生血，茯神、酸枣仁、远志、首乌藤、合欢皮安神定志，佐以木香理气健脾消食，使补而不滞。全方共奏益气养血、安神定志之功。药证相符，故能收效。

七、交泰丸

药物组成 肉桂心、黄连。

功用 交通心肾。

主治病症 水不上承，心火偏亢之怔忡不宁或夜寐不安。

方解 肾失气化，水不济火，心火偏亢，治宜助肾气化而使水津上升；心火偏亢，又当清心泻火而使心阳不亢。方用肉桂心温化肾阳以助气化，以补肾不足；黄连泻心火以挫热势，是泻心阳有余。肾阳足则气化而水津升，心火撤则阳不亢而阴阳既济，仰观地气上升天气下降之象，始悟天地交泰之理，是故方名交泰。

病案一 不寐——心肾不交证

李某，女，51岁，2021年10月8日初诊。主诉：不寐反复发作8年余，加重2个月。现病史：不寐8年，常因工作繁忙，夜半始得休息，自觉体力渐弱，精力不济，不耐劳作，心烦躁扰，卧起不宁，恚郁不舒。伴头晕，心悸，自汗，口渴，四肢麻木，腰膝酸困，夜尿频数等症。近1个月来，症状加重，不能坚持工作。舌胖苔白，脉细数。既往史：体检示一过性血压增高，未服用药物。

中医诊断：不寐。

证型：心肾不交证。

西医诊断：失眠。

治法：交通心肾，泻火安神。

处方：

黄连 15 g	肉桂心 3 g	酸枣仁 25 g	远志 10 g
生地黄 10 g	炒百合 15 g	麦冬 15 g	浮小麦 30 g
茯神 15 g	炙甘草 10 g		

7剂，1日1剂，水煎分2次温服。

2021年10月16日二诊：夜寐渐安，惊悸偶发，恚郁烦闷已能自主，精神渐佳。原方加黄芩12 g，白芍15 g，阿胶（烊化）10 g，鸡子黄2枚。7剂，1日1剂，水煎分2次温服。

2021年10月24日三诊：服药7剂后，诸证皆减，已能安眠睡5小时。但因琐事，恚郁结气，心神失常，病情再度加重，头晕，心烦，乏力，寐欠安，自觉手足心热，烘热汗出，舌红少苔，脉细数。上方去鸡子黄，加知母10 g，合欢花15 g，五味子6 g，柏子仁10 g。7剂，1日1剂，水煎分2次温服。

2021年11月1日四诊：病情好转，精神已较安定，烦躁减少，每日可睡4~5小时，偶有早醒难于再次入睡。效不更方，上方继续服用，7剂，1日1剂，水煎分2次温服。

按语 《秘传证治要诀》中戴元礼称"不寐，需执两端，有病后虚弱及高年阳衰不寐；亦有邪扰心神，神不归舍不寐"。黄政德教授认为，阴阳者是变化之纲概，生杀之本，亦为不寐之纲。本案初诊询问起病原因，是由于情志恚郁，五志过极而化生内热致失眠，颇符合丹溪所谓"一水不胜二火，一水不胜五火"之经旨。故治疗以交泰丸加味调和心肾既济；然而患者在气交之中难免受到琐事困扰，扰动心神，故前后四诊又兼清火、养阴，仿黄连阿胶法清热养阴配合交泰丸通调心肾，诸药合用，共奏泄火养阴，安神既济之功。

病案二 心悸——痰火扰心证

陆某，男，52岁，2020年9月6日初诊。主诉：心悸6年，加重2个月。现病史：头晕胀痛，胸闷心悸，气喘，活动后心悸喘息气短加重。舌淡苔腻，脉细间见代脉。既往史：诉6年前劳累后，突然头晕头痛，目眩，心悸，于当地医院检查诊断为"高血压心脏病"。近3年来诸证日渐加重，服"心痛定"等未见好转。实验室检查见心电图示：左心室肥大，频发室性早搏。

中医诊断：心悸。

证型：痰火扰心证。

西医诊断：高血压心脏病，频发室性早搏。

治法：清上温下，交通心肾。

处方：

| 肉桂 3 g | 黄连 3 g | 沉香 2 g | 瓜蒌 12 g |
| 丹参 15 g | 麦冬 12 g | 黄芪 30 g | 红参 10 g |

7剂，1日1剂，水煎分2次温服。连服7日后，患者自觉胸闷心悸消失，为巩固疗效守上方继续调理2个月，随访1年，未再出现早搏。

按语 李士材《医宗必读》："心悸者，心忪也，筑筑然跳动也。症状不齐，总不外于心伤而火动，火郁生涎也。若夫虚实之分，气血之辨，痰与饮，寒与热，外伤天邪，内伤情志，是在临证详之。"黄政德教授认为本案患者劳伤心肺，又不善摄养，枉劳过伤。进而病情加剧痰火互结，肾水难济，而见心火夹痰，独亢难安之证机。此案之治，当于清独亢之心火，豁熬炼之热痰，援肾水之上济中推求。于是以黄连、肉桂既济水火，瓜蒌、黄连凑小陷胸之法豁痰清热，红参、丹参益气活血，以麦冬、沉香导独亢之心火，共凑清上温下，交通心肾之法。

八、八珍汤

药物组成 当归、川芎、熟地黄、白芍、人参、甘草、茯苓、白术、生姜、大枣。

功用 益气补血。

主治病症 气血两虚证，症见面色萎黄或无华，头晕目眩，四肢倦怠，气短懒言，心悸怔忡，饮食减少，舌淡苔薄白，脉细弱或虚大无力。

方解 本方为四君子汤与四物汤合方而成。方中人参与熟地黄为君药，人参甘温，大补五脏元气，补气生血，熟地黄补血滋阴。臣以白术补气健脾，当归补血和血。佐用茯苓健脾养心，芍药养血敛阴；川芎活血行气，以使补而不滞。炙甘草益气和中，煎加姜枣，调和脾胃，以助气血生化，共为佐使。方中甘温质润相伍，四君四物相合，共成益气补血之效。

病案一 不寐——心脾气血两虚证

李某，女，35岁，2019年4月11日初诊。主诉：间断性失眠2年多，加重半个月。患者2年前剖宫产后，经常睡眠不佳，有时连续几日不得眠，曾服安眠药维持。近半个月加重，彻夜难眠，服安眠药也不能入睡。并伴有头昏，神疲乏力，心悸健忘，不思饮食，面色无华，月经量少。舌质淡、苔薄白，脉细无力。

中医诊断：不寐。

证型：心脾气血两虚证。

西医诊断：失眠。

治法：补气养血，宁心健脾。

处方：

党参 10 g	当归 10 g	白芍 10 g	川芎 10 g
焦三仙 10 g	酸枣仁 20 g	龙眼肉 20 g	首乌藤 25 g
炒白术 12 g	枸杞子 12 g	茯神 15 g	炙甘草 5 g
木香 6 g	生姜 2 片	大枣 2 枚	

7剂，水煎服，1日1剂，分2次早晚服用。

按语 《灵枢·邪客》："卫气不得入于阴，阴虚，故目不瞑。"正常的睡眠依赖于人体的阴平阳秘，若心脾两虚，生化之源不足则可导致心神不安，心血不静，阴阳失调，营卫失和，阳不交阴而致失眠。本案患者的症状都是虚证表现，因虚致疾，黄政德教授认为治疗当以补虚为主。方中八珍汤补气养血而健脾；枸杞子、龙眼肉、首乌藤滋养营血而安神；酸枣仁、茯神宁心安神；木香行气舒脾，使之补而不滞；焦三仙、陈皮、法半夏健脾开胃，使之补而不腻，生姜、大枣缓和药性。本方重在补养气血而健脾，意在生血，使脾旺气血生化有源，气血充足，自然眠好。

病案二　心悸——气血亏虚证

贾某，女，32岁，2021年4月5日初诊。主诉：心悸、头晕2个月余。患者2个月前行人工流产术后，出现劳累后心悸、头晕，记忆力减退，倦怠气短，无胸闷胸痛，纳可，二便调，夜寐欠安。舌淡、苔白少津，脉沉无力。

中医诊断：心悸。

证型：气血亏虚证。

西医诊断：心悸，贫血。

治法：益气养血，养心安神。

处方：

黄芪 30 g	白芍 20 g	浮小麦 30 g	白术 20 g
茯苓 20 g	何首乌 20 g	川芎 16 g	当归 16 g
炙甘草 5 g	远志 14 g	香附 14 g	酸枣仁 25 g
太子参 25 g			

6剂，水煎服，1日1剂，分2次早晚服用。

按语 《伤寒六书》："心悸者，筑筑然动，怔忡不能自安者是也。"该患者平素脾胃虚弱，加之术后，耗伤气血，出现心悸、头晕、倦怠气短等气血两虚之象。黄政德教授采用八珍汤加减，方中取当归、白芍、川芎养血和营，补血活血，以培其形。另外用太子参、黄芪、茯苓甘温益气养血；炙甘草和中益气，远志、酸枣仁养心安神，浮小麦收敛心气，香附行气止痛，防上述补药过于腻滞。全方合用，共奏健脾益气，养血补血之功。

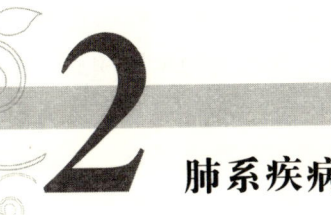

肺系疾病

一、三拗汤

药物组成 麻黄、杏仁、甘草。

功用 宣肺止咳。

主治病症 外感风寒、肺气不宣证，症见鼻塞声重，语音不出，咳嗽胸闷。

方解 风寒束表，影响肺气宣发肃降，故肺气郁闭而发为咳喘、胸闷。方用麻黄辛温之性以散外寒去除病因。辅以杏仁降利肺气与麻黄相伍，一宣一降，用以恢复肺气宣降，为宣降肺气经典结构。甘草调和诸药，既能助麻、杏宣降，又能缓麻黄之峻烈，以为使佐，共凑宣肺止咳之效。

病案一 咳嗽——外感风寒证

张某，男，25岁，2014年10月13日初诊。患者诉1周前因受凉诱发咳嗽，自觉喉中有痰，初期咳白色泡沫痰，现晨起咳绿色浓痰，量多，鼻塞流清涕，咽痒，无发热头痛，纳寐可，二便调。舌淡苔薄白，脉略缓。

中医诊断：咳嗽。

证型：外感风寒证。

西医诊断：咳嗽。

治法：疏风散寒，宣肺化痰。

处方：

| 麻黄 9 g | 苦杏仁 10 g | 甘草 5 g | 蝉蜕 6 g |
| 川贝母 9 g | 桔梗 10 g | 细辛 3 g | 黄芪 6 g |

5剂，1日1剂，水煎分2次服。5剂后咳止喘平。

按语 《医学入门·咳嗽》："新咳有痰者外感，随时随散。"医之柱石张景岳也认为"外感咳嗽，无论四时，必皆因于寒邪，盖寒随时气入客肺中"；强调了风寒作为病因对外感咳嗽的重要性，故治时重在疏风散寒。黄政德教授认为此患者曾感寒受凉,现鼻塞流清涕,为风寒外束之象。咳白色泡沫痰,咽痒,为肺气失宣,兼见舌淡苔薄白,脉略缓,故辨证为风寒闭肺,拟加味三拗汤疏表宣肺化痰止咳,合桔梗辛散祛痰利气,细辛芳香透达通鼻窍,温肺化饮,黄芪甘温益肺气。诸药共凑,表寒得散,肺气得宣,则诸症可愈。全方有"启门驱贼"的功效,可使客邪外散,肺气安宁而咳止。

病案二 咳嗽——痰热壅肺证

易某,男,62岁,2014年6月30日初诊。患者诉近10余年来反复咳嗽,尤其感冒后咳嗽加重,胃纳不馨日久。现病史:咳嗽剧烈,甚则痛牵扯脘腹,咳吐黄痰,量多质稀,易咳出,偶伴见血丝,摄纳少,寐可,小便黄赤,大便溏薄。舌红苔薄黄,脉弦细。查胸部X片示:考虑双肺支气管扩张并感染或肺囊肿并感染。

中医诊断:咳嗽。

证型:痰热壅肺证。

西医诊断:双肺支气管扩张并感染或肺囊肿并感染。

治法:清热肃肺,燥湿化痰。

处方:

麻黄 6 g	杏仁 10 g	蝉蜕 5 g	贝母 5 g
甘草 3 g	法半夏 5 g	陈皮 10 g	前胡 10 g
茯苓 10 g			

7剂,1日1剂,水煎分2次服,药后咳嗽症状基本痊愈。随访至今,未再复发。

按语 《医贯·论咳嗽》:"咳嗽者,必责之肺,而治之之法不在于肺,而在于脾。"黄政德教授认为患者诉胃口不佳,摄纳少,主脾胃功能不调,脾虚易生痰。咳嗽剧烈,咳黄痰,量多质稀,偶见血丝,为痰郁日久化热,壅阻于肺,肺失肃降。兼见舌红苔薄黄,脉弦细,故辨证为痰热郁肺证。拟加味三拗汤清热化痰止咳,合法半夏、陈皮理气燥湿化痰;前胡辛散苦降,清热化痰,助贝母、杏仁止咳之力;茯苓健脾渗湿,使湿无所聚,痰无所生。诸药共凑,脾虚得健,热退痰祛咳止,标本兼顾,故诸症皆消。故很多久咳患者,可因脾土虚而生痰生饮上干于肺,痰郁日久化热,治疗时要求追本溯源,从而标本兼治,则疾病自可痊愈。

二、蒌贝二陈汤

药物组成 瓜蒌、贝母、半夏、陈皮、茯苓、甘草。

功用 润燥化痰。

主治病症 燥邪伤肺,症见时时呛咳,痰少痰黏,难以咯出。舌苔少津,脉细。

方解 痰之生,由于液之结,液之结,由于气不运,善治痰者不止于治痰而多兼以治气,气顺,则一身津液亦可随之顺遂。故方用陈皮芳香醒脾,疏利气机,以助半夏和胃降逆,使脾阳运而湿自不生,气机宣而胀满去除。茯苓淡渗利湿兼能健脾,与甘草共凑和中之效。又加入瓜蒌、贝母润燥消痰,体现润燥化痰之治法。

病案一 肺胀——痰热壅肺证

李某,女,37岁,2021年10月15日初诊。主诉:咳嗽,喘息20多年,近日加重。现病史:咳嗽,喘息,气促气急,痰黏稠难咳,神疲乏力,体倦肢怠,小便涩少。舌质红苔黄燥,脉弦数。

中医诊断:肺胀。

证型:痰热壅肺证。

西医诊断:慢性支气管肺炎合并肺气肿。

治法:清热化痰,降逆平喘。

处方:

半夏 10 g	陈皮 10 g	茯苓 15 g	甘草 10 g
天花粉 10 g	瓜蒌 15 g	浙贝母 15 g	紫苏子 15 g
白芥子 10 g	莱菔子 15 g		

7剂,1日1剂,水煎分2次服,药后咳嗽症状基本痊愈。

2021年10月22日二诊:咳嗽、喘息、气促减轻,小便通畅,以原方加党参15 g,继服7剂,诸症解除,随访未再复发。

按语 陈修园《时方妙用》指出,痰饮者诸方以二陈汤为通剂,仿《金匮》之意,故取效倍于诸家……水归于肾,而受制于脾。《名医方论》:"二陈为治痰之妙剂,其于上下左右,无处不到,然只有治痰之标,不能治痰之本,痰本在脾在肾,治者详之。"黄政德教授认为咳喘日久,必伤及脾,致脾虚不得升举,进而聚痰。治疗上必须从本入手,以二陈汤益助脾气,使得脾气升举得复，则痰无所聚。又因病家体质易于燥化故加蒌贝润燥化痰，以治其标。标本结合，故而收到良好效果。

病案二　咳嗽——痰热郁肺证

吴某，男，45岁，2018年8月19日初诊。主诉：咳嗽、咳痰20余年，加重伴胸闷、发热1周。现病史：咳嗽，咳黄黏痰，痰多，胸闷不适，伴头晕、神疲、口干、口苦、尿黄。舌质红，苔黄腻，脉弦滑。经服用抗生素治疗疗效不佳。

中医诊断：咳嗽。

证型：痰热壅肺证。

西医诊断：慢性支气管炎急性发作。

治法：清热化痰，润燥宣肺。

处方：

陈皮 15 g	制半夏 10 g	茯苓 15 g	胆南星 15 g
瓜蒌 15 g	浙贝母 15 g	黄芩 15 g	枳实 15 g
杏仁 15 g			

服药3剂，咳嗽减轻，咳痰通畅，因神疲、肢软，以原方加党参30 g、白术15 g，以益气健脾，9剂后诸症皆平。

按语　咳嗽、痰黄、胸闷、舌质红、苔黄腻、脉弦滑，属痰饮化热之"热痰"。汪昂曰："气有余则为火，液有余则为痰，故治痰者必先降其火，治火者必顺其气也。"黄政德教授认为痰为火之标，而火是痰之本。故取胆南星味苦性凉，清热化痰，治实痰实火之壅闭；瓜蒌、浙贝母宣肺化痰，黄芩擅清肺热，以助胆南星之力；治痰当须理气，故加枳实下气开痞，清痰散结，杏仁宣利肺气。诸药合用，热清火降，气顺痰清，使诸症自解。

三、柴芩温胆汤

药物组成　柴胡、黄芩、半夏、竹茹、枳实、陈皮、茯苓、甘草、生姜、大枣。

功用　理气化痰，清胆和胃。

主治病症　痰热内扰、胆胃不和证，症见胆怯易惊，虚烦不宁，失眠多梦，或呕恶呃逆，或眩晕，或癫痫等。舌苔微黄，脉弦滑。

方解　柴芩温胆汤为温胆汤加柴胡、黄芩二味。《本草经解》："柴胡轻清，升达胆气，胆气条达，则十一脏从之宣化。"张锡纯曰："柴胡禀少阳生发之气，为足少阳主药而兼治足厥阴。肝气不舒畅者，此能舒之；胆火甚炽盛者，此能散之。黄芩又善入肝胆清热，治少阳寒热往来，兼能调气，无论何脏腑，其气郁而作热者，皆能宣通之。"二药相伍，既可清胆腑之热，又能疏泄肝胆气郁，从而收宣通三焦，畅达少阳之效。而半夏辛温燥湿化痰，和胃止呕；竹茹甘凉清胆和胃，化痰止呕；枳实苦寒破气化痰；茯苓甘淡渗湿健脾以消痰；陈皮辛温以理气和中，苦温以燥湿化痰；甘草、大枣、生姜补中和胃，调和诸药。全方共奏理气化痰，清胆和胃，宣畅气机之功。胃气和降则胆郁得舒，痰浊得去则胆无邪扰，如是则复其宁谧，诸症自愈。

病案一 肺胀——肝火犯肺证

陈某，男，65岁，2013年4月8日初诊。主诉：气促5年余。患者于5年前开始出现反复气促，于冬季发作，并逐年加重，曾于外院完善肺功能检查，提示"中度阻塞性肺通气功能障碍"，胸部计算机体层摄影（CT）提示"肺气肿"。现症见：喘咳气促，劳累或感冒后症状加重，纳一般，进食后胃胀，寐少，大便稀溏，日解4次，小便正常，平素急躁易怒。舌淡红苔黄腻，脉弦滑。

中医诊断：肺胀。

证型：肝火犯肺证。

西医诊断：慢性阻塞性肺疾病急性加重期。

治法：疏肝理气，宣肺化痰。

处方：

柴胡 10 g	黄芩 10 g	瓜蒌子 10 g	川贝母 10 g
前胡 10 g	紫苏子 15 g	矮地茶 15 g	厚朴 10 g
麻黄 5 g	甘草 3 g		

10剂，水煎服，1日1剂，分2次早晚服用。

2013年4月19日二诊：患者诉服上药后，憋闷气促明显缓解。大便每日1~2次。舌淡红苔腻，脉弦。予前方去黄芩、麻黄，加香附10 g，郁金10g疏肝理气，续方10剂以善后。

按语 黄政德教授认为，肺胀的治疗要区分加重期与缓解期。《诸病源候论》："邪伏则气静，邪动则气奔上。"肺胀症状有轻有重，分为"邪伏"与"邪动"两个阶段。黄政德教授认为，加重期重在治标，缓解期重在治本。本证患者初诊处于加重期,其症见喘咳气促,故以肃降肺气,清热化痰为主,方用柴芩温胆汤加减。方中柴胡疏肝行气,黄芩、瓜蒌、贝母清热化痰,厚朴宽胸除满,前胡下气祛痰,矮地茶止咳化痰。表邪未尽,予以少量麻黄微发其汗。诸药合用,标本内外兼顾,上下并治,气降痰消,喘咳自平。黄政德教授认为前胡与白前药效虽相似,然白前以止咳为长,前胡以降气为长,临床应区别运用。二诊患者症状已明显缓解,故加香附、郁金以增强疏肝行气之功以治本。

病案二　咳嗽——肝火犯肺证

李某,女,63岁。2014年3月2日初诊。主诉:咳嗽半个月。患者诉半个月来反复咳嗽,喘急,痰黄量多,口苦口干,咽痛,无鼻塞流涕,稍感头重,无发热汗出,时感乏力,寐差,纳可,二便调。舌红,苔黄腻,脉滑数。查体:咽部充血,BP 105/70 mmHg。

中医诊断:咳嗽。

证型:肝火犯肺证。

西医诊断:急性支气管炎。

治法:清热化痰,降气止咳。

处方:

柴胡 10 g	黄芩 10 g	枳实 10 g	茯苓 10 g
法半夏 10 g	竹茹 10 g	桔梗 10 g	浙贝母 15 g
枇杷叶 15 g	前胡 10 g	芦根 15 g	百部 10 g
甘草 3 g			

7剂,水煎服,1日1剂,分2次早晚服用。

按语　《素问》:"五脏六腑皆令人咳,非独肺也。"黄政德教授认为治疗咳嗽要审因论治,切忌见咳治肺、见咳止咳。五脏之咳,当辨明相关脏腑。本证患者喘急咽痛,口干口苦,又见舌红苔黄腻,属痰热之邪内伏少阳,少阳火郁,肝火上炎,木火刑金,而致肺气失于宣肃,发为咳嗽。故用柴芩温胆汤加减。"木郁则达之,火郁则发之。"柴胡配黄芩,清少阳郁火,又疏肝解郁;半夏、竹茹、芦根清热化痰而和胃;茯苓淡渗利湿以消痰,并导热下行;枳实配桔梗,升降合宜以复肺宣降之功;浙贝母、前胡、百部化痰下气止咳;枇杷叶降肺金、清肝火,以佐金平木。诸药合用,直达病所,颇有捷效。

四、止嗽散

药物组成 桔梗、荆芥、紫菀、百部、白前、陈皮、甘草。

功用 宣利肺气，疏风止咳。

主治病症 风邪犯肺之咳嗽证，症见咳嗽咽痒，咳痰不爽，或微恶风发热。舌苔薄白，脉浮缓。

方解 方中紫菀、百部甘苦而微温，专入肺经，为止咳化痰要药，对于新久咳嗽皆宜。桔梗苦辛而性平，善于宣肺止咳；白前辛苦微温，长于降气化痰。两者协同，一升一降，以复肺气之宣降。荆芥辛而微温，疏风解表，以祛在表之余邪；陈皮行气而化痰；甘草合桔梗以利咽，兼能调和诸药。诸药配伍，肺气得宣，外邪得散，则咳嗽咽痒得瘥。《医学心悟》："本方温润和平，不寒不热，既无攻击过当之虞，大有启门祛贼之势。是以客邪易散，肺气安宁。"

病案一 咳嗽——风寒袭肺证

段某，女，33岁，2012年9月10日就诊。主诉：咳嗽20余日。现病史：患者于20余日前出现咳嗽，咳痰，质稀，色偏黄，自觉耳、鼻、咽痒，自服"枇杷膏"后，咳嗽有所缓解，于外院就诊，诊断为"上呼吸道感染、变应性鼻炎"，使用盐酸氮卓斯汀鼻喷剂后，发痒症状缓解，便结，2日1次，纳寐可，小便调。舌淡红苔薄白，脉浮。

中医诊断：咳嗽。

证型：风寒袭肺证。

西医诊断：①急性支气管炎；②变应性鼻炎。

治法：辛温散寒，宣通鼻窍，止咳化痰。

处方：

桔梗 10 g	白前 10 g	荆芥 10 g	紫菀 10 g
百部 10 g	蜜麻黄 10 g	细辛 3 g	白芷 10 g
蝉蜕 5 g	薄荷 5 g	防风 10 g	五倍子 10 g
柴胡 10 g	甘草 3 g	黄芪 10 g	

5剂，水煎服，1日1剂，分2次早晚服用。

按语 鼻为肺窍，外邪常从此处侵入机体，肺虚卫外功能不足，风寒邪气乘虚而入，循经上犯鼻窍，出现鼻流清涕不自止，鼻痒难耐等症状。《外台秘要》:"肺脏为风冷所乘,则鼻气不和,津液壅塞。"此类患者症见面色白,喷嚏及鼻痒常于清晨发作,鼻涕为水流样,不易自止,舌淡红,苔薄白,脉浮紧。治以辛温散寒,宣肺通窍。药用麻黄、荆芥、细辛、白芷等。黄政德教授认为部分患者咳嗽反复发作,缠绵不愈,系因风寒犯肺,久恋不散,伏于肺络之中,故临床上常将麻黄、荆芥、蝉蜕联用以疏风止痒、解痉止咳,对以鼻塞不通、喉痒欲咳、咽痒难忍为主要表现的咳嗽患者获效明显。

病案二 咳嗽——风寒恋肺证

张某,女,37岁,2015年4月23日初诊。主诉:咳嗽2周。患者诉2周前因受凉出现发热恶寒,鼻塞流涕等症状,自行口服抗生素治疗后热退,鼻塞流涕等症状缓解。此后反复咳嗽2周。现症见:咳嗽、咳痰、痰白而黏,咽痒,夜晚尤甚,夜寐差,纳欠佳,二便调。舌淡红,苔薄白,脉细。胸片示:双肺纹理增多。

中医诊断:咳嗽。

证型:风寒恋肺证。

西医诊断:急性支气管炎。

治法:祛风解表,宣肺止咳。

处方:

桔梗 10 g	荆芥 10 g	百部 10 g	紫菀 10 g
白前 10 g	麻黄 9 g	杏仁 10 g	蝉蜕 6 g
贝母 10 g	甘草 3 g		

5剂,水煎服,1日1剂,分2次早晚服用。

按语 肺为华盖,居脏腑之高位,具有宣发肃降、通调水道之功。风为百病之长,常兼他邪侵袭肺系,影响肺之宣降,则咳嗽作矣。风邪内伏,稽留于肺系,伺机而动,则咳嗽难平。黄政德教授认为麻黄味辛性温,功专发散,开宣肺气,通达腠郁,而使肺气得以舒展,为肺经专药。麻黄配杏仁,一宣一降,以复肺气宣降之权而止咳平喘,又使邪气去而肺气和;紫菀和百部,一辛温润肺,一甘苦润肺,皆可理肺止咳,既辛甘发散为阳,又甘苦肃降为阴;桔梗升提肺气而利肺,白前下气开壅而止嗽,二药相伍,辛甘而升,甘苦而降;蝉蜕疏风止痒,解痉止咳;荆芥搜肺系之余邪;贝母以润肺,使其咳痰易出,并防其化热。治疗外感后久咳,全方温而不燥,润而不腻，布阵有方，收效甚佳。

五、宣白承气汤

药物组成 生石膏、生大黄、杏仁粉、瓜蒌皮。

功用 泻下热结，宣肺化痰。

主治病症 阳明温病，热结肠腑，痰热壅肺。症见潮热便秘，喘促胸闷，痰涎壅滞。舌质红，舌苔黄厚腻，脉沉滑数，右寸实大。

方解 本方为吴鞠通《温病条辨》体现"脏腑合治"的代表方剂。本方中生石膏甘、辛，大寒，性寒清热泻火，尤善清泄肺热；大黄生用，苦寒之性突出，可泻下攻积，于本方通腑泄热为重，且腑气通降，则肺气下行；杏仁肃降肺气，以平喘促，更有润肠之功；瓜蒌皮在上清热化痰，宽胸散结。诸药同用，可使肺气宣降，腑气畅通，痰热得清，咳喘可止。

病案一 咳嗽——痰热内蕴证

林某，女，78岁，2012年10月29日初诊。主诉：反复咳嗽2年余。患者2年前无明显诱因出现反复咳嗽，于当地医院住院治疗，诊断为"慢性支气管炎"，经治疗后咳嗽稍有缓解。现症见：咳嗽，咳吐黄痰，伴有咽痒，脘痞腹胀，饮食欠佳，睡眠一般，大便干燥，且3日未解，小便正常。舌苔黄腻，脉滑数。

中医诊断：咳嗽。

证型：痰热内蕴证。

西医诊断：慢性支气管炎。

治法：肃肺通腑，清热化痰。

处方：

生石膏 15 g	麦冬 10 g	杏仁 10 g	瓜蒌皮 10 g
桑白皮 10 g	茯苓 10 g	桔梗 10 g	甘草 3 g
生大黄（后下）10 g			

5剂，1日1剂，水煎服。

2012年11月5日二诊：服前方后，咳嗽明显缓解，偶在平躺睡觉时咳嗽，咯少量黄痰，饮食可，睡眠欠佳，大便稍干燥，1日1行，小便正常。舌淡红苔腻稍黄，脉滑。前方效佳，去大黄、茯苓，加知母10 g，火麻仁10 g，7剂，1日1剂，水煎服。

2012年11月12日三诊：服前方后，患者无明显咳嗽，饮食可，睡眠佳，大便稍干燥，小便正常。舌淡红苔白，脉弦。继续予前方治疗，共7剂以善其后。

按语 咳嗽是指肺失宣降，肺气上逆，发出咳声，或咳吐痰液的一种肺系病证。明代医家张景岳将其分为外感及内伤两大类，切合临床实际，为后世广为采用。《素问》："五脏六腑皆令人咳，非独肺也。"黄政德教授认为治疗咳嗽要审因论治，切忌见咳治肺、见咳止咳。但无论是外感咳嗽还是内伤咳嗽，均是病邪引起肺气失于宣肃，迫气上逆，发而为病。本案中患者咳嗽已2年余，咳嗽日久，痰饮蕴积，日久化热，故患者咳嗽，咳黄痰；气机升降失调，故脘痞腹胀，因肺气失于肃降，导致大肠传导功能失职，故大便干燥难解，舌脉均属痰热内蕴、肺气不降之证，因此在治疗上予宣白承气汤加减以宣肺通腑。因"脾为生痰之源"，故予茯苓健脾燥湿化痰；瓜蒌皮润肺化痰；桑白皮清泄肺热；麦冬养阴润肺；甘草调和诸药。如此，腑气畅通，而咳嗽自愈。二诊时，患者咳嗽缓解大便已通畅，但仍咳少量黄痰，大便仍干燥，且患者为老年人，正气亏虚，故在前方的基础上减大黄、茯苓，加知母清热养阴，火麻仁润肠通便。三诊则诸症均明显好转，故继续予前方以善其后。

病案二 喘证——痰热郁肺证

宋某，女，40岁，2013年10月7日初诊。主诉：发热伴喘促气短5日。现症见：发热伴喘促气短，咳嗽，痰黏色黄，心中烦闷，口干，渴喜冷饮，小便赤涩，大便秘结，3日未行。舌质红，舌苔黄燥，脉滑数。

中医诊断：喘证。

证型：痰热郁肺证。

西医诊断：慢性支气管炎急性发作。

治法：清肺化痰，通腑泻热。

处方：

生石膏 25 g	甘草 15 g	瓜蒌皮 15 g	黄芩 15 g
葶苈子 15 g	知母 15 g	桑白皮 15 g	浙贝母 15 g
枇杷叶 15 g	生大黄（后下）5 g		

3剂，1日1剂，水煎服，早晚分服。

2013年10月12日二诊：服前方后，大便解，已无发热症状，喘促及咳嗽明显缓解，咳少量黄痰，饮食可，睡眠佳，大便稍干燥，小便正常。舌淡红苔淡黄，脉弦。前方效佳，效不更方，酌减生石膏用量至 10 g，余同前方，共 5 剂以善其后。

按语 喘证的名称、症状表现和病因病机最早见于《黄帝内经》。喘分虚实，古有明训，但仍需分清表里寒热、脏腑阴阳。治则治法方面，黄政德教授认为肺为人体之藩篱，肺气郁滞多由寒温失宜、宣散不及所致，认为治肺"辛宣则通，微苦则降"，具体来说，喘是由于邪客于肺，上焦气壅，呼吸不利，气盛脉实，滑数有力，皆实候也，治以疏利为要。本案中患者病机为热邪犯肺，邪火炽盛，煎灼津液为痰，痰热壅滞以致肺气不宣；肺气不宣则腑气不降，大肠传导失司，又有热邪下移，使得燥结肠实。《温病条辨·中焦篇》："喘促不宁，痰涎壅滞，右寸实大，肺气不降者，宣白承气汤主之。"原方中重用生石膏清泄肺热；生大黄苦寒，泻肠中积滞；杏仁宣上润下；瓜蒌皮润肺化痰。本方畏杏仁之温，改为葶苈子、桑白皮、枇杷叶等泄肺平喘。诸药同用，司肺气宣降，腑气畅通，痰热得清，咳喘可止，即用此方可宣通肺气，下行腑气，反之腑气通畅，又有利于肺气之宣。

六、贝母瓜蒌散

药物组成 贝母、瓜蒌、天花粉、茯苓、橘红、桔梗。

功用 润肺清热，理气化痰。

主治病症 燥痰咳嗽，症见咳嗽痰少，咳痰不爽，涩而难出，咽喉干燥，苔白而干。

方解 方中贝母甘而性微寒，主入肺经，清热化痰，润肺止咳，为君药；瓜蒌功善清热涤痰，利气润燥，与贝母相须为用，增强清润化痰止咳之力，为臣药；佐以天花粉清肺生津润燥化痰。《医学衷中参西录》："天花粉为其能生津止渴，故能润肺化肺中燥痰，宁肺止嗽。"茯苓健脾渗湿以祛痰，橘红理气化痰，使气顺痰消；桔梗宣降肺气，化痰止咳，使肺宣降有权，亦为佐药。诸药相伍，甘寒而清润，化痰而不伤津，使肺得清润而燥痰自化，宣降有权而咳逆自平。

病案一 咳嗽——燥热伤肺证

陶某，男，68 岁，2012 年 8 月 25 日初诊。主诉：反复咳嗽、咳痰 6 年余，加重半年。患者 6 年前出现咳嗽、咳痰，口舌干燥，痰少不易咯出，于当地医院诊断为"支气管炎",予以抗生素治疗后症状好转。后患者症状反复发作。半年前症状再发且加重,曾于当地住院治疗效果不佳,为求进一步治疗前来就诊。现症见:咳嗽,有痰难以咯出,口干。纳寐可,大便干燥,1日1行,小便调。舌苔薄白,脉弦细。

中医诊断:咳嗽。

证型:燥热伤肺证。

西医诊断:慢性支气管炎。

治法:润肺止咳,肃肺通腑。

处方:

瓜蒌子15 g	川贝母10 g	天花粉10 g	桔梗10 g
杏仁10 g	茯苓10 g	甘草6 g	矮地茶10 g
黄芪20 g			

7剂,1日1剂,水煎服。

2012年9月2日二诊:患者服前方后,咳嗽明显减轻,痰少易咳出,无明显口干。纳寐可,大便稍干,小便调。舌苔薄白,脉弦细。方药继续服用前方7剂以善其后。

按语 肺为娇脏,亦为清虚之脏,轻清肃静,不耐邪气之侵,肺脏为了祛除病邪,以致肺气上逆,冲激声门而发为咳嗽。《医学心悟》:"肺体属金,譬若钟然,钟非叩不鸣,风寒暑湿燥火六淫之邪,自外击之则鸣。"肺与秋同属于五行之金,喜润恶燥,秋季易出现肺燥之证。肺主通调水道,因肺燥而致气机升降失常,津液输布运动失调,导致大肠失润,临床可见咳嗽,咳痰,痰少而黏,鼻咽干燥,大便干结等症状。黄政德教授强调在治疗上应润肺清热、理气化痰,方选贝母瓜蒌散。本案中患者咳嗽病程较长,咳嗽日久,易致肺阴亏耗,故出现咳嗽,痰白且难以咳出;因津液亏耗,故口干;肺失肃降,大肠失润,故大便干燥,舌脉均属此证。故予贝母瓜蒌散去橘红以润肺通腑,杏仁润肺止咳,矮地茶止咳祛痰;因患者平素易感冒,故予黄芪补气,益卫固表。二诊时患者咳嗽好转,且津液亏虚症状缓解,故继续予前方服用以巩固疗效。

病案二 咳嗽——风寒犯肺证

李某,男,34岁,2022年5月24日初诊。主诉:咳嗽1个月余。患者于1个月余前无明显诱因下出现咳嗽,未经任何治疗,症状无缓解,为求诊治前来就诊。现症见：咳嗽，痰咳不出。伴有疝气，高血压。舌淡苔白，脉弦。

中医诊断：咳嗽。

证型：风寒犯肺证。

西医诊断：急性支气管炎。

治法：解表宣肺，化痰止咳。

处方：

川贝母 10 g	瓜蒌子 10 g	陈皮 10 g	桔梗 10 g
蝉蜕 5 g	法半夏 10 g	麦冬 10 g	甘草 3 g
麻黄 10 g	杏仁 10 g		

5 剂，水煎服，1 日 1 剂，分早晚服用。

2022 年 6 月 2 日二诊：服前方后，患者偶有咳嗽，咳少量清痰，饮食可，睡眠佳，二便调。舌淡红苔白，脉弦。继续予前方治疗，共 3 剂以善其后。

按语 咳嗽病名最早见于《黄帝内经》，该书对咳嗽成因、症状、证候分类、病理转归及治疗等问题作了系统的论述。在咳嗽病因病机中，外感咳嗽为六淫外邪侵袭肺系，而外感六淫中又属风、寒二邪最易引发咳嗽。《医学心悟》："微寒微咳，咳嗽之因，因风寒者十居其九。"传统治疗咳嗽以止咳为主，犹如鲧治水重在堵，而黄政德教授在外感咳嗽治疗上重视宣透法，认为邪气未清则投之养阴润肺或敛肺止咳之品，可使邪气恋肺，迁延不愈甚至滋生变证，故治疗时应重视宣透邪气，不能留有一分客邪，外邪既出，咳嗽方能平息。本案中患者咳嗽 1 个月余，痰咳不出，是因风寒犯肺，肺失宣降，水道不利，用贝母瓜蒌散合三拗汤加减。方中川贝母、瓜蒌相须为用，清润化痰止咳；陈皮、半夏燥湿化痰；麦冬以防过燥伤肺；佐以甘草调合诸药。同时黄政德教授在风寒咳嗽辨证中遵从"无热便是寒"之法，用麻黄宣肺散寒，杏仁肃降肺气，再加以蝉蜕、桔梗等轻清疏透之品，祛风邪于肺卫之外，则咳嗽可止。

3 脾系疾病

一、柴胡疏肝散

药物组成 陈皮、柴胡、川芎、枳壳、芍药、甘草、香附。

功用 疏肝解郁,行气止痛。

主治病症 肝气郁滞证,症见胁肋疼痛,胸闷喜太息,情志抑郁或易怒,或嗳气,脘腹胀满,脉弦。

方解 方中柴胡味苦、辛而入肝胆,功擅条达肝气而疏郁结,为君药。香附味辛入肝,长于疏肝行气止痛;川芎味辛性温,入肝、胆经,能行气活血、开郁止痛。二药共助柴胡疏肝解郁,且有行气止痛之效,同为臣药。陈皮理气行滞而和胃,醋炒以入肝行气;枳壳行气止痛以疏肝理脾;芍药养血柔肝,缓急止痛,与柴胡相伍,养肝之体,利肝之用,且防诸辛香之品耗伤气血,俱为佐药。甘草调和药性,与白芍相合,则增缓急止痛之功,为佐使药。诸药共奏疏肝解郁,行气止痛之功。本方以四逆散易枳实为枳壳,加川芎、香附、陈皮而成,其疏肝理气作用较强。

病案一 胃痛——肝气犯胃证

邵某,女,29 岁,2012 年 10 月 15 日初诊。主诉:胃脘部胀满、疼痛半月,加重 2 日。患者诉平素情绪波动大,半月前因饮食较杂出现胃脘部胀满、疼痛,矢气后稍减轻,夜间较甚,伴有脐周疼痛,大便后痛稍减,伴有怕冷,口干,渴饮热水,期间自服中药,效果不明显,纳少,夜寐欠安,小便尚可,大便 1 日 2 次,质软,不成形,有里急后重感。舌淡,苔薄黄,脉弦小。

中医诊断:胃痛。

证型:肝气犯胃证。

西医诊断:慢性胃炎。

治法:疏肝行气,和胃止痛。

处方:

柴胡 10 g	白芍 10 g	川芎 10 g	香附 10 g
木香 10 g	延胡索 10 g	吴茱萸 10 g	黄连 5 g
茯苓 15 g	白术 10 g	甘草 3 g	

5剂，水煎服，1日1剂，分2次早晚服用。

2012年10月22日二诊：患者诉服上方后症状明显好转，脐周稍有隐痛不适，饭后腹胀，食少，口淡无味，全身乏力，舌淡苔白，脉弦滑。方药：

| 黄连 5 g | 吴茱萸 10 g | 西洋参 15 g | 白术 10 g |
| 白芍 10 g | 木香 10 g | 延胡索 10 g | 甘草 3 g |

7剂，水煎服，1日1剂，分2次早晚服用。

按语 《素问·六元正纪大论》"木郁之发……民病胃脘当心而痛"，率先提出胃痛的发生与肝有关。黄政德教授认为，肝失疏泄，气机不畅，导致脾胃运化功能障碍是发生胃痛的重要原因，重视从肝、脾论治胃痛。忧思恼怒，伤肝损脾，肝失疏泄，横逆犯胃，脾失健运，胃气阻滞，致胃失和降，而发胃痛。《沈氏尊生书·胃痛》："胃痛，邪干胃脘病也……惟肝气相乘为尤甚，以木性暴，且正克也。"本案患者平素情绪波动大，此为情志不舒，易致肝气郁滞，进而影响肝气的疏泄功能，所谓"怒则气上"，肝失疏泄，气机不畅，则影响脾胃之气的升降及脾胃的运化功能。胃失受纳和降，患者感胃脘部胀满、疼痛，纳少。因肝气郁滞，故矢气后减轻，且有脐周疼痛。大便日2次，质软，不成形，色深褐，为脾阳稍虚的表现，患者怕冷，口干，渴饮热水，舌淡，苔薄黄，脉弦小，综合患者以上症状及舌脉，可知患者此时为肝气犯胃，兼有寒热错杂。在治疗上予以柴胡疏肝散加减，以此方来疏肝行气、和胃止痛，方中柴胡、香附疏肝行气解郁，木香行气止痛，川芎、延胡索行气活血止痛，芍药养血柔肝，合甘草酸甘化阴，防止劫肝阴，且能缓急止痛，吴茱萸、黄连平调寒热，少予茯苓、白术健脾和胃。诸药合用，共奏疏肝行气、和胃止痛之效。复诊时，患者脐周稍有隐痛不适，饭后腹胀，食少，口淡无味，全身乏力，舌苔白，脉弦滑。因此在平调寒热的基础上，再予西洋参补气养阴以善后。

病案二　胃痞——肝胃不和证

李某，女，56岁，2020年11月30日初诊。主诉：胃脘不适1个月余。现症见：胃脘不适、闷胀，伴有反酸、打嗝，口苦口干，纳一般，寐尚可，大小便正常。舌淡苔薄黄,脉弦。

中医诊断:胃痞。

证型:肝胃不和证。

西医诊断:胆汁反流性胃炎。

治法:疏肝和胃,行气除痞。

处方:

柴胡 10 g	川芎 10 g	陈皮 9 g	木香 10 g
白芍 10 g	枳壳 15 g	生地黄 10 g	法半夏 10 g
竹茹 10 g	白术 10 g	延胡索 10 g	甘草 3 g
丹参 15 g			

14剂,水煎服,1日1剂,分2次早晚服用。

2020年12月14日二诊:患者诉服药后胃脘不适、胀闷感明显改善,反酸、打嗝、口干口苦减轻,纳寐可,二便调,舌淡苔薄白,脉缓。方药:

| 柴胡 10 g | 白芍 15 g | 川芎 10 g | 陈皮 9 g |
| 枳壳 10 g | 白术 10 g | 茯苓 15 g | 法半夏 9 g |

7剂,水煎服,1日1剂,分2次早晚服用。

按语 胃痞的发生与内伤饮食、情志失调等因素相关。《素问·太阴阳明论》:"饮食不节,起居不时者,阴受之。阴受之则入五脏,入五脏则䐜满闭塞。"而肝失疏泄,气机郁滞,横逆犯脾,进而导致脾胃纳运失职,清阳不升,浊阴不降,升降失司,发为胃痞。《景岳全书·痞满》:"怒气暴伤,肝气未平而痞。"黄政德教授治疗胃痞主要从肝和脾胃方面论治,《金匮要略》有言"见肝之病,知肝传脾,当先实脾";叶天士提及"肝为起病之源,胃为传病之所"等,说明肝与脾胃密切相关,而肝胆互为表里,故此病多与肝胆有关。本案患者主要由于肝失疏泄出现胃脘不适、闷胀、反酸、呃逆、口干口苦。治疗主要用柴胡疏肝散加减,方中柴胡疏肝解郁,白芍养血柔肝,川芎、延胡索、丹参、生地黄活血行气,木香、枳壳行气散痞和胃,白术、陈皮健脾益气,加法半夏、竹茹降逆和胃止呃,甘草调和诸药、补脾益气。复诊时患者胃脘不适、胀闷、反酸、打嗝皆明显减退,继续予柴胡疏肝散加减,以巩固治疗。

二、左金丸

药物组成 吴茱萸、黄连。

功用 清泻肝火，降逆止呕。

主治病症 肝火犯胃证，症见胁肋疼痛，嘈杂吞酸，呕吐口苦，舌红苔黄，脉弦数。

方解 方中黄连用量为吴茱萸之六倍，重用黄连为君，一则与吴茱萸相伍，亦可入肝经而清肝火；二则善清胃热；三则泻心火，寓"实则泻其子"之意。然气郁化火之证，纯用苦寒之品，既恐郁结不开，又虑折伤中阳，故少佐辛热之吴茱萸，主入肝经，辛开肝郁，苦降胃逆，既可助黄连和胃降逆，又能制黄连之寒，使泻火而不凉遏，苦寒而不伤胃，并可引黄连入肝经，是为佐使药。二药配伍，共奏清泻肝火、降逆止呕之功。

病案一 胃痛——肝脾不调证

章某，男，47岁，2012年9月17日初诊。主诉：胃脘部隐痛半年余，加重1周。患者诉半年前无明显诱因出现胃脘部隐痛，查胃镜示：胃溃疡。现症见：胃脘部隐痛不适，偶有胃脘部灼热感，伴大便不成形，完谷不化，时有恶心欲呕，口气重，纳差，夜寐差，小便可。舌淡苔黄暗，脉弦小。

中医诊断：胃痛。

证型：肝脾不调证。

西医诊断：胃溃疡。

治法：疏肝泄热，健脾和胃。

处方：

黄连 10 g	吴茱萸 5 g	知母 10 g	茯苓 15 g
法半夏 10 g	大枣 6 枚	陈皮 10 g	白芍 10 g
木香 10 g	白头翁 10 g	生姜 5 g	党参 15 g

5剂，水煎服，1日1剂，分2次早晚服用。

2012年12月3日二诊：患者诉服上药后胃脘部隐痛、灼热感、便溏明显改善，偶有胃脘部胀满，偶头晕，左膝关节活动后稍有疼痛，纳可，夜寐有所改善。方药：

川芎 15 g	延胡索 10 g	木香 10 g	丹参 10 g
白芍 10 g	茯神 15 g	蔓荆子 10 g	白芷 10 g
葛根 10 g	厚朴 10 g	生姜 5 g	甘草 3 g

7剂，水煎服，1日1剂，分2次早晚服用。

按语 《丹溪心法》："郁而生热，或素有热，虚热相搏，结郁于胃脘而痛，或有食积痰饮；或气与食相郁不散，停结胃口而痛。"说明胃痛与郁热相关，而肝失疏泄，气机郁滞，郁久则化热。黄政德教授认为，肝失疏泄，气机不畅，导致脾胃运化功能障碍是发生胃痛的重要原因，重视从肝、脾论治胃痛。本案患者胃脘部隐痛，偶有胃部灼热感，时有恶心欲呕，口气重，纳食差，此为胃中有热、胃气上逆的表现，伴大便不成形，完谷不化，便溏，此为脾阳虚，失于健运。结合舌苔黄暗，脉弦小，可知患者为肝脾不调。予左金丸加减，黄连倍于吴茱萸，以清肝火降胃气，加茯苓、法半夏、大枣、陈皮燥湿健脾，促进脾之运化，党参补脾气、扶正祛邪，木香行气以促进脾之运化，知母、白芍清热养阴，白头翁清热解毒，加少量生姜降逆止呕。复诊时患者脾胃症状明显好转，患者偶有胃脘部胀满感，偶头晕，左膝关节活动后稍有疼痛，故予川芎、延胡索、木香行气疏肝，厚朴下气除满，白芍、甘草养阴，葛根舒筋活络，蔓荆子、白芷祛风止痛，少予生姜温中善其后。

病案二　泄泻——肝火犯胃证

刘某，男，46岁，2021年1月18日初诊。主诉：反复腹泻4年余。现症见：腹泻，5～6次/日，便质不成形，伴有食物渣，纳可，口干口苦，寐一般，小便调。舌淡红苔薄白，脉弦数。

中医诊断：泄泻。

证型：肝火犯胃证。

西医诊断：腹泻。

治法：泄肝和胃，健脾止泻。

处方：

黄连 6 g	吴茱萸 3 g	白芍 10 g	木香 10 g
乌药 10 g	茯苓 15 g	枳壳 15 g	延胡索 10 g
地榆 10 g	马齿苋 3 g	甘草 3 g	

21剂，水煎服，1日1剂，分2次早晚服用。

2021年2月15日二诊：患者诉服药3周后，大便次数明显减少，日行1~3次，便质较稀，口干口苦减退，纳寐可，小便正常，舌淡红苔薄白，脉缓。予以上方减马齿苋、延胡索，加白术、陈皮、砂仁，14剂善后。

按语 《素问·脉要精微论》："胃脉实则胀，虚则泄。"《素问·举痛论》："怒则气逆，甚则呕血及飧泄。"《景岳全书·泄泻》："凡遇怒气便作泄泻者，必先以怒时夹食，致伤脾胃。"黄政德教授强调泄泻与脾胃运化功能和肝之疏泄相关，肝气郁结，横逆克脾，或忧思伤脾，或肝郁化火，均可致脾失健运，水湿不化，发生泄泻，临床治疗多以疏肝、健脾、和胃为法。本案患者腹泻，大便不成形，口干口苦，脉弦数，辨证为肝火犯胃证，方用左金丸加减，以泄肝和胃，温中止泻。方中黄连清肝火，吴茱萸开肝郁，白芍敛阴柔肝，枳壳、延胡索行气疏肝，木香行气健脾，乌药温中散寒，茯苓、甘草健脾而止泻，地榆、马齿苋清肝热而止泻。复诊时患者大便次数明显减少，接近正常，便质稀溏，故加白术、砂仁、陈皮等健脾祛湿药善后。

三、半夏泻心汤

药物组成 半夏、黄芩、干姜、人参、黄连、大枣、炙甘草。

功用 寒热平调，散结除痞。

主治病症 寒热互结之痞证，症见心下痞，但满而不痛，或呕吐，肠鸣下利。舌苔腻而微黄。

方解 方中以辛温之半夏为君，散结除痞，又善降逆止呕。臣以辛热之干姜温中散寒，以苦寒之黄芩、黄连泄热开痞。君臣相伍，寒热平调，辛开苦降。然寒热互结，又缘于中虚失运，升降失常，故以人参、大枣甘温益气，以补脾虚，为佐药。甘草补脾和中而调诸药，为佐使药。诸药相伍，使寒去热清，升降复常，则痞满可除，呕利自愈。

病案一 胃痛——寒热错杂证

蒋某，女，27岁，2013年11月11日初诊。主诉：胃脘部疼痛2年。现症见：胃脘部疼痛，偶有反酸，兼有口干，欲饮水，易口舌生疮，面部痤疮，大便溏，纳食可，寐欠安，多梦，小便可，平素月经有血块，舌边尖红，脉弦小。

中医诊断：胃痛。

证型：寒热错杂证。

西医诊断：胃十二指肠溃疡。

治法：平调寒热，滋养胃阴。

处方：

法半夏 10 g	黄连 3 g	黄芩 6 g	甘草 3 g
沙参 10 g	白芍 10 g	生地黄 12 g	茯苓 10 g
肉桂 3 g	木香 10 g	当归 10 g	

7剂，水煎服，1日1剂，分2次早晚服用。

2013年11月18日二诊：患者诉胃脘部疼痛感较前明显减轻，口舌易生疮，面部有痤疮，纳食可，寐欠安，二便调，舌边尖红，脉弦小。予上方7剂善后。

按语 《景岳全书·心腹痛》："胃脘痛证，多有因食、因寒、因气不顺者……因虫、因火、因痰、因血者……惟食滞、寒滞、气滞者最多，因虫、因火、因痰、因血者，皆能作痛，大多暴痛者多由前三证，渐痛者多由后四证。"可见胃痛与寒热、饮食、痰湿、气滞相关。黄政德教授治疗胃痛重视平调寒热，使脏腑阴阳调和、气机升降正常。本案患者胃脘部疼痛，偶反酸，面部痤疮，易口舌生疮，此为胃中有热，胃气上逆的表现；兼有口干、欲饮水，为胃阴已伤；完谷不化，大便溏为脾虚失于运化的表现，可知此为寒热错杂，且热多于寒。因此在治疗上，予半夏泻心汤加减。方中黄连、黄芩清胃热；沙参、白芍、甘草养胃阴；生地黄清热养阴；少予法半夏、茯苓健脾；因患者平素月经有血瘀，故予木香、当归行气活血化瘀；此时少予肉桂，是因患者口舌易生疮，面部痤疮，此为"引火归元"法。复诊时，患者诉口舌易生疮，胃脘部疼痛感较前减轻。效不更方，守方再进，在治疗上，继续予上方以善后。

病案二　便秘——寒热错杂证

冯某，女，47岁，2012年5月21日初诊。主诉：便秘2年，胃脘不适1年余。现病史：患者诉便秘2年，未行诊治。2010年4月1日胃镜示：慢性浅表性胃炎；2011年10月17日肠镜示：结肠炎性改变。因大便不畅，时感胃脘不适，现求进一步诊治。现症见：便秘，时胃痛不适，偶有刺痛感，嗳气，无反酸恶心，食欲不振，偶失眠，口干，不欲饮水，畏寒，小便量多。舌边尖红，舌底静脉迂曲，脉弦涩。

中医诊断：便秘。

证型：寒热错杂证。

西医诊断：①慢性结肠炎；②慢性浅表性胃炎。

治法：平调寒热，活血化瘀。

处方：

黄连 10 g	大黄 5 g	黄芩 10 g	法半夏 10 g
蒲公英 15 g	广木香 10 g	台乌药 10 g	川楝子 10 g
延胡索 8 g	丹参 15 g	西洋参 15 g	白芍 10 g
甘草 3 g			

7剂，水煎服，1日1剂，分2次早晚服用。

2012年11月5日二诊：患者诉服上药后大便秘结改善，胃脘疼痛症状明显好转，偶伴有胃脘不适感及灼热感，夜寐稍差，纳食一般，怕冷，小便可。舌苔黄，脉弦。方药：

黄连 10 g	吴茱萸 5 g	蒲公英 15 g	大黄 10 g
厚朴 10 g	枳实 10 g	延胡索 10 g	生地黄 15 g
当归 10 g	玄参 15 g	白芍 10 g	

5剂，水煎服，1日1剂，分2次早晚服用。

按语 《诸病源候论·大便难候》："大便难者，由五脏不调，阴阳偏有虚实，谓三焦不和则冷热并结故也。"又："渴利之家，大便亦难。"指出引起便秘的原因很多，与五脏不调、阴阳虚实寒热均有关系。黄政德教授临床治疗便秘重视调和脏腑阴阳，平调寒热，强调利气机以通腑气。本案患者病史较长，长期便秘，此为胃肠有热，时胃痛不适，偶有刺痛感，嗳气则为胃气壅实，瘀血阻滞；口干，不欲饮水，畏寒，小便量多为寒象；舌边尖红，舌底静脉迂曲，脉弦涩皆为寒热错杂，兼有瘀血阻滞之证。予半夏泻心汤加减平调寒热。方中法半夏燥湿健脾；大黄、黄连、黄芩清热通便；广木香、台乌药、川楝子、延胡索行气活血通络以疏利气机；丹参活血祛瘀，进而缓解胃脘部的疼痛；西洋参、白芍、甘草补气养阴。复诊时，患者仍为寒热错杂，且热多于寒，改用左金丸，黄连倍于吴茱萸平调寒热；因患者仍有大便秘结，予大黄、厚朴、枳实泻热通便；蒲公英、延胡索行滞气以缓解胃脘不适感；生地黄、玄参清热滋阴；白芍、甘草酸甘化阴。

四、小半夏汤

药物组成 半夏、生姜。

功用 化痰散饮，和胃降逆。

主治病症 痰饮呕吐，症见呕吐痰涎，口不渴，或干呕呃逆，谷不得下，舌苔白滑。

方解 本方证因痰饮停于心下，胃气失于和所致。痰饮停于胃，胃失和降则呕吐，谷不得下。呕多必津伤致渴，渴者为饮随呕去，故为欲解；若呕反不渴，是支饮仍在心下之故。治宜化痰散饮，和胃降逆。方中用半夏辛温燥湿、化痰涤饮，又降逆和中止呕，是为君药。生姜辛温，为呕家之圣药，降逆止呕，又温胃散饮，且制半夏之毒，是臣药又兼佐药之用。二药相配，使痰祛饮化，逆降胃和而呕吐自止。仲景所创该方，对于后世痰饮呕吐或胃气上逆证的治疗具有重要的指导意义，已成为祛痰化饮或和胃降逆止呕的常用配伍组合。

病案一 呕吐——痰饮内阻证

周某，女，16岁，2022年5月24日初诊。主诉：阵发性呕吐3天。现症见：阵发性呕吐，食后胃脘胀满，头痛，时有少腹疼痛，无恶寒发热、口干口苦，寐尚可，二便正常。舌淡苔白腻，脉缓。

中医诊断：呕吐。

证型：痰饮内阻证。

西医诊断：呕吐。

治法：温化痰饮，和胃降逆。

处方：

生姜 10 g	法半夏 10 g	茯苓 10 g	陈皮 10 g
木香 10 g	延胡索 10 g	白芍 10 g	川芎 10 g
吴茱萸 5 g	甘草 3 g		

7剂，水煎服，1日1剂，分2次早晚服用。

2022年5月31日二诊：患者诉服药2日后，呕吐次数明显减少，服药7日后，呕吐已无，食后胃脘稍胀，无头痛、少腹痛，纳寐尚可，二便调，舌淡苔白腻，脉缓。方药：

| 生姜 5 g | 法半夏 10 g | 茯苓 15 g | 陈皮 10 g |
| 木香 10 g | 白术 9 g | 甘草 3 g | |

5 剂，水煎服，1 日 1 剂，分 2 次早晚服用。

按语 "呕吐"病名最早见于《黄帝内经》，认为外邪、火热、食滞及肝胆气逆犯胃等均可导致呕吐。《素问·举痛论》："寒气客于肠胃，厥逆上出，故痛而呕也。"《素问·至真要大论》："久病而吐者，胃气虚不纳谷也""诸呕吐酸，暴注下迫，皆属于热""诸逆冲上，皆属于火。"《素问·脉解》："食则呕者，物盛满而上溢，故呕也。"《灵枢·四时气》："邪在胆，逆在胃，胆液泄，则口苦，胃气逆，则呕苦。"《备急千金要方·呕吐哕逆》推崇生姜的止呕作用："凡呕者，多食生姜，此是呕家圣药。"黄政德教授认为，痰饮内阻，胃气上逆可导致呕吐，临床上用小半夏汤化痰饮、降胃气疗效颇佳。《丹溪心法·呕吐》："大抵呕吐以半夏、橘皮、生姜为主。"本案患者呕吐伴胃脘胀满，舌苔白腻，脉缓，是痰饮内阻之征，故以小半夏汤加减，从而温化痰饮，和胃降逆而止呕吐。方中生姜温中止呕化痰；半夏燥湿化痰，降逆止呕；茯苓、陈皮健脾化痰；木香行气和胃；延胡索、川芎活血止痛；白芍、甘草缓急止痛；吴茱萸温胃止呕。复诊时，患者呕吐已无，亦无头痛、腹痛，诸症皆减，故以小半夏汤合四君子汤加减善后。

病案二　胃痞——痰湿中阻证

李某，女，28 岁，2020 年 6 月 8 日初诊。主诉：胃脘不适 10 日。现症见：胃脘部不适、胀满，伴恶心欲呕，食欲下降，大便黏滞，小便可，寐可，舌淡苔滑，脉滑。

中医诊断：胃痞。

证型：痰湿中阻证。

西医诊断：慢性胃炎。

治法：燥湿健脾，化痰理气。

处方：

法半夏 10 g	生姜 5 g	藿香 10 g	厚朴 10 g
陈皮 9 g	黄芩 10 g	竹茹 10 g	薏苡仁 15 g
杏仁 10 g	茯苓 10 g	甘草 3 g	

7 剂，水煎服，1 日 1 剂，分 2 次早晚服用。

2020年6月15日二诊：患者诉胃脘胀满明显减轻，无恶心欲呕，食欲改善，寐可，大便稍稀，小便调，舌淡苔白，脉缓。方药：

| 法半夏 10 g | 生姜 5 g | 藿香 10 g | 陈皮 10 g |
| 茯苓 15 g | 薏苡仁 10 g | 砂仁 5 g | 甘草 3 g |

7剂，水煎服，1日1剂，分2次早晚服用。

按语 《张氏医通·诸气上门》："肥人心下痞闷，内有痰湿也。"《类证治裁·痞满》："有湿热太甚，土乘心下为痞者，分消上下，与湿同治。""脾虚失运，食少虚痞者，温补脾元。"提示胃痞与痰湿、脾虚相关。黄政德教授认为，胃痞的发生与脾胃功能关系密切，若脾胃气虚则痰湿内生，侧重从健脾祛湿治疗胃痞。本案患者胃脘部不适，恶心欲呕，食欲下降，大便黏滞为痰湿中阻之象；痰湿内蕴则舌淡苔滑，脉滑。以小半夏汤加减，达燥湿健脾、化痰祛湿之效。方中半夏燥湿化痰，降逆止呕；生姜温胃化痰；陈皮理气健脾，燥湿化痰；藿香芳香化湿，和中止呕；黄芩、厚朴燥湿，厚朴兼能行气；竹茹、杏仁降气和胃止呕；薏苡仁、茯苓健脾补中；甘草调和诸药。复诊时，患者胃脘胀满减轻，恶心欲呕已无，余症亦减轻，是故守方善后，仍以小半夏汤加减治疗。

五、生姜泻心汤

药物组成 生姜、甘草、人参、干姜、黄芩、半夏、黄连、大枣。

功用 和胃消痞，宣散水气。

主治病症 心下痞硬，干噫食臭，腹中雷鸣下利。

方解 生姜泻心汤即半夏泻心汤减干姜二两（6 g），加生姜四两（12 g）而成。生姜泻心汤治水与热结之痞，故重用生姜以散水气；半夏辛温，散结除痞，又善降逆止呕；干姜辛热，温中散寒；以苦寒之黄芩、黄连泄热开痞；共奏寒热平调，辛开苦降之功。然寒热互结，又缘于中虚失运，升降失常，故以人参、大枣甘温益气，以补脾虚；甘草补脾和中而调诸药。方中重用生姜，取其和胃降逆，宣散水气而消痞满，配合辛开苦降、补益脾胃之品，诸药相伍，使寒去热清，升降复常，则痞满可除，呕利自愈。故能用治水热互结于中焦、脾胃升降失常所致的痞证。

病案一　呕吐——饮食停滞证

徐某，女，32岁，2016年10月24日初诊。主诉：恶心呕吐半个月余。

患者平素胃口不佳，大便溏稀。半个月前因过食肥甘厚腻，出现呕吐、嗳腐吞酸、大便次数增多等症状。于外院住院治疗，效果不佳，呕吐症状反复，前来就诊。现症见：每日呕吐1~2次，吐出未消化食物及酸水，口干欲饮，饮入则吐，伴口中酸苦，食欲不振，胃脘隐痛。大便不成形，1日2~3次。舌略红，苔微黄腻，边有齿痕，脉弦。

中医诊断：呕吐。

证型：饮食停滞证。

西医诊断：慢性胃炎。

治法：寒温并用，和胃降逆，消食散水。

处方：

法半夏9 g	生姜10 g	黄连3 g	黄芩5 g
党参15 g	干姜3 g	炙甘草6 g	大枣6 g
炒麦芽12 g	炒山楂10 g	赭石（先煎）30 g	

3剂，水煎服，1日1剂，分2次早晚服用。

2016年10月30日二诊：服上药后呕吐明显缓解，已无呕吐，但有嗳气反酸，大便每日1~2次，质溏，口干。舌淡红，苔微腻，脉弦细。方药：旋覆代赭汤加减。

处方：

炒山楂10 g	旋覆花（包煎）15 g	生姜6 g	党参15 g
法半夏10 g	麦冬10 g	炙甘草6 g	大枣6 g
炒麦芽12 g	赭石（先煎）30 g		

3剂，水煎服，1日1剂，分2次早晚服用。

2016年11月7日三诊：患者服上药后症状已明显减轻，现偶有胃胀，二便可，食欲转佳，舌淡苔白，脉细。予上方去赭石、旋覆花，加枳实、陈皮、白术、茯苓各10 g以善后。

按语 "呕吐"病名最早见于《黄帝内经》。《素问·至真要大论》："诸逆冲上，皆属于火。"黄政德教授认为，患者平素脾气不足，中焦气机不畅，升降失调，气机郁滞，久郁化火，胃失和降，故见呕吐，口中酸苦；胃热脾寒，故见大便次数多，溏稀；舌苔黄腻由脾胃运化失司，浊气聚于中焦，阳气聚集于上，郁而化热所致；舌有齿痕是脾虚湿盛的表现；另外呕吐因过食肥甘厚腻所致，嗳腐吞酸是食滞的表现。故治以寒温并用，和胃降逆，消食散水，方用生姜泻心汤加减。方中法半夏、黄连、黄芩、生姜合用，辛开苦降，恢复脾胃升降之司，平调寒热；赭石、旋覆花降逆止呕；党参、甘草、大枣健脾益气，补虚和中，顾护胃气，兼生津液；炒山楂、炒麦芽健脾养胃；嗳腐吞酸，水食不化，故重用生姜散水、和胃、止呕、化饮；口干，故加麦冬以养阴生津；患者胃脘部胀满，故加枳实、陈皮，取其消痞散结之效；加白术、茯苓以祛湿健脾调护脾胃。全方总体体现出寒热平调之意，合以疏肝、化瘀、健运之法治之。

病案二　胃痛——肝胃不和证

张某，男，33岁，2022年3月19日初诊。主诉：胃脘部胀闷不适10日余。患者半个月前饮酒后出现胃脘部胀痛不适。现症见：胃脘疼痛，胀闷不适，伴口气较重，精神差，纳寐可，大便不成形。舌质淡，苔黄腻，脉沉滑。

中医诊断：胃痛。

证型：肝胃不和证。

西医诊断：急性胃炎。

治法：调和肝胃。

处方：

生姜6 g	党参10 g	干姜3 g	藿香（后下）12 g
大枣6 g	黄连3 g	黄芩10 g	砂仁（后下）6 g
法半夏12 g	炙甘草6 g	木香（后下）3 g	

5剂，水煎服，1日1剂，分2次早晚服用。

2022年3月25日二诊：服上药后患者胃脘痛明显缓解，大便每日1～2次，便质已成形，口干。舌淡，苔薄白，脉沉缓。

处方：

生姜6 g	法半夏12 g	黄连3 g	佩兰（后下）12 g
干姜3 g	车前子10 g	党参10 g	藿香（后下）12 g
炙甘草6 g	砂仁（后下）6 g		

3剂，水煎服，1日1剂，分2次早晚服用。

按语　胃痛，又称胃脘痛，是以上腹胃脘部近心窝处疼痛为主症的病症。临床主要表现为上腹疼痛不适。"胃脘痛"之名最早记载于《黄帝内经》。《灵枢·邪气脏腑病形》："胃病者，腹䐜胀，胃脘当心而痛。"首先提出胃痛的发生与肝、脾有关。《素问·六元正纪大论》："木郁之发……民病胃脘当心而痛。"《灵枢·经脉》："脾足太阴之脉……入腹属脾络胃……是动则病舌本强，食则呕，胃脘痛，腹胀善噫，得后与气则快然如衰。"患者胃脘部胀闷不适，且饮酒后出现，黄政德教授考虑从肝胃论治，以生姜为主药，取其辛温气薄，和胃降逆，开结散水；半夏辛温，与生姜相配，可增强降逆和胃、开结宣散水气之力；舌苔黄腻，使用黄芩、黄连苦寒，清热化湿消痞；干姜辛热气厚，守而不走，温中阳散寒化饮；藿香、佩兰芳香化湿；砂仁、木香理气化湿止痛；车前子清热止泻；党参、大枣、炙甘草甘温补脾益胃，以运中土。

六、温胆汤

药物组成 半夏、竹茹、枳实、陈皮、甘草、茯苓。

功用 理气化痰，清胆和胃。

主治病症 胆胃不和、痰热内扰证，症见胆怯易惊，虚烦不宁，失眠多梦，或呕恶呃逆，或眩晕，或癫痫等。舌苔腻微黄，脉弦滑。

方解 方中半夏燥湿化痰，和胃止呕，为君药。竹茹清胆和胃，清热化痰，除烦止呕，为臣药。君臣相配，既化痰和胃，又清胆热，令胆气清肃，胃气顺降，则胆胃得和，烦呕自止。陈皮理气和中，燥湿化痰；枳实破气化痰；茯苓渗湿健脾以消痰；生姜、大枣和中培土，使水湿无以留聚，共为佐药。炙甘草益气和中，调和诸药，为佐使药。综合全方，半夏、陈皮、生姜偏温，竹茹、枳实偏凉，温凉兼进，令全方不寒不燥，理气化痰以和胃，胃气和降则胆郁得舒，痰浊得去则胆无邪扰，如是则复其宁谧，诸症自愈。

病案一 呕吐——痰热内阻证

单某，男，60岁，2016年10月10日初诊。主诉：呕吐3日。患者诉半个月前因夜间出行受寒感冒，自服抗感冒药物（具体不详）症状缓解，3日前因食西瓜后出现呕吐纳呆，反复发作，前来就诊。现症见：时有恶心呕吐，呕吐物黏稠臭秽，头晕沉重，烦躁易怒，脘腹胀满，纳差，食欲不振，口干口苦，夜寐梦多，大便干，已3日未行，小便黄。舌质红，苔黄厚腻，脉弦。既往有慢性胃炎病史。

中医诊断：呕吐。

证型：痰热内阻证。

西医诊断：慢性胃炎。

治法：清热化痰。

处方：

胆南星10 g	茯苓15 g	枳实10 g	竹茹10 g
陈皮15 g	法半夏10 g	厚朴10 g	旋覆花（包煎）10 g
豆蔻仁10 g	生姜6 g	甘草6 g	赭石（先煎）30 g

5剂，水煎服，1日1剂，分2次早晚服用。

2016年10月16日二诊：患者诉呕吐已明显减轻，偶有发作。但仍有食欲不振，舌质红，苔黄厚腻，脉弦。守上方加生薏苡仁20 g、藿香10 g，5剂，水煎服，1日1剂，分2次早晚服用。

2016年10月22日三诊：患者饮食基本恢复正常，舌质淡红，苔白厚腻，脉弦。守上方继服5剂，诸症悉平。

按语　《景岳全书·呕吐》："呕吐一证，最当详辨虚实。实者有邪，去其邪则愈；虚者无邪，则全由胃气之虚也。所谓邪者，或暴伤寒凉，或暴伤饮食，或因胃火上冲，或因肝气内逆，或以痰饮水气聚于胸中，或以表邪传里，聚于少阳阳明之间，皆有呕证，此皆呕之实邪也。所谓虚者，或其本无内伤，又无外感，而常为呕吐者，此既无邪，必胃虚也，或遇微寒，或遇微劳，或遇饮食少有不调，或肝气微逆即为呕吐者，总胃虚也。"胃痛是一种常见病，主要原因为受饮食伤及脾胃、脾胃虚弱、肝气犯胃等因素影响造成脾胃功能失常，进而产生胃脘痛。该患者平素急躁易怒，以致肝气郁滞，胆汁疏泄失常，加之感受寒湿之邪困阻脾胃，脾胃运化不及，胆气犯胃久则痰热内生，胃失和降，发为呕吐。黄政德教授故以温胆汤合藿朴夏苓汤清热化痰，祛湿止呕。另加生薏苡仁健脾渗湿，通过健脾而达到和胃之功，藿香可芳香化湿解表。

病案二　胃痛——气虚湿热证

李某，女，78岁，2022年5月17日初诊。主诉：胃部灼热感1年余。患者诉胃部灼热疼痛，反复发作，前来就诊。现症见：灼热疼痛，伴打嗝，精神差，少气懒言，纳寐可，食欲不振，二便调。舌质淡，苔黄腻，脉弦。

中医诊断：胃痛。

证型：气虚湿热证。

西医诊断：浅表性胃炎。

治法：理气燥湿，清胆和胃。

处方：

西洋参 10 g	法半夏 10 g	陈皮 10 g	蒲公英（后下）15 g
丹参 15 g	北沙参 15 g	茯苓 15 g	竹茹 10 g
延胡索 10 g	甘草 3 g	生地黄 15 g	山药 15 g

14 剂，水煎服，1 日 1 剂，分 2 次早晚服用。

2022 年 6 月 2 日二诊：患者胃已无灼热感，饮食基本恢复正常，舌质淡红，苔白，脉弦。守上方继服 5 剂，诸症悉平。

按语 西医学中急性胃炎、慢性胃炎、胃溃疡、十二指肠溃疡等病以上腹部疼痛为主要症状者，属于中医学胃痛范畴。黄政德教授认为，胃痛虽有虚实寒热诸多病因，但究胃腑生理功能，主要为腐熟水谷以传小肠，故胃腑亦有"水谷之海"一称，当以通为顺、以降为宜，而温胆汤正是从此入手，以增强胃的消化腐熟之功，调和气血，促进脾胃运化。其方以茯苓、陈皮、法半夏健脾理气，和胃化湿，以助脾胃运化。北沙参、生地黄、山药清热养阴，益胃生津；丹参、延胡索活血、行气、止痛；蒲公英、竹茹清热化痰、除烦降逆；甘草益气补中，缓急止痛；虑患者年岁已高，且精神差，用西洋参来补气养阴，清热生津。故此胃痛多方病因皆有兼顾，则治之而不失矣。

七、四君子汤

药物组成 人参、白术、茯苓、甘草。

功用 益气健脾。

主治病症 脾胃气虚证，症见面色萎白，语声低微，气短乏力，食少便溏，舌淡苔白，脉虚缓。

方解 《医方考》："夫面色萎白，则望之而知其气虚矣；言语轻微，则闻之而知其气虚矣；四肢无力，则问之而知其气虚矣；脉来虚弱，则切之而知其气虚矣。"其治当补益脾胃之气，脾胃健旺，则诸症除矣。方中人参甘温，能大补脾胃之气，故为君药。臣以白术健脾燥湿，与人参相须，益气补脾之力更强。脾喜燥恶湿，喜运恶滞，故又以茯苓健脾渗湿，合白术互增健脾祛湿之力，为佐助。炙甘草益气和中，既可加强人参、白术益气补中之功，又能调和诸药，故为佐使。四药皆为甘温和缓之品，而呈君子中和之气，故以"君子"为名。四药合力，重在健补脾胃之气，兼司运化之职，且渗利湿浊，共成益气健脾之功。

病案一　泄泻——脾胃虚弱证

周某，男，35岁，2019年6月10日初诊。主诉：反复黏液脓血便3年余，再发加重5日。患者平素嗜食辛辣油腻之品，于3年前出现黏液脓血便，每日2～3次，常伴左下腹隐痛。患者遂就诊于某医院，行电子胃镜检查，诊断为溃疡性结肠炎，予以美沙拉嗪、柳氮磺吡啶等药物对症支持治疗。患者服药后诉上述症状可有缓解，但每因饮食不慎后相关症状再发加重。5日前，患者因进食辛辣食物后再次出现黏液脓血便，自服原有口服药物无好转。现症见：解黏液脓血便，1日行3～4次，尚通畅，大便夹有未消化食物，伴左下腹隐痛，肠鸣，里急后重感，肛门坠胀，纳食一般，口干，夜寐欠佳。舌淡红边有齿痕，苔薄黄，脉弦小。

中医诊断：泄泻。

证型：脾胃虚弱证。

西医诊断：溃疡性结肠炎。

治法：健脾益气，辛开苦降。

处方：

黄连 5 g	吴茱萸 10 g	木香 10 g	防风 8 g
白头翁 10 g	地榆 10 g	苍术 10 g	炒麦芽 15 g
白芍 10 g	茯苓 10 g	党参 10 g	甘草 3 g

7剂，水煎服，1日1剂，分2次早晚服用。

2019年6月17日二诊：服后患者诉腹痛较前减轻，微肠鸣，大便每日2～3次，仍有黏液脓血便，纳、寐较前改善。上方加槟榔10 g、仙鹤草10 g，再服7剂，病情明显好转。1个月后随诊，患者情况稳定，大便每日1～2次，便已成形，无腹痛，便血已除。

按语　本病最早记载于《黄帝内经》，为后世奠定了泄泻的理论基础。《素问·气交变大论》中有"鹜溏""飧泄""注下"等病名，指出风、寒、湿、热皆可致泻。《素问·举痛论》："寒气客于小肠，小肠不得成聚，故后泄腹痛矣。"《素问·阴阳应象大论》有"湿盛则濡泄""春伤于风，夏生飧泄"等论述。本案患者久病，大便夹有未消化食物，舌边有齿痕，示脾胃虚弱之象；以黏液脓血便为主要症状，观其舌脉，示寒热错杂之证。黄政德教授取黄连苦寒泄降胃热，吴茱萸辛热疏肝温胃降气，辛开苦降，调畅中焦气机，和胃降逆；加防风调和肝脾，抑木扶土；加木香、槟榔调和气血，清热导滞，有"行血则便脓自愈，调气则后重自除"之意；加党参、茯苓、炒麦芽健脾益气和胃，配伍苍术降浊祛湿，湿浊得化；加白头翁、地榆清热凉血止痢；甘草调和诸药。全方寒热并用，辛开苦降，通过调畅中焦枢机，使机体升降有序、补泻适当，诸药发挥最佳效用，故痢疾可除。

病案二 泄泻——脾气虚弱证

刘某，女，75岁，2019年7月15日初诊。主诉：腹泻1月余。患者诉1个月前出现大便稀薄，如水样。现症见：大便日行4~5次，已不能上厕所，伴背胀，腹痛，小便多，肠鸣，纳食一般，口苦，夜寐欠佳。舌淡红，苔薄白，脉弱。

中医诊断：泄泻。

证型：脾气虚弱证。

西医诊断：慢性腹泻。

治法：健脾益气止泻。

处方：

厚朴 15 g	党参 15 g	枳壳 10 g	熟地黄 10 g
白术 10 g	茯苓 15 g	益智 10 g	甘草 3 g
延胡索 10 g	川芎 10 g	熟附片（先煎）10 g	

7剂，水煎服，1日1剂，分2次早晚服用。

2019年7月23日二诊：服后患者诉泄泻较前减轻，微肠鸣，大便次数每日2~3次，无水样便，但尚不成形，纳、寐较前改善。继上方再服3剂，病情明显好转。1个月后随诊，患者情况稳定，大便次数每日1~2次，便已成形，无腹痛。

按语 泄泻基本病机为脾虚湿盛，脾失健运，水湿不化，肠道清浊不分，传化失司。明代李中梓《医宗必读·泄泻》有"无湿不成泻"之说。黄政德教授认为，患者为脾气虚导致的泄泻，又脾气虚引起胃不降浊，浊气上泛，故见口苦，又脾肾同源，可见肾阳虚衰，引起背胀、小便不利。治疗宜用四君子汤健脾益气，熟地黄、熟附片、益智仁温肾益精补血；茯苓、延胡索、厚朴、枳壳、川芎利水渗湿，降浊行气。党参、白术健脾益气；甘草调合诸药。

八、补中益气汤

药物组成　黄芪、甘草、人参、当归、陈皮、升麻、柴胡、白术。

功用　补中益气，升阳举陷。

主治病症　①脾胃气虚证，症见饮食减少，体倦肢软，少气懒言，面色萎黄，大便稀薄，脉虚软。②气虚下陷证，症见脱肛，子宫脱垂，久泻，久痢，崩漏等，伴气短乏力，舌淡，脉虚。③气虚发热证，症见身热自汗，渴喜热饮，气短乏力，舌淡，脉虚大无力。

方解　本方重用黄芪为君，其性甘温，入脾、肺经，而补中气，固表气，且升阳举陷。臣以人参大补元气。炙甘草补脾和中。君臣相伍，如《医宗金鉴》曰"黄芪补表气，人参补里气，炙草补中气"，可大补一身之气。李杲称此三味为"除湿热、烦热之圣药也"。佐以白术补气健脾，助脾运化，以资气血生化之源。其气既虚，营血易亏，故佐用当归以补养营血，且"血为气之宅"，可使所补之气有所依附。陈皮理气和胃，使诸药补而不滞。更加少量升麻、柴胡，升阳举陷，助益气之品升提下陷之中气。正如李杲所说："胃中清气在下，必加升麻、柴胡以引之，引黄芪、人参、甘草甘温之气味上升。"（《内外伤辨惑论》卷中）且二药又为"脾胃引经最要药也"（《本草纲目》），故为佐使。炙甘草调和诸药，亦为使药。诸药合用，既补益中焦脾胃之气，又升提下陷之气，且全方皆为甘温之药而能治气虚发热证，即所谓"甘温除大热"之法也。

病案一　泄泻——脾虚湿盛证

张某，女，72岁，2019年10月8日就诊。主诉：大便稀，次数多半年余。患者诉长期大便不成形，次数多，日行3～5次，每次均量不多。现症见：肛门坠胀感，周身疼痛、腰痛明显，心烦，夜寐欠安，平素易感冒，小便正常。舌淡红苔白腻，边有齿痕，脉弦。

中医诊断：泄泻。

证型：脾虚湿盛证。

西医诊断：肠易激综合征。

治法：健脾祛湿，益气和胃。

处方：

黄芪 20 g	党参 10 g	白术 10 g	茯苓 15 g
当归 10 g	蝉蜕 5 g	陈皮 9 g	枳壳 10 g
丹参 10 g	牛膝 15 g	独活 10 g	山茱萸 10 g
甘草 3 g			

14剂，水煎服，1日1剂，分2次早晚服用。

2019年11月11日二诊：诸症皆有明显改善。大便软，日1～2次，肛门重坠感已明显缓解，仅于夜间有瘙痒感。时有腹部隐痛。舌淡红苔薄白，脉细。前方效佳，去丹参、独活，加熟地黄、何首乌、桔梗、延胡索、地肤子各10 g，14剂，水煎服，1日1剂，分2次早晚服用。1个月后随访，诸症已平，二便正常，纳寐可。

按语 泄泻是以大便次数增多，粪质稀薄，甚至泻出如水样为临床特征的一种胃肠病。《景岳全书·泄泻》："泄泻之本，无不由于脾胃。"根据泄泻脾虚湿盛、脾失健运的病机特点，治疗应以运脾祛湿为原则。补中益气汤是遵照《黄帝内经》"劳者温之""损者益之"的治则，选用甘温之品补其中气，升其中阳。黄政德教授认为，患者"胃不和则卧不安"，故夜寐欠安；脾虚下陷则见泄泻；周身疼痛、腰痛考虑肾虚，加山茱萸、独活、牛膝补益肝肾，祛湿壮骨。二诊时，见患者肛周瘙痒，血虚生风，故加熟地黄、何首乌、桔梗、地肤子滋阴养血祛风；时有腹部隐痛，加延胡索以行气止痛。

病案二　腹痛——脾虚气滞证

宁某，男，40岁，2019年10月19日就诊。主诉：反复阵发性腹痛1年。患者诉近1年反复出现发作性腹痛，发作时以胀痛为主，偶有恶心。现症见：纳少，大便偶有稀溏，每日1行。口苦，咽痒，夜寐多梦，偶嗜睡神疲。小便不调，舌红，苔黄腻，脉弦缓。

中医诊断：腹痛。

证型：脾虚气滞证。

西医诊断：肠易激综合征。

治法：健脾行气。

处方：

黄芪 20 g	党参 15 g	当归 10 g	白术 10 g
茯苓 15 g	升麻 5 g	柴胡 10 g	陈皮 9 g

| 延胡索 10 g | 大枣 5 g | 生姜 3 g | 甘草 3 g |
| 枳壳 15 g | 酸枣仁 10 g | 牡丹皮 10 g | |

7剂，水煎服，1日1剂，分2次早晚服用。

2019年10月26日二诊：腹痛次数明显减少。无胀痛感，无恶心，二便调，精神好转，舌红，苔白，脉缓。继服原方。3剂，水煎服，1日1剂，分2次早晚服用。

按语 患者因脾胃虚弱，气机升降失常，气滞中焦，不通则痛，故见腹部胀痛。脾主运化，脾气虚弱，运化无力，水谷不化，故见纳少，便溏。脾胃为"后天之本""气血生化之源"，脾气虚，气血生化乏源，气虚推动乏力，血虚充养不足，故见嗜睡神疲。久病耗阴，故见口干，咽痒。阴液损伤而阳气偏亢，则生内热，黄政德教授考虑患者脾虚气滞而见胀痛，纳少，便溏，治宜健脾行气，方用补中益气汤加减。方中黄芪味甘微温，入脾、肺经，补中益气，升阳固表，故为君药。配伍人参、甘草、白术，补气健脾为臣药。当归养血和营，协人参、黄芪补气养血；牡丹皮活血行气。生姜、大枣温中养胃；陈皮理气和胃，使诸药补而不滞，共为佐药。少量升麻、柴胡升阳举陷，协助君药以升提下陷之中气，共为佐使。甘草调和诸药为使药。黄政德教授用东垣补中益气汤加减治脾胃气滞而致的腹胀痛，加茯苓不仅能健脾渗湿，还可与酸枣仁合用，酸甘化阴，宁心安神。枳壳辛开苦降，入脾、胃经，功擅消脾胃气滞。延胡索辛散温通，能行气，且止痛作用尤著，李时珍谓其能"专治一身上下诸痛"。诸药合用补中益气，行气消滞，则中气得复，胀痛自除，内热亦消，则夜寐安。

九、不换金正气散

药物组成 藿香、厚朴、苍术、陈皮、半夏、甘草。

功用 解表化湿，和胃止呕。

主治病症 湿浊内停兼表寒证，症见呕吐腹胀，恶寒发热，或霍乱吐泻，或不服水土，舌苔白腻等。

方解 不换金正气散中苍术辛香苦温，为燥湿运脾要药，使湿去则脾运有权，脾健则湿邪得化，为君药。厚朴辛温而散，长于行气除满，脾气行则湿化，且其味苦性燥而能燥湿，与苍术有相须之妙，为臣药。陈皮辛行温通，理气和胃，燥湿醒脾，协苍术、厚朴燥湿行气之力益彰，为佐药。甘草甘平入脾，既可益气补中而实脾，令"脾强则有制湿之能"（《医方考》），合诸药泻中有补，使祛邪而不伤正，又能调和诸药，为佐使药。藿香、半夏二味，燥湿和胃、降逆止呕，且兼具解表之功，用于湿邪中阻，兼有表寒之证。

病案一　泄泻——寒湿泄泻证

高某，女，36岁，2019年9月16日就诊。主诉：腹泻、发热2日。患者诉2天前因食用不洁食物后腹泻，呈水样便，日行4~5次，肠鸣音亢进，腹部绞痛，发热，体温最高38.5℃，现已退热，纳可，寐可，小便调。舌淡红，苔薄白，脉弦。

中医诊断：泄泻。

证型：寒湿泄泻证。

西医诊断：腹泻。

治法：解表化湿，理气和中。

处方：

藿香 10 g	厚朴 10 g	法半夏 10 g	茯苓 10 g
陈皮 9 g	延胡索 10 g	黄连 3 g	木香 10 g
白芍 10 g	甘草 3 g		

5剂，水煎服，1日1剂，分2次早晚服用。

按语　急性肠胃炎，中医称为泄泻。饮食不洁，最易导致泄泻。该患者因饮食不洁而伤脾胃，食伤脾胃，化生食滞、寒湿、湿热之邪，致运化失职，升降失调，清浊不分，而发生泄泻。本案中患者因脾虚而生湿，故黄政德教授治以祛湿健脾、行气止痛，方用不换金正气散加减。患者由寒湿生泄，故方中用茯苓味甘入脾经，健脾补中，渗湿止泻，使中焦清升浊降，尤宜于脾虚湿盛泄泻；陈皮与厚朴同用，则能燥湿理气，温中止痛；延胡索能行血中气滞，专治一身上下诸痛；最后配以一味甘草调和诸药，缓急止痛，使中焦湿去气畅，故泄泻止。因患者脾胃虚弱，正气被伤，则易外感风寒邪气，而出现发热恶寒等症状，表邪入里亦可化热，故治辅以解表清热。黄政德教授认为该方较平胃散多藿香、法半夏二味，其燥湿和胃、降逆止呕之力益佳，兼具解表之功，疗效更佳。同时黄政德教授在其中加入黄连一味，清解湿热，配以木香、白芍，寒温协调，黄连得木香寒而不滞，木香得黄连温而不燥，以求缓急止痛之功。

病案二 痞满——湿滞中焦证

洪某，女，31岁，2021年3月3日初诊。主诉：腹部胀满半年余。现症见：腹部胀满，不思饮食，纳谷不馨，口淡无味，倦怠乏力，时伴恶心，嗳气泛酸，舌淡红，苔白腻，脉濡。胃镜检查示慢性浅表性胃炎。

中医诊断：痞满。

证型：湿滞中焦证。

西医诊断：慢性胃炎。

治法：理气健脾，化湿和中。

处方：

苍术 10 g	白术 10 g	厚朴 10 g	半夏 10 g
藿香 10 g	陈皮 12 g	紫苏梗 10 g	砂仁 6 g
甘草 6 g	黄连 3 g	吴茱萸 2 g	

14剂，水煎服，1日1剂，分2次早晚服用。

2021年3月20日二诊：患者诉腹部胀满好转，纳食尚可，无恶心、嗳气、泛酸，予木香10 g，砂仁6 g，太子参10 g，茯苓12 g，白术12 g，甘草6 g。14剂，水煎服，1日1剂，分2次早晚服用。

按语 《素问病机气宜保命集》："脾不能行气于脾胃，结而不散，则为痞。"脾胃同居中焦，互为表里，同为后天之本。胃主受纳，脾主运化。"脾宜升则健，胃宜降则和"。"降则生化有源，出入有序，不降则传化无由，壅滞为病"。六淫之中，唯湿邪之性尤为黏浊缠绵难去。《临证指南医案》："太阴湿土得阳始运，阳明燥土得阴自安。"《医经余论》："故治脾以燥药升之，所谓阳光照之也；治胃以润药降之，所谓雨露滋之也。"本案为湿滞中焦，脾胃升降失职，黄政德教授方用不换金正气散理气健脾，化湿和中，并在此方中配以砂仁、豆蔻、紫苏梗，可化湿开胃、健脾止泻，其性温可燥湿，辅以白术健脾化湿，同时配用左金丸降逆止酸，寒温并用，辛开苦降，诸药合用，芳香悦脾，燥湿和胃，故获良效。

十、平胃散

药物组成 苍术、厚朴、陈皮、甘草、生姜、大枣。

功用 燥湿运脾，行气和胃。

主治病症 湿滞脾胃证，症见脘腹胀满，不思饮食，口淡无味，恶心呕吐，嗳气吞酸，肢体沉重，怠惰嗜卧，常多自利，舌苔白腻而厚，脉缓。

方解 方中苍术辛香苦温，为燥湿运脾要药，使湿去则脾运有权，脾健则湿邪得化，为君药。厚朴辛温而散，长于行气除满，脾气行则湿化，且其味苦性燥而能燥湿，与苍术有相须之妙，为臣药。陈皮辛行温通，理气和胃，燥湿醒脾，协苍术、厚朴燥湿行气之力益彰，为佐药。甘草甘平入脾，既可益气补中而实脾，令"脾强则有制湿之能"（《医方考》），合诸药泻中有补，使祛邪而不伤正，又能调和诸药，为佐使药。煎煮时少加生姜、大枣以增补脾和胃之效。诸药合用，苦辛芳香温燥，主以燥化，辅以行气；主以运脾，兼以和胃，祛湿健脾，气机调畅，胃气平和，升降有序，则胀满吐泻诸症可除。

病案一 痞满——气滞湿盛证

刘某，女，37岁，2022年5月17日初诊。主诉：腹胀满10余年。现症见：患者诉腹胀满，饮冷饮后明显，月经期为甚，纳多，寐可。舌胖大色淡，苔薄白，脉弦。

中医诊断：痞满。

证型：脾虚湿盛证。

西医诊断：非萎缩性胃炎。

治法：理气导滞，温胃和中。

处方：

枳壳 15 g	白术 10 g	苍术 10 g	草豆蔻 10 g
砂仁 10 g	党参 15 g	炮姜 10 g	陈皮 10 g
厚朴 12 g	薏苡仁 20 g	炒麦芽 15 g	甘草 3 g

14剂，水煎服，1日1剂，分2次早晚服用。

2022年6月1日二诊：患者诉服药后症状好转，守前方继服7剂以善后。

按语 中医根据患者主要症状将功能性消化不良与"痞满""胃脘痛""胀满"对应，最早在张仲景的《伤寒论》中提出"痞满"，并且有"心下痞，按之濡，或心下痞，按之痛"，痞满的症状即为功能性消化不良的症状。功能性消化不良有多种分型，其中脾胃虚弱证以胃脘部痞满或疼痛，呈隐痛，疼痛喜温喜按为主症，嗳气，疲乏无力，便溏，食欲欠佳，四肢不温。黄政德教授经过问诊后判断该患者正是由于脾虚不能运化水湿而导致胃部胀满不舒，治疗应当以健脾和胃、温里散寒为主，其中党参性甘温，具有补气健脾的功效，薏苡仁性甘淡，具有健脾渗湿的功效，白术苦温，具有健脾燥湿的功效，以上三药配伍，益气健脾祛湿。陈皮、炮姜性辛温，可理气运脾调中，草豆蔻性辛温，和胃降逆止呕，以上三药合用具有调畅中焦气机的功效，能够除胀消痞，再加砂仁可醒脾和胃、行气化湿，以上四药配伍合用可健脾理气、散结除痞。枳壳、厚朴行气消滞，苍术、麦芽健脾养胃。甘草可调节药性。以上药物配伍共奏健运脾胃、调理脾胃气机的功效。

病案二　胃痞——肝郁脾虚证

陶某，男，69岁，2020年11月9日初诊。主诉：腹胀2个月余。现症见：大便先干后稀，前2日呕吐一次。自诉服消炎药后腹胀症状好转，饮食一般，不欲饮食。舌淡苔白，脉弦小。

中医诊断：胃痞。

证型：肝郁脾虚证。

西医诊断：慢性胃炎伴糜烂。

治法：健脾和胃。

处方：

木香 10 g	枳壳 15 g	厚朴 10 g	陈皮 9 g
延胡索 10 g	炒苍术 12 g	茯苓 15 g	炒麦芽 15 g
甘草 3 g	川芎 10 g		

14剂，水煎服，1日1剂，分2次早晚服用。

按语　慢性胃炎的主要病机为气机阻滞，脾胃升降失常。慢性胃炎属中医"胃脘痛""痞证""呕吐"等，《黄帝内经》最早记载"胃脘痛"之名，首先提出胃痛的发生与肝、脾有关，还提出寒邪、伤食致病说。《灵枢·邪气脏腑病形》："胃病者，腹䐜胀，胃脘当心而痛。"张仲景指出该病病机是正虚邪陷，升降失调，并拟定了寒热并用，辛开苦降的治疗大法。《寿世保元》强调饮食失调在胃痛发病中的作用；《黄帝内经》最早提出"痞证"的基本概念，《伤寒论》提出了痞的治疗方药；《兰室秘藏》中提出辛开苦降、消补兼施的枳实消痞丸治疗痞证。《临证指南医案》："胃气上逆固病，即不上逆，不通降，亦病矣。"黄政德教授治疗慢性胃肠炎主要应用升降理论，升清阳，降胃气，治疗善于理气活血，疏肝和胃，寒热平调。本案中患者脾气虚弱，气机郁滞，故运用平胃散以健脾燥湿，消胀除满，方中苍术苦辛温燥，燥湿健脾，故重用为君；厚朴芳香苦温，行气除满，陈皮理气化滞，与厚朴合用，恢复脾胃气机之升降；同时加木香、枳壳、茯苓等药加强行气消胀，健脾和胃之功。

十一、小柴胡汤

药物组成 柴胡、黄芩、人参、甘草、半夏、生姜、大枣。

功用 和解少阳。

主治病症 ①伤寒少阳证，症见往来寒热，胸胁苦满，默默不欲饮食，心烦喜呕，口苦，咽干，目眩。舌苔薄白，脉弦。②妇女中风、热入血室，症见经水适断，寒热发作有时。③疟疾、黄疸等病而见少阳证者。

方解 方中柴胡苦平，入肝、胆经，透泄少阳之邪，并能疏泄气机之郁滞，使少阳之邪得以疏散，《神农本草经》曰其主治"寒热邪气"，《本草正义》曰柴胡可使邪"在半表半里者，引而出之，使还于表而寒邪自散"，故为君药。臣以苦寒之黄芩，清泄少阳之热，如《本草纲目》曰"黄芩，得柴胡退寒热"。柴胡、黄芩相配伍，一散一清，恰入少阳，以解少阳之邪。胆气犯胃，胃失和降，佐以半夏、生姜和胃降逆止呕。邪从太阳传入少阳，缘于正气本虚，故又佐以人参、大枣益气补脾，一者取其扶正以祛邪，一者取其益气以御邪内传，正气旺盛，则邪无内向之机；参、枣与夏、姜相伍，以利中州气机之升降。炙甘草助参、枣扶正，且能调和诸药，用为佐使。诸药合用，透散清泄以和解，升清降浊兼扶正，以和解少阳为主，兼和胃气，使邪气得解，枢机得利，则诸证自除。

病案一 腹痛——脾虚肝郁证

黄某，男，27岁，2017年6月8日就诊。主诉：腹胀痛半年余。患者诉因暴怒后，近半年反复出现腹胀痛。外院胃镜示：胆汁反流性胃炎。现症见：腹部胀痛，呃逆，伴咽部异物感，烧心感，寐差，纳可，二便调。舌胖大，色淡红，苔薄白，脉弦。

中医诊断：腹痛。

证型：脾虚肝郁证。

西医诊断：胆汁反流性胃炎。

治法：疏肝和胃。

处方：

柴胡 10 g	白芍 10 g	丹参 15 g	蒲公英 15 g
百合 10 g	法半夏 10 g	陈皮 9 g	竹茹 10 g
生姜 5 g	大枣 5 g	甘草 3 g	延胡索 10 g

7剂，1日1剂，水煎服。

2017年6月15日二诊：患者诉腹痛减轻，咽部无不适，无烧心感，纳可，寐差，二便调，舌脉同前。守上方去百合、蒲公英，加麦冬10 g，远志10 g。5剂，水煎服，1日1次。

按语 黄政德教授通过问诊得本案中患者以腹胀痛，呃逆，伴咽部异物感、烧心感为主症。久病耗阴，胃阴损耗，阴虚生热，故见烧心感，热扰心神则寐不安，舌胖大提示脾虚内有痰湿，肝气郁滞故见脉弦，脾虚不荣故见舌淡红苔薄白。故治宜疏肝和胃，滋阴清热。方用小柴胡汤合四逆散加减。《素问·至真要大论》："谨守病机，各司其属，有者求之，无者求之，盛者责之，虚者责之，必先五胜，疏其血气，令其调达，而致和平。"方中柴胡辛开苦泄，性善条达肝气，疏肝解郁。白芍养血柔肝，缓急止痛，与柴胡相伍，善用柴胡，则养肝之体，利肝之用，且防诸辛香之品耗伤气血。延胡索，李时珍曰其"能行血中气滞，气中血滞，故专治一身上下诸痛"，其活血行气止痛之效尤甚，且归肝经，能助柴胡疏肝行气解郁。肝主藏血，肝气郁滞易生血瘀，黄政德教授考虑既病防变，故加一味丹参，其苦寒，入肝经血分，有活血祛瘀之效，性寒入心经，有清心凉血、除烦安神之功。蒲公英、百合、竹茹滋胃阴清胃热，法半夏与生姜为伍和胃降逆止呕；法半夏与陈皮相伍理气化痰，大枣、甘草益气健脾，诸药合用则健运中州使湿无所生。

病案二　胃痞——脾虚肝郁、胃失和降证

王某，男，36岁，2010年8月10日初诊。主诉：胃胀半年余。现症见：胃胀，打嗝，烧心感，寐差，纳可，二便调。舌胖大，色淡红，苔薄白，脉弦。

中医诊断：胃痞。

证型：脾虚肝郁、胃失和降证。

西医诊断：反流性胃炎。

治法：疏肝和胃。

处方：

柴胡 10 g	白芍 10 g	陈皮 9 g	竹茹 10 g
黄芩 10 g	百合 10 g	法半夏 10 g	生姜 5 g
大枣 5 g	甘草 3 g	延胡索 10 g	

7剂，水煎服，1日1剂，分2次早晚服用。

按语 本案中以胃胀，打嗝，咽部异物感，烧心感，舌胖大，色淡红，苔薄白，脉弦为辨证要点。胃胀中医称"痞满"，黄政德教授擅长肝脾同调，肝为将军之官，主疏泄，喜条达恶抑郁，调畅脾胃气机；而脾主运化，"土得木而达"，脾胃升降协调离不开肝的疏泄功能正常。若因脾虚不充，肝失疏泄，而肝木乘脾，运化不及，升降失调，气阻中焦则见痞满。吞咽之时咽部哽噎不顺，咽部有异物感中医称之为"噎"。噎的病理，历代有不同的说法，如《局方发挥》中"血液俱耗，胃脘干槁"，强调热结津亏而生噎之论。也有因酒食所伤而致噎之论的说法。《景岳全书·噎膈》："酒色过度则伤阴，阴伤则精血枯涸，气不行则噎膈病于上，精血枯涸则燥结病于下。"认为其病机为内耗阴液，精少液枯，气不运行，导致血液枯竭。在此案中，患者因脾胃虚弱，脾虚不能运化水湿，则生痰湿；肝气不疏，胃气失和，气逆而上，故见嗳气。痰气交阻，结于咽喉则生噎。久病耗阴，胃阴损耗，阴虚生热，故见烧心感，热扰心神则寐不安，舌胖大提示内有痰湿，肝气郁滞故见脉弦，脾虚不荣故见舌淡红苔薄白。因此黄政德教授在本案中方用小柴胡汤合四逆散加减，以疏肝和胃，滋阴清热。方中柴胡辛行苦泄，性善条达肝气，疏肝解郁。白芍养血柔肝，缓急止痛，与柴胡相伍，养肝之体，利肝之用，且防诸辛香之品耗伤气血。延胡索活血行气止痛之效尤甚，且入肝经，能助柴胡疏肝行气解郁。百合、竹茹滋胃阴清胃热，半夏与生姜合用，和胃降逆止呕。黄芩清热泻火；半夏与陈皮相伍理气化痰，大枣、甘草益气健脾。

十二、香砂六君子汤

药物组成 人参、茯苓、白术、甘草、陈皮、半夏、木香、砂仁、生姜。

功用 益气化痰，行气温中。

主治病症 脾胃气虚、痰阻气滞证，症见呕吐痞闷，不思饮食，脘腹胀痛，消瘦倦怠，或气虚肿满等。

方解 方中人参益气健脾，补中养胃为君；臣以白术健脾燥湿；佐以茯苓渗湿健脾；陈皮、木香芳香醒脾，理气止痛；半夏化痰湿，砂仁健脾和胃，理气散寒，使以甘草调和诸药。全方扶脾治本，理气止痛，兼化痰湿，和胃散寒，标本兼顾。

病案一　　腹痛——脾气虚证

谭某，女，59岁，2014年1月19日初诊。主诉：阵发性脐周疼痛半年。患者诉半年前开始出现阵发性脐周疼痛，大便稀溏，每日1～2次，呃逆，口臭，饥饿时恶心欲呕，头晕。舌淡红，苔白腻，边有齿痕，脉沉细。肠镜示：慢性结肠炎、直肠炎。

中医诊断：腹痛。

证型：脾气虚证。

西医诊断：慢性结肠炎。

治法：健脾燥湿，行气和胃。

处方：

党参 20 g	白术 10 g	苍术 10 g	茯苓 10 g
木香 10 g	砂仁 5 g	陈皮 10 g	法半夏 10 g
厚朴 10 g	泽泻 10 g	猪苓 6 g	山药 20 g
降香 5 g	肉桂 6 g	薄荷 6 g	

7剂，水煎服，1日1剂，分2次早晚服用。

2014年1月26日二诊：服上方后，脐周疼痛减少，呃逆已消除，大便尚未完全成形，舌淡红苔白腻，边有齿痕，脉沉细。原方继服14剂。

2014年2月15日三诊：患者诉脐周腹痛已基本消除，无明显不适，纳寐可，二便调。舌脉同前。继予上方去薄荷、肉桂、降香，加炒麦芽12 g，7剂以善后。

按语 本案中患者慢性腹痛日久，大便不成形，察舌有齿痕，辨证为脾胃虚弱，夹有水湿，因脾虚日久，运化失职，升降失调，湿邪易困脾，脾被湿困则水谷精微不能上承，故出现头晕；胃气上逆则见口臭；脾虚湿胜则大便溏。方用香砂六君子汤合五苓散加减。黄政德教授认为该患者平素脾胃虚弱，功能失常，运化失职，故以香砂六君子汤补益脾胃，健脾行气，恢复脾胃升降；在健脾同时还应祛湿，方用五苓散让湿邪从小便去，利小便可实大便。两方合用，既可防纯补所致之壅滞而不利于邪气的祛除，又可预防泻下太过损伤正气，攻补兼施，疗效显著。前后服药月余，脾胃运化正常，故诸症悉除。

病案二　胃痛——脾虚湿滞证

邓某，男，63岁，2020年8月10日初诊。主诉：胃胀痛。现症见：胃胀，胸闷，纳寐可，二便调。舌胖大色淡红，苔薄白，脉弦缓。查胃镜示：胃黏膜病变，非萎缩性胃炎。

中医诊断：胃痛。

证型：脾虚湿滞证。

西医诊断：非萎缩性胃炎。

治法：健脾祛湿，疏肝和胃。

处方：

党参 15 g	白茅根 10 g	仙鹤草 10 g	白术 10 g
砂仁 10 g	木香 10 g	陈皮 9 g	丹参 15 g
枳壳 15 g	法半夏 10 g	甘草 3 g	

14剂，水煎服，1日1剂，分2次早晚服用。

2020年8月25日二诊：患者诉服药后症状好转。现症见：偶有打嗝，胃胀，纳寐可，小便调，便溏，下肢乏力。舌胖大包齿，苔中黄，脉弦缓。前方加山药20 g、蒲黄10 g，14剂，水煎服，1日1剂，2次分服。

按语　慢性胃炎的主要病机为气机阻滞，脾胃升降失常。黄政德教授治疗慢性胃肠炎主要应用升降理论，升清阳，降胃气。治疗善于理气活血，健脾祛湿，疏肝和胃，寒热平调。慢性胃炎属中医"胃脘痛""痞证"，《黄帝内经》早记载"胃脘痛"之名，首先提出胃痛的发生与肝、脾有关，还提出寒邪、伤食致病说。《灵枢·邪气脏腑病形》："胃病者，腹䐜胀，胃脘当心而痛。"《寿世保元》强调饮食失调在胃痛发病中的作用。黄政德教授认为，脾胃与肝关系密切，脾胃得肝之疏泄，则纳运健旺，清升浊降，而肝得脾胃所化生之气血以养荣。因此肝病常可犯及脾胃，而脾胃之病亦每累及于肝，因此在治疗中不忘疏肝行气。本案患者脾虚气滞，痰湿内结，黄政德教授运用香砂六君子汤益气健脾，行气化痰，枳壳、木香理气宽中，行气消胀；肝郁日久则气虚，故加白茅根、仙鹤草等加强理气益气之功。

4 肝系疾病

一、柴胡疏肝散

药物组成 陈皮、柴胡、川芎、枳壳、芍药、炙甘草、香附。

功用 疏肝解郁，行气止痛。

主治病症 肝气郁滞证，症见胁肋疼痛，胸闷喜太息，情志抑郁或易怒，或嗳气，脘腹胀满，脉弦。

方解 方中柴胡苦辛而入肝胆，功擅条达肝气而疏郁结，为君药。香附微苦辛平，入肝经，长于疏肝行气止痛；川芎味辛气温，入肝、胆经，能行气活血，开郁止痛。二药共助柴胡疏肝解郁，且有行气止痛之效，同为臣药。木郁则土壅，故配伍陈皮理气行滞而健脾和胃，醋炒以入肝行气；枳壳行气疏壅，宽胸除胀；肝为刚脏，以柔和为贵，故配伍芍药养血柔肝，缓急止痛，与柴胡相伍，养肝之体，利肝之用，且防诸辛香之品耗伤气血，俱为佐药。甘草调和药性，与白芍相合，则增缓急止痛之功，为佐使药。全方主以辛散疏肝，辅以敛阴柔肝，气血兼顾，肝脾同调，共奏疏肝解郁、行气止痛之功。

病案一 月经不调——肝郁气滞证

林某，女，22 岁，2019 年 8 月 26 日初诊。主诉：月经不调 1 年。现症见：初潮后出现月经周期仅 15 日一次，持续 6 天，偶有回潮 1 日，色深，无痛经，喜叹息，寐纳可，二便调。舌淡红，苔薄白，脉弦。

中医诊断：月经不调。

证型：肝郁气滞证。

西医诊断：月经不调。

治法：疏肝解郁，理气调经。

处方：

| 柴胡 10 g | 白芍 10 g | 郁金 10 g | 白术 10 g |
| 川芎 10 g | 当归 10 g | 茯苓 15 g | 牛膝 20 g |

续断 15 g	蒲黄 10 g	薄荷 5 g	炮姜 10 g
益母草 15 g	泽兰 10 g		

14剂，水煎服，1日1剂，分2次早晚服用。

按语 月经不调是妇科常见病，表现为月经周期或出血量的异常，或是月经前、经期时的腹痛及全身症状，可能是器质性病变或是功能失常。王冰曰："冲为血海，任主胞胎，两者相资，故能有子。"黄政德教授认为女子以肝为先天，故女子冲任不调诸症均与肝有着密切的关系，而冲任脉的盛衰与女子的月经及妊娠功能密切相关，因此，黄政德教授在临床上对于妇科疾病尤为注重调肝疏肝。该患者月经不调1年，色深，无痛经，喜叹息，寐纳可，二便调，舌淡红苔薄白，脉弦，辨为肝郁气滞证，治宜疏肝解郁，方用柴胡疏肝散加减。此方疏肝解郁，理气调经，黄政德教授在治疗此类由肝气郁滞导致的妇科疾患时常用此方。

病案二　胁痛——肝郁气滞证

黄某，女，56岁，2020年10月24日初诊。主诉：右胸胁胀痛月余。现症见：右胸胁胀痛，矢气频频，伴口干口苦，伴大便时腹痛，有"甲减""小三阳"。舌苔白腻，脉弦小。

中医诊断：胁痛。

证型：肝郁气滞证。

西医诊断：胆汁反流性胃炎。

治法：疏肝解郁，行气止痛。

处方：

法半夏 10 g	陈皮 9 g	柴胡 10 g	川芎 10 g
枳壳 15 g	木香 10 g	延胡索 10 g	北沙参 10 g
厚朴 10 g	甘草 3 g	茯苓 15 g	

14剂，水煎服，1日1剂，分2次早晚服用。

按语 胆汁反流性胃炎多由于情志失常、饮食不节、嗜食肥甘厚腻等导致肝胆失疏、气郁痰生、痰浊内扰、胆胃不和。黄政德教授认为，肝胆气郁则影响中焦气机升降，故治疗胆汁反流性胃炎主要从肝胃方面论治。黄元御《四圣心源》："木生于水，长于土，土气冲和，则肝随脾升，胆随胃降。"说明肝胆脾胃在生理上相互协调。若肝失疏泄，则脾胃升降及运化功能进一步受到影响，出现胁肋胀痛、口干口苦等临床症状。本病为肝失疏泄所致的右胸胁胀痛，治用柴胡疏肝散疏肝解郁、行气止痛；加木香加强疏肝行气的作用；法半夏、厚朴燥湿化痰；北沙参益胃生津止渴。

病案三　乳癖——肝郁痰结证

叶某，女，28岁，2019年9月28日初诊。主诉：乳癖出现2天。现症见：左侧出现乳腺增生，有包块8 mm×8 mm，有发热红肿之象，大小便正常，口不渴。舌淡红，脉弦小。

中医诊断：乳癖。

证型：肝郁痰结证。

西医诊断：乳腺增生。

治法：疏肝理气，化痰散结。

处方：

生黄芪30 g	党参10 g	当归10 g	丹参15 g
赤芍10 g	红花10 g	香附10 g	柴胡10 g
川芎10 g	浙贝母10 g	蒲黄10 g	皂角刺10 g

14剂，水煎服，1日1剂，分2次早晚服用。

按语　乳癖，为乳中结核之一。《疡科心得集·辨乳癖乳痰乳岩论》："有乳中结核，形如丸卵，不疼痛，不发寒热，皮色不变，其核随喜怒消长，此名乳癖。"黄政德教授提出，乳癖多由肝气不舒、思虑郁怒损伤肝脾，气滞痰凝而成。情志不遂，或受到精神刺激，导致肝气郁结，气机阻滞，思虑伤脾，脾失健运，痰浊内生，肝郁痰凝，气血瘀滞，阻于乳络而发。故以疏肝解郁，化痰散结，消乳中之结核。柴胡疏肝散见于《医学统旨》，乃疏肝解郁之常用方。方中以柴胡疏肝解郁为君，香附理气疏肝，助柴胡以解肝郁；川芎行气活血而止痛，助柴胡以解肝经之郁滞，二药相合，增其行气止痛之功，为臣；痰瘀互结，郁久化热，赤芍、丹参活血祛瘀，凉血消痈；合以红花、蒲黄善能通利血脉，浙贝母治邪气疝瘕，清热化痰，散结消痈。《药性切用》谓皂角刺"性味辛温，功近皂荚，其锋锐之气直达病所溃坚"，其散结之功效强力专。《黄帝内经》："见肝之病，知肝传脾，当先实脾。"黄芪、党参皆具健中益气之功，既可治木郁乘土之痰浊内生，杜生痰之源，也可阻痰浊阴邪损伤脾气；当归兼具活血补血之功，既补肝之体助利肝之用，又和川芎行血中之瘀滞。

二、逍遥散

药物组成　炙甘草、当归、茯苓、白芍、白术、柴胡、生姜、薄荷。

功用　疏肝解郁，养血健脾。

主治病症　肝郁血虚脾弱证，症见两胁作痛，头痛目眩，口燥咽干，神疲食少，或往来寒热，或月经不调，乳房胀痛，脉弦而虚。

方解　方中以柴胡疏肝解郁，使肝郁得以条达，为君药。当归甘辛苦温，养血和血，且其味辛散，乃血中气药；白芍酸苦微寒，养血敛阴，柔肝缓急；归、芍与柴胡同用，补肝体而助肝用，使血和则肝和，血充则肝柔，共为臣药。木郁则土衰，肝病易传脾，故以白术、茯苓、甘草健脾益气，非但实土以御木乘，且使营血生化有源，共为佐药。用法中加薄荷少许，疏散郁遏之气，透达肝经郁热；煨生姜降逆和中，且能辛散达郁，亦为佐药。柴胡引药入肝，甘草调和药性，二者兼使药之用。所谓"肝苦急，急食甘以缓之……脾欲缓，急食甘以缓之……肝欲散，急食辛以散之"（《素问·脏气法时论篇》），可使肝郁得疏，血虚得养，脾弱得复，气血兼顾，肝脾同调，立法周全，组方严谨，故为调肝养血健脾之名方。

病案一　郁证——肝郁脾虚证

王某，女，32岁，2021年7月16日初诊。主诉：患者自述夏天倦怠乏力。现症见：倦怠，起床觉口干，流清涕；常胃胀，易紧张焦虑，月经量少。经期前乳房胀痛，纳差，大便稀溏。舌红苔白腻，脉弦细。

中医诊断：郁证。

证型：肝郁脾虚证。

西医诊断：疲劳。

治法：补气健脾，疏肝解郁。

处方：

黄芪 30 g	西洋参 10 g	川芎 10 g	茯苓 10 g
白芍 10 g	白术 10 g	郁金 10 g	升麻 5 g
陈皮 9 g	酸枣仁 10 g	合欢花 10 g	柴胡 10 g
甘草 3 g	当归 10 g		

14剂，水煎服，1日1剂，分2次早晚服用。

按语　郁证是以心情抑郁、情绪不宁、胸部满闷、胁肋胀痛，或易怒易哭，或咽中如有异物梗阻等症为主要临床表现的一类病证。郁有广义和狭义之分。广义的郁，包括外邪、情志等因素所致之郁。狭义的郁，单指情志不舒之郁。黄政德教授提出，临床上有些复杂多样的症状表现，实则皆能从郁证论治。《丹溪心法·六郁》："气血冲和，万病不生，一有怫郁，诸病生焉。故人身诸病，多生于郁。"《景岳全书·郁证》："凡五气之郁，则诸病皆有，此因病而郁也；至若情志之郁，则总由乎心，此因郁而病也。""初病而气结为气滞者，宜顺宜开；久病而损及中气者，宜修宜补。然以情病者，非情不解。"本案患者易紧张焦虑，月经量少，经期前乳房胀痛为肝郁表现，倦怠、胃胀、纳差、大便稀溏、舌苔白腻属脾虚失运，故辨为肝郁脾虚证，方用逍遥散加减。

病案二　胸痹——肝郁气滞证

李某，男，57岁，2022年4月26日初诊。主诉：胸背胀，打嗝，反流1周。现症见：胸背胀，打嗝，反流，双下肢水肿，乏力气短，伴口苦口干。舌苔白，脉弦。

中医诊断：胸痹。

证型：肝郁气滞证。

西医诊断：胸背胀。

治法：疏肝行气止痛。

处方：

柴胡 10 g	川芎 10 g	黄芪 30 g	西洋参 10 g
红花 10 g	厚朴 15 g	丹参 15 g	麦冬 10 g
白术 10 g	当归 10 g	泽泻 10 g	生地黄 10 g
赤芍 10 g	甘草 3 g		

14剂，水煎服，1日1剂，分2次早晚服用。

2022年5月31日二诊：患者诉服上药后症状稍缓解。现症见活动后胸闷，时自觉燥热、汗出、腰背胀痛，双下肢乏力，神疲乏力。食纳可，夜寐尚可，大便成形，1日2~3次，小便可，舌淡红，苔白，脉弦细。

二诊处方：

黄芪 30 g	西洋参 10 g	西红花 3 g	丹参 15 g
当归 10 g	桂枝 5 g	熟地黄 20 g	赤芍 10 g
白术 10 g	炙甘草 5 g	川芎 10 g	

28剂，水煎服，1日1剂，分2次早晚服用。

按语 "胸痹"一词最早见于《灵枢·本脏》："肺小则少饮，不病喘喝；肺大则多饮，善病胸痹、喉痹、逆气。"但此文所言所指多为肺病，与心关系似乎不大。"心痛"一词始见于《黄帝内经》，其中，对心痛的描写有62处，并将其分为9种类型；《金匮要略》第一次将"胸痹心痛"合用，但其论述仍是两种不同疾病。皇甫谧《针灸甲乙经》："胸痹心痛，肩肉麻木，天井主之。胸痹心痛，不得息，痛无常处（《千金》云：不得反侧），临泣主之。"第一次将胸痹心痛作为一个单独病名进行论述，经过后代医家的补充发展，逐渐形成了现在的定义：胸痹心痛是由多种原因所导致的痰阻、血瘀、气滞及寒凝所引起胸阳痹阻、心脉挛急，以膻中及左胸膺部疼痛为主症的一类疾病。

黄政德教授认为，初诊时患者胸背胀，治宜疏肝行气，故用逍遥散加减，使肝气条达。二诊患者症状缓解，但虚象仍显著，治宜益气养血，故方用十全大补汤加减。

三、左金丸

药物组成 黄连、吴茱萸。

功用 清泻肝火，降逆止呕。

主治病症 肝火犯胃证，症见胁肋疼痛，嘈杂吞酸，呕吐口苦，舌红苔黄，脉弦数。

方解 方中黄连用量为吴茱萸之6倍，重用黄连为君，一则与吴茱萸相伍，亦可入肝经而清肝火；二则善清胃热；三则泻心火，寓"实则泻其子"之意。然气郁化火之证，纯用苦寒之品，既恐郁结不开，又虑折伤中阳，故少佐辛热之吴茱萸，主入肝经，辛开肝郁，苦降胃逆，既可助黄连和胃降逆，又能制黄连之寒，使泻火而不凉遏，苦寒而不伤胃，并可引黄连入肝经，是为佐使药。二药配伍，辛开苦降，肝胃同治，寒热并用，主以苦寒，共奏清肝火、降胃逆之效。《医方考》："左金者，黄连泻去心火则肺金无畏，得以行金令于左以平肝，故曰左金。"本方又名回令丸，《医方集解》名萸连丸。

病案一　泄泻——肝胃不和证

吴某，女，48岁，2020年8月25日初诊。主诉：腹泻1年。现症见：

腹泻，大便不成形，1日2～3次，纳寐可，小便调，右下腹隐痛，口舌生疮，舌淡红，苔白，脉弱。肠镜示：直肠多发息肉，直肠溃疡，直肠炎。

中医诊断：泄泻。

证型：肝胃不和证。

西医诊断：结肠炎。

治法：疏肝健脾，清热和胃。

处方：

黄连 3 g	吴茱萸 6 g	白芍 10 g	木香 10 g
枳壳 15 g	乌药 10 g	茯苓 15 g	延胡索 10 g
甘草 3 g	党参 10 g		

14剂，水煎服，1日1剂，分2次早晚服用。

2020年9月10日二诊：患者服药后大便次数减少，大便性状稍成形，右下腹隐痛，口舌生疮，舌淡红苔白，脉弱。

二诊处方：

黄连 3 g	吴茱萸 6 g	党参 10 g	白芍 10 g
木香 10 g	川芎 10 g	陈皮 9 g	延胡索 10 g
茯苓 15 g	枳壳 10 g	乌药 10 g	

14剂，水煎服，1日1剂，分2次早晚服用。

按语 黄政德教授治疗结肠炎以燥湿为主，兼以清热、利湿、温中等。脏腑辨证以脾胃虚弱为主，从肝胃着手。病邪主要有气虚、湿邪，湿邪又从寒湿和湿热两方面着手。古文记载结肠炎主要以泄泻为主。《素问·阴阳应象大论》："清气在下，则生飧泄。""湿胜则濡泻。"《金匮要略》中对湿邪内盛，阻滞气机，不得宣畅，水气并下而致"下利气者"，提出"当利其小便"，以分利肠中湿邪，即所谓"急开支河"之法。《景岳全书·泄泻》："凡泄泻之病，多由水谷不分，故以利水为上策。"

本案辨证为肝胃不和证。用左金丸加白芍、枳壳、党参疏肝健脾，清热和胃；加木香、乌药、延胡索加强疏肝的作用，行气止痛；加茯苓化湿健脾止泻。二诊方在初诊方基础上加川芎增强行气止痛的功效，调理肝脾气机；加陈皮增强燥湿健脾的功效，使脾能运化水湿，升清降浊而止泻。

病案二 腹痛——肝胃不和证

陈某，女，28岁，2020年1月6日初诊。主诉：腹部隐痛，大便不成形10余年。患者诉10余年前出现大便溏稀，不规律，腹部隐痛，未治疗。现症见：大便不成形，不规律，腰颈不适，头晕，小便可，寐可。月经正常，舌暗苔薄白，脉濡。双乳乳腺纤维腺瘤术后。

中医诊断：腹痛。

证型：肝胃不和证。

西医诊断：腹痛。

治法：疏肝理气，健脾祛湿。

处方：

吴茱萸6 g	黄连3 g	木香10 g	白芍10 g
川芎10 g	乌药10 g	延胡索10 g	茯苓15 g
法半夏10 g	陈皮9 g	薏苡仁20 g	甘草3 g
丹参15 g			

14剂，水煎服，1日1剂，分2次早晚服用。

按语 腹痛是指胃脘以下、耻骨毛际以上部位发生的疼痛。"腹痛"一词最早见于《山海经》，但腹痛是作为一个临床症状，而不是一个独立的疾病出现的。在马王堆汉墓出土的《足臂十一脉灸经》中，描述了腹痛、腹胀、不嗜食等脾胃虚寒症状。《黄帝内经》对腹痛的病因病机有较为全面认识。《素问·举痛论》："寒气客于小肠，小肠不得成聚，故后泄腹痛矣。"《素问·气交变大论》："岁土太过，雨湿流行，肾水受邪，民病腹痛。"指出了寒邪、湿邪、热邪等是导致腹痛发生的主要原因。黄政德教授在临床上所治腹痛以肝胃不和较为常见，此患者便溏稀，属脾胃虚弱；头晕，属肝阳上亢；精血亏虚不荣于脉则脉濡。对此，黄政德教授以左金丸为主方，再配以健脾理气之药。黄连清泄肝胃之火，吴茱萸开肝郁，降胃逆，两者相伍，共奏清泻肝火，降逆止呕之功；木香、陈皮、乌药行气健脾；白芍柔肝止痛兼能补血；薏苡仁利水渗湿；川芎、延胡索行气止痛；茯苓健脾补中；法半夏燥湿化痰和胃；丹参活血调经；甘草调和诸药。

四、一贯煎

药物组成 北沙参、麦冬、当归身、生地黄、枸杞子、川楝子。

功用 滋阴疏肝。

主治病症 肝肾阴虚、肝气郁滞证，症见胸脘胁痛，吞酸吐苦，咽干口燥。舌红少津，脉细弱或虚弦。亦治疝气瘕聚。

方解 方中生地黄与枸杞子相伍，滋养肝肾之阴，以涵养肝木。当归补血养肝，且补中有行，入以辛凉之川楝子疏肝泄热，理气止痛，顺其条达之性，而无劫阴之弊，四药相合，补肝之体，适肝之用；沙参、麦冬滋养肺胃之阴，养肺阴以清金制木，养胃阴以培土荣木。诸药合用，肝肾肺胃兼顾，旨在涵木；甘寒少佐辛疏，以适肝性，则肝阴得补，肝气得舒，则诸症自愈。

病案一 胁痛——肝络失养证

向某，男，41岁，2019年10月26日初诊。主诉：反复双侧胁肋部隐痛6月。现症见：双侧胁肋部隐痛，头晕，伴口干口苦，夜间明显，纳寐可，夜间尿多，1晚3~4次，大便调。舌红苔少，脉弦细。于外院查肝胆胰脾B超示：肝囊肿。

中医诊断：胁痛。

证型：肝络失养证。

西医诊断：肝囊肿。

治法：养阴柔肝，滋阴养血。

处方：

石斛 15 g	当归 10 g	枸杞子 15 g	麦冬 15 g
川楝子 10 g	生地黄 10 g	桑螵蛸 10 g	益智 10 g
黄芪 15 g	山茱萸 15 g		

7剂，1日1剂，水煎服。

二诊：患者服上方后症状改善，头已不晕，口苦缓解，夜尿次数较前减少。现症见：夜间口苦，寐一般，易醒，纳可，夜间尿多，大便调，舌淡红苔少，脉弦。药已既效，效不更方，加酸枣仁10 g，五味子5 g，补骨脂15 g，14剂，水煎服。

按语 本案属胁痛虚证，因阴血不足，肝络失养所导致，属"不荣则痛"。治疗体现了黄政德教授提出的三大原则：调和脏腑，平衡阴阳，扶正祛邪。患者表现为肝肾阴虚之象，肝肾同源，精血互生，精亏血少，肝脉失于濡养，出现胁肋隐痛，口干口苦，肾气亏虚，气化失职，出现夜间尿多。

黄政德教授选用一贯煎加减治疗，方药整体性味平和，苦寒之药与大量甘寒滋阴养血药相配伍，则无苦燥伤阴之弊，佐以益智、山茱萸平补肾气。诸药合用，肝体得养，肾气得固，诸症可解。二诊患者仍尿频，寐差，加以酸枣仁、五味子、补骨脂养心安神，补益肾气。

病案二　胁痛——肝肾阴虚证

张某，男，44岁，2011年9月4日初诊。主诉：右胁肋隐痛。患者有慢性乙型肝炎病史6年余，病情曾一度稳定，近半年来时有反复，肝功能指标不正常。现症见：右胁肋隐痛，精神纳食稍差，口干心烦，睡眠差，大便偏干，小便淡黄，牙龈渗血。舌质红，苔薄黄，脉弦细。

中医诊断：胁痛。

证型：肝肾阴虚证。

西医诊断：慢性乙型肝炎。

治法：滋养肝肾，兼清湿热。

处方：

沙参 15 g	麦冬 15 g	生地黄 15 g	枸杞子 10 g
当归 10 g	川楝子 6 g	女贞子 10 g	墨旱莲 10 g
白花蛇舌草 15 g	茜草 10 g	薏苡仁 15 g	茯苓 15 g
白芍 15 g	甘草 6 g		

14剂，水煎服，1日1剂，分2次早晚服用。

二诊：药后尚安，自觉肝区隐痛、口干、心烦等诸症减轻，余症舌脉同前，前方获效，毋须更方，仍照前方再进14剂。

三诊：病情明显好转，口干心烦已经解除，夜寐失眠多梦好转，齿龈渗血已止，二便正常，舌苔薄黄，脉细，前方去当归、茜草，再进30剂。

四诊：患者自觉纳食精神均佳，夜寐安，二便正常，舌质红布白薄苔，脉弦细，化验肝功能各项指标均正常。较前好转，为巩固疗效，仍按前方加减进服1个月，停药后随访半年未见复发。

按语　胁痛，胁指侧胸部，胁痛通常指身体单侧或双侧肋骨区域出现的疼痛。胁痛的主要原因较多，与自身饮食不当、积郁苦闷、体弱多病以及多种外伤刺激等有关，会导致机体出现肝经不顺、肝失疏泄、肝气郁结、瘀血停滞等异常状况，从而引发瘀阻胁络、胁痛的现象。患者有慢性乙型肝炎病史6年余，耗伤肝肾之阴，故黄政德教授选用一贯煎合二至丸加减，体现了黄政德教授调和脏腑的治疗原则，一贯煎中生地黄滋补肝肾，沙参、麦冬养阴生津，意在佐金平木，少佐川楝子疏肝泄热；二至丸中女贞子、墨旱莲补益肝肾，两方合用以起到滋养肝肾，兼清湿热的作用。

五、血府逐瘀汤

药物组成 桃仁、红花、当归、生地黄、川芎、赤芍、牛膝、桔梗、柴胡、枳壳、甘草。

功用 活血化瘀，行气止痛。

主治病症 胸中血瘀证，症见胸痛、头痛日久不愈，痛如针刺而有定处，或呃逆日久不止，或饮水即呛，干呕，或内热瞀闷，或心悸怔忡，失眠多梦，急躁易怒，入暮潮热，唇暗或两目暗黑。舌质暗红或有瘀斑、瘀点，脉涩或弦紧。

方解 本方取桃红四物汤合四逆散，加下行之牛膝和上行之桔梗而成。方中桃仁破血行滞而润燥，红花活血祛瘀以止痛，共为君药。赤芍、川芎助君药活血祛瘀；牛膝入血分，性善下行，能祛瘀血，通血脉，并引瘀血下行，使血不郁于胸中，瘀热不上扰，共为臣药。生地黄甘寒，清热凉血，滋阴养血；合当归养血，使祛瘀不伤正；合赤芍清热凉血，以清瘀热。三者养血益阴，清热活血，共为佐药。桔梗、枳壳，一升一降，宽胸行气，桔梗并能载药上行；柴胡疏肝解郁，升达清阳，与桔梗、枳壳同用，尤善理气行滞，使气行则血行，亦为佐药。甘草调和诸药，为使药。诸药合用，活血与行气相伍，祛瘀与养血同施，升降兼顾，使血活瘀化气行，则诸证可愈。

病案一 胁痛——气滞血瘀证

刘某，女，69岁，2019年9月3日初诊。主诉：左胁疼痛2年余。既往有腔隙性脑梗死病史。现症见：左胁刺痛，牵连全左肩，伴左侧肢体乏力麻木，口干口苦，畏冷，纳寐可，二便调。舌暗苔白，脉弦涩。

中医诊断：胁痛。

证型：气滞血瘀证。

西医诊断：腔隙性脑梗死。

治法：疏肝理气，活血化瘀。

处方：

赤芍 10 g	丹参 15 g	柴胡 10 g	姜黄 10 g
羌活 10 g	当归 10 g	牛膝 20 g	红花 10 g
熟地黄 20 g	蒲黄 10 g	大血藤 10 g	麦冬 10 g
白术 10 g	甘草 3 g。		

14剂，1日1剂，水煎服，分2次早晚服用。

二诊：患者诉服药后胁痛较前好转，仍有左侧肢体乏力麻木，偶有左胁刺痛，口淡，纳寐可，二便调，舌暗苔白，脉弦涩。治以益气补虚，活血祛瘀，改用补阳还五汤加减：

黄芪 60 g	防风 10 g	姜黄 10 g	地龙 10 g
川芎 10 g	赤芍 10 g	白术 10 g	蒲黄 10 g
丹参 15 g	牛膝 20 g	党参 10 g	炙甘草 10 g
桑枝 10 g	龙眼肉 10 g		

21剂，1日1剂，水煎服。

三诊：诸症减轻，胁痛基本缓解，左侧肢体乏力麻木，余可，前方效佳，去防风、桑枝、龙眼肉，加羌活以祛风胜湿，乳香、没药活血行气止痛，炒麦芽健脾行气。21剂，1日1剂，水煎服。

按语　患者既往有腔隙性脑梗死病史，血瘀为其基本病机状态，初诊胁痛症状较为明显，故以胁痛辨治，瘀停于内，气机阻滞，治以活血化瘀，疏肝理气，方用血府逐瘀汤加减。二诊患者胁痛缓解，以左侧肢体乏力为主，辨病为中风，方用补阳还五汤加减。整个治疗过程以活血祛瘀行气为主，黄政德教授在其临证中尤其强调气血相关的重要性，"元气既虚，必不能达于血管，血管无气，必停留而瘀"。方以王清任之活血祛瘀类方加减，体现其治疗中逐瘀活血和补气活血两个治则。

病案二　臌胀——气滞血瘀证

王某，男，58岁，2019年11月18日初诊。主诉：反复纳差，腹胀满3年余。既往有肝炎病史20余年，未规范治疗。现症见：纳差，腹胀满，伴右侧胁肋刺痛，乏力，口干口苦，面色晦暗，寐可，二便调。舌暗苔薄白，脉弦。腹部B超示：肝硬化失代偿期，门静脉高压，脾大，腹水（＋），胆囊显影不清。

中医诊断：臌胀。

证型：气滞血瘀证。

西医诊断：肝硬化（失代偿）。

治法：活血行气，祛瘀利水。

处方：

柴胡 10 g	当归 10 g	红花 10 g	桃仁 10 g
赤芍 10 g	制鳖甲 10 g	生地黄 10 g	黄芪 20 g
党参 15 g	川芎 10 g	枳壳 10 g	延胡索 10 g
甘草 3 g			

14剂，1日1剂，水煎服，分2次早晚服用。

二诊：患者腹胀满症状已基本消失，复查腹部B超示：腹部未见明显液性暗区，腹水消失。前方有效，续服原方14剂。

按语 臌胀者，究其病机，大凡肝气郁，气滞血瘀，脉络壅塞，或脾虚湿滞，清浊相混，隧道不通，水液停留，便成臌胀。《杂病源流犀烛·肿胀源流》："或由怒气伤肝，渐蚀其脾，脾虚之极，故阴阳不交，清浊相混，隧道不通，郁而为热，热留为湿，湿热相生，故其腹胀大。"本案因瘀血滞留胁肋，气机阻滞所致。胁肋为肝经循行之处，瘀血停留，气机阻滞，故胁肋瘀肿疼痛，甚至痛不可忍。治当活血祛瘀，兼以疏肝行气通络。黄政德教授选用血府逐瘀汤加减，其临证用药达到"疏其气血令其调达而致平和"的调和作用。方中柴胡疏肝行气，并可引诸药入肝经，桃仁、红花、川芎活血祛瘀行气，当归补血活血，制鳖甲软坚散结，黄芪、党参健脾益气，枳壳、延胡索行气止痛，甘草调和诸药。

六、升阳益胃汤

药物组成 黄芪、半夏、人参、甘草、独活、防风、白芍、羌活、橘皮、茯苓、柴胡、泽泻、白术、黄连。

功用 益气升阳，清热除湿。

主治病症 脾胃气虚、湿热内停证，症见怠惰嗜卧，四肢不收，肢体重痛，口干苦，饮食无味，食不消化，大便不调，小便赤涩。

方解 方中人参、白术、黄芪、炙甘草健脾益气；柴胡、升麻升举中气；陈皮、神曲开胃进食，培补化源；黄芪补气生血；生黄芩清热凉血。脾气旺则建运，水谷得化则食欲大振，清气上升，水湿得行，则泄泻止；脾气统血有权，血循经而行有常度，则崩漏得愈。

病案一　胆胀——湿热蕴脾证

张某，女，79岁，2020年10月6日初诊。主诉：右侧胁下闷胀2个月。现症见：右胁下隐胀，口干口苦，乏力，大便黏滞，1日2~3次，纳寐可，小便调。舌质淡，苔黄腻，边有齿痕，脉弦细。

中医诊断：胆胀。

证型：湿热蕴脾证。

西医诊断：胆囊炎。

治法：健脾除湿，疏肝泄热。

处方：

川芎 10 g	羌活 10 g	天麻 10 g	蔓荆子 10 g
黄芪 30 g	法半夏 10 g	独活 10 g	防风 10 g
橘皮 10 g	茯苓 10 g	泽泻 10 g	白术 10 g
黄连 6 g	甘草 3 g	白芍 10 g	白芷 10 g

14剂，水煎服，1日1剂，分2次早晚服用。

二诊：患者诉服药后者症状改善，右胁闷胀缓解，大便次数减少，余可。舌淡苔白腻，脉弦。前方有效，续方7剂以善后，水煎服。

按语　脾湿过盛，土湿木郁，肝气不畅，胆失疏泄，症见胁下闷胀，口干口苦，乏力，大便黏滞，属湿热蕴脾型胆胀，黄政德教授选用升阳益胃汤加减，补中有散，发中有收，使气足阳升，共奏健脾除湿、疏肝清热之功。肝脾两脏之间，在生理上联系密切，病理上相互影响。肝属木，藏血而主疏泄，脾属土，生血而司运化，脾胃的升降与肝气的疏泄密切相关。脾虚失运，易受肝气的戕伐，导致"土虚木乘"。通过健脾除湿以疏肝木，脾胃运化功能的正常，则气血生化有源，肝木得以滋养，诸症得以减轻。本次治疗体现了黄政德教授的治未病思想。

病案二　胆胀——脾胃虚弱证

刘某，女，62岁，2019年12月8日初诊。主诉：右侧胁下闷胀1个月。现症见：右胁下隐胀，口干口苦，乏力，少气懒言，大便稀溏，1日2~3次，汗多，纳寐可，小便调。舌淡嫩苔白，边有齿痕，脉弦细。于外院查B超示：胆囊息肉样病变（大小：7×6 mm）。

中医诊断：胆胀。

证型：脾胃虚弱证。

西医诊断：胆囊息肉。

治法：健脾益气，疏肝理气。

处方：

黄芪 30 g	党参 15 g	白术 10 g	茯苓 15 g
五味子 5 g	柴胡 10 g	川芎 10 g	木香 10 g
砂仁 10 g	防风 10 g	大枣 3 枚	甘草 3 g

14 剂，1 日 1 剂，水煎服，分 2 次早晚服用。

二诊：患者诉服药后者症改善，右胁闷胀缓解，偶有便溏，余可，舌淡嫩苔薄白，脉弦。前方有效，续方 7 剂以善后，水煎服。

按语 肝脾疏泄失常，肝失所养，横逆犯于脾胃，生化呆滞，收纳腐熟、传输功能障碍，症见胁下闷胀，口干口苦，乏力，大便稀溏，属脾胃气虚型胆胀，方用升阳益胃汤加减。方中重用黄芪，配伍党参、白术、甘草补气养胃，柴胡升举清阳、防风、茯苓祛风除湿，川芎、木香、砂仁活血行气止痛，五味子、大枣敛阴补气安神。诸药合用，补中有散，发中有收，使气足阳升，共奏益气升阳、清热除湿之功。通过实脾以滋肝木，脾胃运化功能正常，则气血生化有源，肝木得以滋养，诸症得以减轻。黄政德教授的临证用药印证了张仲景《金匮要略》"见肝之病，知肝传脾，当先实脾"的理论，并成为肝病的基本治则。人体脏腑之间有着相互联系、相互制约的关系，一脏有病，可以影响他脏。治疗时必须照顾整体，治其未病之脏腑，以防止疾病的传变。

七、六君子汤

药物组成 陈皮、半夏、茯苓、甘草、人参、白术。

功用 益气健脾，燥湿化痰。

主治病症 面色萎白，语声低微，气短乏力，食少便溏，恶心呕吐，胸脘痞闷，咳嗽痰多稀白。舌淡苔白腻，脉虚。

方解 本方以四君子汤加陈皮、半夏而成，以益气健脾之品配伍燥湿化痰之药，补泻兼施，标本兼治。方中人参甘温，能大补脾之气；重用白术，增强健脾燥湿之力，与人参相须，益气补脾之力更强；脾喜燥恶湿，喜运恶滞，故又以茯苓健脾渗湿，合白术互增健脾祛湿之功；陈皮既可调理气机以除胸脘痞闷，又能止呕以降胃气，还能燥湿化痰以消湿聚之痰，所谓"气顺而痰消"；炙甘草益气和中，既可加强人参、白术益气补中之功，又能调和诸药。六药相伍，重在健补脾胃之气，兼司运化之职，温而不燥，补中兼渗，为平补脾胃之良方。

病案一　胁痛——脾虚气滞证

陈某，女，52岁，2017年8月2日初诊。主诉：胁肋隐痛3个月余。现症见：左胁隐痛，脘腹不适，精神倦怠乏力，气促，大便不调，纳差。舌淡苔白腻，脉弦。

中医诊断：胁痛。

证型：脾虚气滞证。

西医诊断：肋间神经痛。

治法：益气健脾，疏肝理气。

处方：

党参 15 g	茯苓 10 g	白术 12 g	柴胡 10 g
白芍 10 g	神曲 12 g	法半夏 10 g	陈皮 10 g
大枣 3 枚	生姜 5 g	甘草 5 g	

14剂，水煎服，1日1剂，分2次早晚服用。

2017年8月16日二诊：患者诸症缓解，左胁隐痛消失，但仍有乏力纳差，更方为人参10 g，白术10 g，柴胡10 g，山楂12 g，神曲15 g，法半夏10 g，陈皮10 g，茯苓10 g，大枣5枚，生姜5 g，甘草3 g。14剂，水煎服，1日1剂，分2次早晚服用。

按语　《医宗金鉴·卷八十九》："其两侧自腋而下，至肋骨之尽处，统名曰胁。"黄政德教授尤其重视肝脾的调护，他认为肝主藏血，脾胃乃后天之本，气血生化之源，脾胃气虚，运化受纳之力受损，且肝气可以疏通全身气机，本案患者脾胃虚弱，肝失疏泄，治宜健脾益气，疏肝理气，故予六君子汤加减。方中党参甘温益气，健脾养胃；白术健脾燥湿，与党参配伍，增强健脾益气之效；佐以陈皮、茯苓、法半夏健脾渗湿；柴胡、白芍疏肝理气，养阴柔肝；神曲健脾开胃，配以大枣、生姜、甘草，益气和中，调和诸药。诸药合用，健脾益气、疏肝理气，诸症自除。二诊易党参为人参，去白芍，加山楂，增强益气健脾之效。续服，患者症状明显改善。

病案二　腹痛——肝气乘脾证

万某，女，38岁，2018年6月12日初诊。主诉：腹部胀痛3个月。现症见：腹部胀痛，并随情绪波动加重，脾气暴躁，食少易腹胀，倦怠乏力，气短懒言，面色萎黄，大便不调，纳差。舌淡，苔白腻，脉细。

中医诊断：腹痛。

证型：肝气乘脾证。

西医诊断：胃肠道功能紊乱。

治法：疏肝健脾。

处方：

柴胡 12 g	枳壳 10 g	党参 15 g	茯苓 10 g
白术 12 g	白芍 10 g	法半夏 10 g	陈皮 10 g
大枣 6 枚	甘草 5 g		

14剂，水煎服，1日1剂，分2次早晚服用。

2018年6月28日二诊：患者诸症明显缓解，稍有倦怠乏力，加山药10 g，黄芪20 g，续服14剂。

按语　《西溪书屋夜话录》治肝十九法云："肝气乘脾，脘腹胀痛，六君子汤加吴茱萸、白芍、木香。"黄政德教授结合前人思想，辨证施治。其认为本案患者倦怠乏力、气短懒言，乃脾气虚弱之证，平素易生气，情绪起伏大，暴怒伤肝，肝失疏泄，横犯脾胃，故腹痛腹胀，予六君子汤加减健脾益气，佐以柴胡、枳壳疏肝行气；二诊诸症改善，稍有倦怠乏力，加山药、黄芪增强健脾益气之效。

八、小柴胡汤

药物组成　柴胡、黄芩、人参、炙甘草、半夏、生姜、大枣。

功用　和解少阳。

主治病症　①伤寒少阳证，症见往来寒热，胸胁苦满，默默不欲饮食，心烦喜呕，口苦，咽干，目眩，舌苔薄白，脉弦。②妇女中风、热入血室，症见经水适断，寒热发作有时。③疟疾、黄疸等病而见少阳证者。

方解　方中柴胡苦平，入肝、胆经，透泄少阳之邪，并能疏泄气机之郁滞，使少阳之邪得以疏散，《本草正义》云柴胡可使邪"在半表半里者，引而出之，使还于表而寒邪自散"，故为君药。臣以苦寒之黄芩，清泄少阳之热,如《本草纲目》谓"黄芩,得柴胡退寒热"。柴胡、黄芩相配伍,一散一清,恰入少阳,以解少阳之邪。胆气犯胃,胃失和降,佐以半夏、生姜和胃降逆止呕。邪从太阳传入少阳,缘于正气本虚,故又佐以人参、大枣益气补脾,一者取其扶正以祛邪,一者取其益气以御邪内传,正气旺盛,则邪无内向之机;参、枣与夏、姜相伍,以利中州气机之升降;炙甘草助参、枣扶正,调和诸药,用为佐使。诸药合用,透散清泄以和解,升清降浊兼扶正,以和解少阳为主,兼和胃气,使邪气得解,枢机得利,则诸症自除。

病案一　臌胀——气滞湿阻证

李某,男,67岁,2018年10月12日初诊。主诉:反复腹胀满3年,加重1个月。现症见:腹胀满,左胁下胀痛,饮食减少,食后胀痛加重,小便少,寐可,大便一般。舌暗苔黄腻,脉细数。行腹部B超后诊断为:肝硬化腹水。

中医诊断:臌胀。

证型:气滞湿阻证。

西医诊断:肝硬化腹水。

治法:疏肝行气,利水益气。

处方:

党参 15 g	柴胡 10 g	白芍 10 g	苍术 10 g
厚朴 15 g	黄芩 10 g	陈皮 15 g	香附 10 g
枳壳 15 g	茯苓 10 g	泽泻 10 g	甘草 3 g

14剂,水煎服,1日1剂,分2次早晚服用。

2018年10月26日二诊:患者诸症缓解,精神好转,效不更方,续服原方14剂,巩固疗效。

按语　患者肝病日久,水湿内停,腹部日益胀大成鼓。《灵枢·水胀》:"鼓胀何如?岐伯曰:腹胀身皆大,大与肤胀等也。色苍黄,腹筋起,此其候也。"黄政德教授认为本病属本虚标实,肝失疏泄则气滞,横逆犯脾,则脾失健运,水湿内停,治以疏肝行气,益气利水,予小柴胡汤加减。方中党参益气扶正,柴胡、白芍疏达经气,养阴柔肝;黄芩清泄邪热;厚朴、苍术、枳壳、陈皮宽中理气祛湿,行气止痛;茯苓、泽泻健脾利水,甘草调和诸药。全方扶正不留邪,化湿不伤阴,攻守兼备,相得益彰。

病案二　黄疸——肝胆气滞证

黄某，男，63岁，2018年7月10日初诊。主诉：肝区隐痛1年，加重10日。现症见：肝区隐痛，目黄，小便黄，纳差，睡眠一般。舌质红苔黄腻，脉弦。乙肝两对半检查乙型肝炎表面抗原（HBsAg）、乙型肝炎e抗体（HBeAb）、乙型肝炎核心抗体（HBcAb）阳性。

中医诊断：黄疸。

证型：肝胆气滞证。

西医诊断：慢性肝炎。

治法：疏肝理气，化湿清热。

处方：

党参15 g	柴胡10 g	茵陈15 g	黄芩10 g
陈皮15 g	郁金10 g	法半夏10 g	枳壳15 g
茯苓10 g	甘草5 g		

14剂，水煎服，1日1剂，分2次早晚服用。

2018年7月24日二诊：患者肝区隐痛缓解，目黄、小便黄减轻，食欲增加，原方加山药15 g，神曲15 g，续服14剂，后续HBsAg转阴。

按语　《素问·平人气象论》："溺黄赤安卧者，黄疸……目黄者曰黄疸。"汉代张仲景《伤寒杂病论》把黄疸分为黄疸、谷疸、酒疸、女劳疸、黑疸5种，并对各种黄疸的形成机制、症状特点进行了探讨，临床急慢性肝炎可参考黄疸辨治。黄政德教授认为本病患者乃肝胆气机疏泄失常所致；肝失疏泄，横犯脾胃，则肝区隐痛、纳差；目黄、小便黄、舌苔黄腻、脉弦，皆为肝胆湿热蕴蒸，故予小柴胡汤疏肝利胆，加陈皮、枳壳、茵陈、郁金等疏肝理气、清利湿热。二诊疗效甚可，在原方基础上加山药、神曲健脾开胃。

九、附子理中丸

药物组成　炮附子、人参、干姜、炙甘草、白术。

功用　温阳祛寒，补气健脾。

主治病症　脾胃虚寒较甚，或脾肾阳虚者，症见脘腹疼痛，下利清谷，恶心呕吐，畏寒肢冷，或霍乱吐利转筋等。

方解　方中干姜、附子大辛大热，温中散寒；所谓附子无姜不热，干姜、附子合用则温里散寒之力愈强；阳虚则兼气弱，气旺亦可助阳，故以甘温之人参，益气健脾，补虚助阳。《黄帝内经》："脾欲缓，急食甘以缓之。"君臣相配，温中健脾；脾为中土，喜燥恶湿，虚则湿浊易生，反困脾胃，故以甘温苦燥之白术，既健脾补虚以助阳，又燥湿运脾以助生化；甘草与诸药等量，一与参、术以助益气健脾，补虚助阳；二可缓急止痛；三为调和诸药，是药而兼使药之用。诸药相合，温补并行，共奏温阳祛寒、益气健脾之功。

病案一　臌胀——阳虚水盛证

杨某，女，46岁，2015年3月1日初诊。主诉：反复腹胀满2年余。现症见：腹部膨隆胀满，面色萎黄，倦怠乏力，怯寒肢冷，小便少，纳可，大便调。舌体胖大，苔白腻，脉细。

中医诊断：臌胀。

证型：阳虚水盛证。

西医诊断：肝硬化腹水。

治法：温补脾肾，化气利水。

处方：

制附子 10 g	党参 15 g	干姜 10 g	白术 12 g
山药 15 g	猪苓 10 g	薏苡仁 20 g	泽泻 10 g
车前子 10 g	仙茅 10 g	甘草 3 g	

14剂，水煎服，1日1剂，分2次早晚服用。

2015年3月15日二诊：患者诸症明显缓解，纳差，仍有倦怠乏力，去仙茅、猪苓、车前子，改制附子5 g，干姜5 g，加黄芪20 g，木香10 g，神曲15 g，茯苓10 g。14剂，水煎服，1日1剂，分2次早晚服用。

2015年3月29日三诊：患者诸症明显减轻，续服前方14剂，巩固疗效。

按语　《医学入门·鼓胀》："凡胀初起是气久则成水……治胀必补中行湿，兼以消积，更断盐酱。"清代张石顽曰："胀满得之未久，或胀或消，腹皮稍软，不泄不喘，随治随愈。若脐心凸起，利后胀复急，久病羸乏，急不得安，名曰脾肾俱败，无有愈期。"黄政德教授认为本病病变在肝脾，久则及肾，导致全身气血津液失调，易于反复，预后较差。黄政德教授认为患者属阳虚水盛之证，治宜温补脾肾，化气利水，予附子理中丸加减。方中附子、干姜温阳祛寒，白术、猪苓、泽泻、薏苡仁、车前子健脾燥湿，党参、山药益气健脾，仙茅补肾助阳，甘草补中扶正，调和诸药。二诊患者寒象明显缓解，但仍有倦怠乏力之症，且纳差，故去仙茅、猪苓、车前子，减附子、干姜用量，加黄芪、木香、神曲、茯苓益气健脾。三诊患者明显好转，故守前方，以祛余邪。

病案二　黄疸——脾肾阳虚证

于某，男，59岁，2019年8月7日初诊。主诉：身黄、目黄4个月。现症见：全身皮肤尽黄，目黄，神疲畏寒，纳差，便溏，口不渴，睡眠差。舌淡苔腻，脉沉。

中医诊断：黄疸。

证型：脾肾阳虚证。

治法：温中散寒，燥湿退黄。

处方：

制附子 10 g	党参 15 g	干姜 5 g	白术 12 g
茵陈 10 g	泽泻 15 g	黄芪 20 g	薏苡仁 15 g
炙甘草 10 g			

14剂，水煎服，1日1剂，分2次早晚服用。

2019年8月21日二诊：患者诸症明显缓解，但寐差，守前方，加远志10 g，柏子仁10 g，茯神15 g，14剂，水煎服，1日1剂，分2次早晚服用。

按语　《杂病源流犀烛·诸疸源流》："经言目黄者曰黄疸，以目为宗脉所聚，诸经之热上熏于目，故目黄，可稽知为黄疸也。"古今对发黄一症分类甚多，但总以黄色鲜明者为阳黄，黄色晦暗不泽者为阴黄类分。黄政德教授对于黄疸一病多责之于脾肾，认为本病患者年老体衰，中阳不盛，脾肾虚衰。予附子理中丸温中散寒，茵陈、泽泻、薏苡仁等利湿退黄，另加黄芪增强补气健脾之效，标本兼治，可达奇效。

5 肾系疾病

一、五苓散

药物组成 猪苓、泽泻、白术、茯苓、桂枝。

功用 利水渗湿，温阳化气。

主治病症 ①蓄水证，症见小便不利，头痛微热，烦渴欲饮，甚则水入即吐，舌苔白，脉浮。②痰饮，症见脐下动悸，吐涎沫而头眩，或短气而咳者。③水湿内停证，症见水肿，泄泻，小便不利，以及霍乱吐泻。

方解 方中重用泽泻为君，利水渗湿。臣以茯苓、猪苓助君药利水渗湿。佐以白术补气健脾以运化水湿，合茯苓既可彰健脾制水之效，又可奏输津四布之功。膀胱之气化有赖阳气之蒸腾，故佐以桂枝温阳化气以助利水，且可辛温发散以祛表邪，一药而表里兼治。《医宗金鉴》："用白术之燥湿，健脾助土，为之堤防以制水也。用桂枝之辛温，宣通阳气，蒸化三焦以行水也。泽泻得二苓下降，利水之功倍……白术借桂上升，通阳之效捷，则气腾津化，渴自止也。"诸药合用共奏淡渗利湿、健脾助运、温阳化气、解表散邪之功。

病案一 水肿病——湿瘀互阻证

李某，男，58岁，2020年2月10日初诊。主诉：双下肢浮肿1个月余。现症见：双下肢浮肿，畏寒，乏力，口干，劳累后气喘，夜间喘促不能平卧，纳差，大便干结，尿量可，尿中泡沫多。舌暗红，苔白腻，舌下脉络迂曲，脉滑数。

中医诊断：水肿病。

证型：湿瘀互阻证。

西医诊断：水肿。

治法：和解少阳，利湿化瘀。

处方：

茯苓 30 g	猪苓 10 g	泽泻 10 g	白术 15 g
桂枝 10 g	柴胡 10 g	酒大黄 5 g	丹参 20 g
地龙 15 g	车前草 20 g	桑白皮 20 g	

10剂，水煎服，1日1剂，分2次早晚服用。

二诊：双下肢浮肿明显好转，食欲大增，大便通畅，尿中泡沫有所减少，仍口干，身体困倦。舌红少津，苔白，脉滑。予前方去泽泻，加黄芩10 g，淫羊藿10 g。7剂，服法同前。

按语 《金匮要略》和《伤寒论》中涉及五苓散的条文共11条，通过对条文的分析解读可知，从东汉时期五苓散便被广泛应用于水气内停、气化不利类疾病的治疗中。肾为水脏，肾阳虚衰，则膀胱气化失司，水无所制，故泛滥而为肿，临床可表现为四肢、全身及头面部的水肿。肾阳为一身之根本，若肾阳不足，则可见"上下溢于皮肤，故为胕肿，胕肿者，聚水而生病也"。黄政德教授认为，凡气化失司，水湿弥漫全身，引起的各部位浮肿，均需通阳化气、利水渗湿。《景岳全书·肿胀》："凡水肿等证，乃肺、脾、肾三脏相干之病。盖水为至阴，故其本在肾；水化于气，故其标在肺；水惟畏土，故其制在脾。"故以五苓散为基础方，取其利水渗湿、温阳化气之意。分析患者症状可知，乏力、畏寒、纳差、舌暗为阳气的推动、温煦、固摄等能力异常；大便干结为津液输布失常所致；三焦不畅、气郁化火，久之心气受损、心脉瘀阻故活动后气喘、夜寐难安。患者肾阳本已亏虚，又合并有痰湿瘀邪，治疗应以和解少阳、利湿化瘀为法。柴胡、大黄通腑泄热，柴胡疏肝升阳、开泄少阳郁热，大黄攻泻阳明腑实。针对下肢浮肿，加用桑白皮、车前草从上焦、下焦清热行水，加强消肿之力。考虑患者出现活动后气喘，用丹参、地龙活血通脉，共散三焦、心脉之瘀结。二诊见浮肿减退，大便通畅，食欲大增，阴液复来，加黄芩与柴胡配伍，重在清气分之热，除三焦之湿邪，合用升清降浊，加强调理少阳枢机之力。加淫羊藿补肾壮阳，从肾阳为一身阳气之本的另一角度消肿，同时改善乏力等典型的阳虚症状。

病案二　水肿病——元阳亏虚、宗气下陷证

蒋某，男，68岁，2020年9月23日初诊。主诉：双下肢浮肿3个月余。现症见：双下肢浮肿以足内踝为甚，晨轻暮重，便溏，寐差，醒后难以入睡，小便正常。舌质淡红，苔水滑，脉沉迟涩无力，右寸不足。

中医诊断：水肿病。

证型：元阳亏虚、宗气下陷证。

西医诊断：水肿。

治法：温肾利水，升举宗气。

处方：

茯苓 20 g	猪苓 10 g	泽泻 10 g	白术 15 g
桂枝 10 g	生姜 10 g	黄芪 30 g	附子（制）10 g
柴胡 6 g	升麻 3 g	知母 15 g	

14剂，水煎服，1日1剂，分2次早晚服用。

按语 本案患者大便溏稀，脉沉迟涩弱，右寸不足。沉为里病，无表证，迟为里寒，涩弱为气虚，推动乏力，右寸不足，为胸中宗气下陷，用五苓散合真武汤鼓舞虚弱之阳气。真武汤去芍药者，遵《伤寒论》第280条："太阴为病，脉弱，其人续自便利，设当行大黄芍药者，宜减之，以其人胃气弱，易动故也。"患者大便溏，里虚寒甚，无上焦浮热之象，脉沉迟涩弱，故去芍药之阴，以防其肃降大肠，加重泄泻。脉迟且弱，右寸不足即是胸中大气下陷，黄芪既善补气，又善升气；柴胡为少阳之药，能引大气下陷者自左上升；升麻为阳明之药，能引大气下陷者自右上升；知母凉润，制黄芪之温性。黄政德认为，水滑苔提示三焦气化失常，水道不畅，故聚水生病，发为胕肿，方选五苓散合真武汤加减，补肾助阳，温中散寒，升提宗气，通调三焦，利水渗湿，使浮肿消退，大便成形，睡眠得安。

二、麻黄连翘赤小豆汤

药物组成 麻黄、连翘、杏仁、赤小豆、大枣、梓白皮、生姜、甘草。

功用 解表散邪，清热利湿。

主治病症 湿热黄疸，兼有表邪证，症见发热恶寒，一身面目皆黄，胸闷心烦，小便短赤。舌苔黄白相兼或黄腻，脉数。

方解 《伤寒论》第262条："伤寒瘀热在里，身必发黄，麻黄连轺赤小豆汤主之。"其中，麻黄、连轺、杏仁、生姜共同组成了治表药物组合，麻黄配杏仁，宣降肺气，开水之上源外解表邪，通水道以利湿邪；麻黄与生姜祛风散寒，开肌表之郁；麻黄配连轺宣泄郁热；四药相伍重在宣泄郁闭在表之风、湿、热邪。赤小豆、生梓白皮、甘草、大枣，共同组成了治里的药物。甘草、大枣甘平和中益气。四药相伍，可健脾和中，导湿热从小便而去。本方整体外解表邪，内清瘀热，为表里双解之剂。原方连轺即连翘根，因现代药房中不备，故临床中多用连翘代替。生梓白皮在现代临床中多用桑白皮、茵陈、白鲜皮等代替。

病案一　痹证——湿热内蕴证

李某，男，66岁，2010年9月18日初诊。主诉：双足趾小关节红肿热痛3日。患者诉有痛风病史30余年，3日前因冒风淋雨再次发作。现症见：双足趾小关节红肿热痛，活动受限，双足皮肤紫暗，可见散在分布瘀斑，纳可，寐因疼痛而欠安。舌暗苔薄黄，脉弦微数。

中医诊断：痹证。

证型：湿热内蕴证。

西医诊断：痛风。

治法：清热利湿，活血止痛。

处方：

麻黄 10 g	连翘 15 g	杏仁 15 g	赤小豆 15 g
桑白皮 10 g	白芍 15 g	生地黄 15 g	牛膝 20 g
木瓜 12 g	伸筋草 15 g	杜仲 15 g	续断 10 g
生姜 6 g			

3剂，水煎服，1日1剂，分2次早晚服用。

按语　麻黄连翘赤小豆汤主治"伤寒瘀热在里"，其病机为外有表寒内有湿热。黄政德教授认为，"瘀热在里"是指湿热郁阻于血分。《金匮要略浅注补正》："……凡气分之热不得称瘀……脾为太阴湿土，主统血，热陷血分，脾湿遏郁乃发黄……故必血分湿热乃发黄也。"由此可见麻黄连翘赤小豆汤不仅适用于阳黄兼表不解者，还可用于散肌表之寒湿、泻血中之郁热、利经络之水湿。《格致余论·痛风》："彼痛风者，大率因血受热，已自沸腾，其后或涉水，或立湿地，或取偏凉，或卧湿地，寒凉外搏，热血得寒，污浊凝涩，所以作痛，夜则痛甚，行于阴也。"可见血分受热，再感风寒湿可发为痹证。患者因外感风寒湿邪，入里化热，湿热之邪流注经络，痹阻筋脉关节发为痹证。加之患病日久致瘀，出现皮肤紫暗，舌暗。方选麻黄连翘赤小豆汤，加白芍缓急止痛，生地黄清热凉血，牛膝活血祛瘀通经，木瓜、伸筋草祛风湿、舒筋活络；痹证日久，耗伤气血，加之年老体衰，肝肾不足，配伍杜仲、续断补肝肾、强筋骨。全方配伍，清热祛风除湿、祛瘀通经活络，切合病机。

病案二 痹证——寒湿阻络证

张某，男，52岁，2019年1月15日初诊。主诉：四肢关节疼痛1周。患者诉10余年间四肢关节疼痛反复发作。现症见：双手小关节对称性肿胀疼痛，伴晨僵，双膝关节酸胀疼痛，游走不定，活动不利，恶风怕冷，遇风后易汗出，纳可，寐欠佳，大便质稀，小便调。舌暗、边有齿痕，苔薄，舌下脉络迂曲，脉弦滑。

中医诊断：痹证。

证型：寒湿阻络证。

西医诊断：类风湿关节炎。

治法：祛风解表，散寒除湿。

处方：

麻黄 10 g	连翘 15 g	杏仁 15 g	赤小豆 15 g
桑白皮 10 g	防风 20 g	独活 12 g	牛膝 15 g
川芎 10 g	续断 30 g	肉桂 15 g	生姜 6 g

7剂，水煎服，1日1剂，分2次早晚服用。

二诊：患者双膝关节酸胀疼痛、屈伸不利症状较前缓解，双手小关节疼痛稍有减轻，恶风消失，微有汗出，恶风怕冷同前，纳寐可，大便质稀，小便调。舌淡、边有齿痕，苔薄白，脉弦滑。处方：予前方去麻黄，改防风为10 g，易肉桂为干姜9 g，加桂枝6 g，黄芪20 g。5剂，服法同前。

按语 本案患者双手小关节对称性疼痛、膝关节游走性疼痛，屈伸不利，恶风汗出，乃外感风寒湿邪留滞经络、阻滞气血而成痹，同时伴有舌暗、边有齿痕，苔薄，舌下脉络迂曲，脉弦滑，此为风邪袭表、寒湿侵袭筋骨肌肉、气血瘀滞不通之象，故在麻黄连翘赤小豆汤的基础上予防风汤加减。黄政德教授认为，痹证病位在上者，宜用白芷、威灵仙、川芎；病位在下者，加用独活、牛膝，借其性善下行之力，祛邪通络。诊治之急，当以麻黄、防风、独活祛风散寒；辅以牛膝、续断祛风除痹，治筋骨痹痛；邪滞其血，筋骨关节失养而酸胀疼痛，故以肉桂温通血脉，调经通络。加入生姜助药力升散布达筋骨关节以疏散寒湿，开发腠理。二诊时，患者恶风消失，微有汗出，关节疼痛症状较前好转，治需散寒除湿、通络止痛。因表证减轻故去麻黄，防风减量，再加桂枝，以发散风寒；患者怕冷，乃寒凝经脉、阳气不通所致，故加黄芪补气升阳，易肉桂为干姜，配伍桂枝温阳通脉，使中阳得复，气血自通。

三、越婢加术汤

药物组成 麻黄、石膏、生姜、甘草、白术、大枣。

功用 疏风泄热，发汗利水。

主治病症 皮水，症见一身面目悉肿，发热恶风，小便不利。舌苔白，脉沉者。

方解 吴崑《医方考》："名曰越婢者，越，以发越为义。婢，卑也。是方能发越至卑之气，故以越婢名之。"方中麻黄与生姜宣散肌表水气；麻黄配石膏，且石膏量重于麻黄，取其辛凉透表，外散水气，清解肺胃郁热；甘草、大枣补中益气；加白术黳健运脾气，并渗利皮间水气。诸药合用，发汗佐以利小便，使水从表从里分解。

病案一 湿疮——血瘀风燥证

王某，女，54岁，2019年6月8日初诊。主诉：双手指红肿、干燥、皲裂8年余。起病来曾用多种激素药物外涂治疗，疗效均欠佳。现症见：双手指红肿、干燥、皲裂，发作时瘙痒剧烈，难以忍受。夏季加重，冬季缓解。大便质稀，不成形，小便不利。舌红，苔黄腻，脉细促。

中医诊断：湿疮。

证型：血瘀风燥证。

西医诊断：湿疹。

治法：清解郁热，化瘀通络。

处方：

麻黄 10 g	生姜 10 g	生石膏 20 g	白术 15 g
生甘草 10 g	玄参 15 g	麦冬 20 g	牡丹皮 10 g
枳壳 15 g	菟丝子 20 g	陈皮 10 g	山药 15 g
水牛角（先煎）15 g			

10剂，水煎服，1日1剂，分2次早晚服用。

按语 古代文献对于湿疹的病因病机有很多记载，多数医家认为风、湿、热是导致本病的重要因素。《外科正宗·血风疮》："血风疮，乃风热、湿热、血热三者交感而生。"患者多因禀赋不耐，又加之饮食不节，或脾失健运而致湿热内生，外感风湿热邪，内外邪气相互搏结，浸淫肌肤发为湿疹。《素问·至真要大论》："从内之外者调其内，从外之内者治其外。"黄政德教授受"久病入络"学说的启发，认为湿疹日久必瘀，络瘀、生毒、生风是其基本演变过程。湿疹初起由外邪诱发，易于内热相争，日久郁于气分发为丘疱疹，继而深入血分，络滞血瘀发热瘙痒，甚至皮肤干燥屑化脱落。然此郁热多与"肾主蛰守位"功能失常相关，《素问·金匮真言论》："夫精者身之本也，故藏于精者，春不病温。"故精足邪不交于阴血。本病湿热郁闭于内日久致瘀，故方选越婢加术汤，加玄参、麦冬、牡丹皮、水牛角以清血分之热；辅以山药、枳壳促进中焦脾胃运化，以后天滋养先天；病程日久肾水亏虚、相火上亢，使五脏之火不安其位，选用菟丝子平补肝肾阴阳。诸药合用从内而外、从阴而阳地解决郁热问题。

病案二　湿疮——湿热内生、血虚风燥证

唐某，男，66岁，2020年7月15日初诊。主诉：右下肢皮肤漫肿伴瘙痒3天。现症见：右下肢皮肤漫肿，可见散在分布粟粒样水疱，有渗出，瘙痒剧烈，搔抓后瘙痒加重。口干苦，乏力，身重，纳差，寐可，大便黏滞，小便正常。舌淡红，苔黄腻，脉滑。

中医诊断：湿疮。

证型：湿热内生、血虚风燥证。

西医诊断：湿疹。

治法：活血祛湿，健脾益肾。

处方：

麻黄 10 g	生姜 10 g	生石膏 20 g	白术 15 g
生甘草 10 g	鸡血藤 10 g	地龙 10 g	生地黄 20 g
薏苡仁 20 g	苦参 15 g	砂仁 10 g	丹参 10 g
金银花（后下）20 g			

10剂，水煎服，1日1剂，分2次早晚服用。

按语　黄政德教授认为，该病的发病机制为脾失健运、湿热内生、耗血伤阴，使肌肤失养，内外之邪外达，故见皮肤漫肿瘙痒。遵循"急则治其标，缓则治其本"的理念，治以清热透疹、祛湿活血为主，健脾益肾为辅。

初诊在越婢加术汤的基础上加金银花、地龙、生地黄、薏苡仁四药，金银花可治一切风湿气及诸肿毒；地龙咸寒，擅走血络；生地黄清热生津，入营血分，亦可滋肾阴；薏苡仁淡渗甘补、健脾利湿。苦参清热燥湿为皮肤病的常用药；砂仁为"醒脾调胃要药"，可增强苦参祛湿之效；佐以丹参、鸡血藤以活血补血、生血活络，血行则风自灭，使得湿毒消散，斑疹自退。本方用药以清热透疹通络为主，辅为滋阴补血益肾，脏腑安则津血充，津血充则肌肤润，故诸证自除，效果显著。

四、济生肾气丸

药物组成 附子（炮）、白茯苓、泽泻、山茱萸、山药、车前子、牡丹皮、肉桂、牛膝、熟地黄。

功用 温助肾阳，利水消肿。

主治病症 肾阳虚水肿，症见腰重脚肿，小便不利。

方解 济生肾气丸是将张仲景八味肾气丸中干地黄改为熟地黄，桂枝改为肉桂，加入车前子、牛膝，在温肾助阳的基础上加强利水消肿之功。方中以附子、熟地黄为君，附子温阳通督，熟地黄归肝肾经，滋阴养血、填精益髓，二药相须为用，同气相求，峻补阴阳。肉桂甘辛大热而下行走里，长于补火助阳，增强温补肾阳、化气行水之功效。配伍山茱萸滋肾益肝，山药滋肾补脾，又加入泽泻、茯苓、牡丹皮利水渗湿，补中寓泻，以防滋腻助邪。更加入车前子通利小便，牛膝引药下行。十药合用，共奏温肾化气、利水消肿之功。

病案一　喘证——脾肾阳虚证

龚某，女，62岁，2020年11月19日初诊。主诉：气促伴咳嗽咳痰20日。患者既往有慢性阻塞性肺疾病。现症见：气促，活动后加剧，甚则张口抬肩，咳嗽，咳吐少量白痰，纳寐可，大便正常，夜尿2～3次。舌淡胖，苔厚腻，脉弦滑。

中医诊断：喘证。

证型：脾肾阳虚证。

西医诊断：慢性阻塞性肺疾病。

治法：温肾健脾，纳气平喘。

处方：

木香 10 g	茯苓 15 g	泽泻 10 g	山茱萸 15 g
山药 20 g	车前子 15 g	牡丹皮 10 g	肉桂 15 g
牛膝 15 g	熟地黄 15 g	益智 20 g	乌药 12 g
附子（炮）6 g			

10剂，水煎服，1日1剂，分2次早晚服用。

按语 喘证病变首先在肺，日久及肾。肺主一身之表，开窍于鼻，肺气亏虚，卫外不固，邪气侵入，每多袭肺，导致肺气宣降不利，上逆而为咳，升降失常则为喘。肺为气之主，肾为气之根，积年不愈，反复发作，由肺及肾，母病及子，必致肺肾气俱虚，肾气衰惫，摄纳无权，则气短不续，动则益甚。《辨证奇闻》："久咳之人未有不伤肾者。"患者咳嗽，痰白量少，痰浊壅肺不明显，主要表现为活动后气喘，肾不纳气，夜尿多。故方用济生肾气丸合缩泉丸温肾健脾。益智温补脾肾，有固精缩尿之用；乌药温肾，有理脾胃元气之效；山药健脾补肾，有固涩精气之功。黄政德认为，痰浊是喘证病程中重要的病理因素，患者舌苔厚腻提示脾失健运、痰湿内生，易被外邪诱发，加重气促，故加用一味木香，以运脾化湿。

病案二 喘证——肾阳不足证

刘某，女，72岁，2020年1月12日初诊。主诉：气促10余年，再发加重1日。现症见：动则气喘，喘息不能平卧，以夜间为著，咳嗽、咳痰，痰色白，易咳出，且自觉痰有咸味，双下肢水肿。纳可，寐差，大便正常，小便滴沥而出。舌淡苔白，脉沉细。

中医诊断：喘证。

证型：肾阳不足证。

西医诊断：慢性阻塞性肺疾病。

治法：温肾助阳，纳气平喘。

处方：

牛膝 15 g	茯苓 20 g	泽泻 10 g	山茱萸 15 g
山药 20 g	车前子 20 g	牡丹皮 10 g	肉桂 15 g
熟地黄 20 g	炙麻黄 6 g	附子（炮）6 g	

7剂，水煎服，1日1剂，分2次早晚服用。

按语 林佩琴《类证治裁·喘证》："喘由外感者治肺，由内伤者治肾。"

本案患者年逾七旬，患喘证多年，无明显外感实证症状，其舌淡苔白，脉沉而细，综合舌脉诸症，可知肾阳、肾气均已亏虚。肾气足则一身之气固，肾阳充则水府之气化，宣肺则肺气肃降复常，喘自平而痰自化。肾主水，肾虚不能温化水湿，在上就会泛为"咸痰"不化，在下就会变化为"浊水"而沉积于局部，见双下肢水肿之象。黄政德教授认为，患者年过七旬，且久病体虚，不耐峻补，治需"阴中求阳"，方选济生肾气丸，在补阴的基础上补阳，即"少火生气"之意。黄政德教授加用一味炙麻黄，既可宣肺平喘以平肺逆，有"提壶揭盖"之妙，一药而两擅其功，肺和则水道通调，三焦得以通利，"浊水"自可从小便化去。药简而力专，故可迅捷奏功。

五、八正散

药物组成 车前子、瞿麦、萹蓄、滑石、栀子、炙甘草、木通、大黄、灯心草。

功用 清热泻火，利水通淋。

主治病症 热淋，症见尿频尿急，溺时涩痛，淋沥不畅，尿色浑赤，甚则癃闭不通，小腹急满，口燥咽干。舌苔黄腻，脉滑数。

方解 方中滑石清热利湿，利水通淋；木通上清心火，下利湿热，使湿热之邪从小便而去；萹蓄、瞿麦、车前子均为清热利水通淋要药，合滑石、木通则利尿通淋之效尤彰；栀子清热泻火，清利三焦湿热；大黄荡涤邪热，通利肠腑，亦治"小便淋沥"，合诸药可令湿热由二便分消；甘草调和诸药，兼以清热缓急。煎加灯心草更增利水通淋之力。诸药合用，可谓集寒凉降泻之品于一方，清利之中寓以通腑，既可直入膀胱清利而除邪，又兼通利大肠导浊以分消，务使湿热之邪尽从二便而去，共成清热泻火、利水通淋之剂。《太平惠民和剂局方》曾载本方治"大人、小儿心经邪热，一切蕴毒"，乃取方中木通、栀子、大黄、车前子、灯心草等药，皆入心经以清热，并可泻火解毒；又合滑石、萹蓄、瞿麦诸清热利湿之品，通利小肠以导心热下行。

病案一　淋证——热淋

吴某，女，37岁，2019年9月23日初诊。主诉：反复尿频、尿急、尿痛2年。患者诉2年来无明显诱因反复出现尿频、尿急、尿痛。现症见：尿频、尿急、尿痛，月经推迟半个月余，纳寐可，大便调。舌淡红，苔黄腻，脉弱。

中医诊断：淋证。

证型：热淋。

西医诊断：尿路感染。

治法：清热泻火，利尿通淋。

处方：

车前子 10 g	瞿麦 10 g	萹蓄 10 g	泽泻 10 g
猪苓 15 g	小蓟 10 g	牡丹皮 10 g	当归 10 g
生地黄 15 g	益母草 10 g	泽兰 10 g	甘草 3 g

7 剂，水煎服，1 日 1 剂，分 2 次早晚服用。

按语 "淋证"在《黄帝内经》中称为"淋"，指出了淋证为小便淋漓不畅，甚或为闭阻不通之证。《诸病源候论·诸淋病候》："诸淋者，由肾虚膀胱热故也。"黄政德教授认为，湿热蕴结于下焦，膀胱气化不利，则尿频、尿急、尿痛，发为热淋。本案患者反复尿频、尿急、尿痛，舌苔黄腻，乃湿热蕴结膀胱所致，用车前子、瞿麦、萹蓄、小蓟清热利尿通淋，泽泻、猪苓利水渗湿，热淋日久耗伤津液，加生地黄清热凉血，滋阴生津，患者月经推迟，加当归补血活血，益母草、泽兰活血调经，利尿消肿，牡丹皮活血化瘀，甘草调和诸药。诸药合用，共奏清热泻火、利尿通淋之功。

病案二　淋证——热淋

张某，女，43 岁，2019 年 9 月 2 日初诊。主诉：尿频 1 个月。患者诉 1 个月前无明显诱因出现小便次数增多，无尿痛。现症见：尿频，无尿痛，下腹部隐痛，纳寐可，大便调。舌淡红，苔黄腻，脉弦滑。

中医诊断：淋证。

证型：热淋。

西医诊断：尿路感染。

治法：清热利水，通淋止痛。

处方：

车前子 10 g	瞿麦 10 g	萹蓄 10 g	泽泻 10 g
猪苓 10 g	枳壳 10 g	香附 10 g	丹参 10 g
生地黄 10 g	白术 10 g	甘草 3 g	

7 剂，水煎服，1 日 1 剂，分 2 次早晚服用。

按语 《金匮要略·消渴小便不利淋病脉证并治第十三》："淋之为病，小便如粟状，小腹弦急，痛引脐中。"《景岳全书·淋浊》："凡热者宜清，涩者宜利，下陷者宜升提，虚者宜补，阳气不固者宜温补命门。"黄政德教授认为，淋证实证的治疗以清热利湿为主，虚证及虚实夹杂者当补泻并用。本案患者尿频，下腹部隐痛，舌苔黄腻，脉弦滑，乃湿热蕴结膀胱，气机阻滞不通，车前子、瞿麦、萹蓄清热利尿通淋，泽泻、猪苓利水渗湿，枳壳、香附理气止痛，丹参活血化瘀止痛，生地黄清热凉血、滋阴生津，白术健脾燥湿，甘草调和诸药。诸药合用共奏清热利水、通淋止痛之功。

六、真武汤

药物组成 茯苓、芍药、白术、生姜、炮附子。

功用 温阳利水。

主治病症 阳虚水泛证，症见小便不利，四肢沉重疼痛，浮肿，腰以下为甚，畏寒肢冷，腹痛，下利，或咳，或呕。舌淡胖，苔白滑，脉沉细。

方解 方中君以大辛大热之附子，温肾助阳以化气行水，暖脾抑阴以温运水湿。臣以茯苓、白术补气健脾，利水渗湿，合附子可温脾阳而助运化，三药配伍，温阳利水之功彰。以辛温之生姜，配附子温阳散寒，伍苓、术辛散水气，并可和胃而止呕。配伍酸收之白芍，其意有四：一者利小便以行水气，《本经》曰其能"利小便"，《名医别录》亦曰其"去水气，利膀胱"；二者柔肝缓急以止腹痛；三者敛阴舒筋以解筋肉瞤动；四者防止附子燥热伤阴，亦为佐药。方中辛热渗利合法，纳酸柔于温利之中，泻中寓补，标本同治，脾肾兼顾，重以温肾，共奏温阳利水之功。

病案一　水肿病——肾阳衰微证

杜某，男，73岁，2019年7月22日初诊。主诉：反复双下肢浮肿1年余。患者诉1年前无明显诱因出现双下肢水肿，按之凹陷不起，1年来浮肿反复消涨不已。现症见：双下肢浮肿，腰酸冷痛，手脚冰凉，纳寐可，小便量少，大便调。舌淡胖，苔白滑，脉沉无力。

中医诊断：水肿病。

证型：肾阳衰微证。

西医诊断：水肿。

治法：温肾助阳，化气利水。

处方：

| 制附子 10 g | 白术 10 g | 茯苓 15 g | 猪苓 10 g |
| 肉桂 10 g | 巴戟天 10 g | 黄芪 15 g | 生姜 10 g |

7剂，水煎服，1日1剂，分2次早晚服用。

按语 《黄帝内经》中指出水肿病的病因有劳汗当风、邪客玄府、饮食失调、气道不通等。《金匮要略》："诸有水者，腰以下肿当利小便，腰以上肿当发汗而愈。"黄政德教授认为，水肿病病位在肺、脾、肾，而关键在肾，肾主水，水液的代谢有赖于肾阳的蒸腾气化，肾失蒸化，开阖不利，水液泛滥肌肤，则为水肿。本案患者年过七旬，肾精亏虚，无以化生肾气肾阳，肾阳衰微则反复双下肢水肿，腰酸冷痛，手脚冰凉，舌胖苔滑，脉沉无力。方中制附子、白术、茯苓、生姜温肾利水，取真武汤之义，加猪苓更增利水消肿之功，加肉桂、巴戟天温阳散寒止痛，黄芪补气利水消肿。全方共奏温肾助阳，化气利水之功。

病案二　水肿病——脾肾阳虚证

朱某，女，65岁，2019年7月29日初诊。主诉：反复双下肢浮肿5年余。患者诉5年前无明显诱因出现双下肢水肿，按之凹陷不起，5年来浮肿反复消涨不已。现症见：双下肢浮肿，腰痛，腰部自觉发凉，四肢不温，纳少，寐可，小便量少，大便溏。舌淡胖，苔白滑，脉沉迟。

中医诊断：水肿病。

证型：脾肾阳虚证。

西医诊断：水肿。

治法：温肾健脾，化气利水。

处方：

制附子 10 g	白术 10 g	茯苓 15 g	肉桂 10 g
仙茅 10 g	巴戟天 10 g	熟地黄 20 g	黄芪 20 g
泽泻 10 g	生姜 10 g		

7剂，水煎服，1日1剂，分2次早晚服用。

按语 《景岳全书·肿胀》："凡水肿等证，乃肺、脾、肾三脏相干之病。盖水为至阴，故其本在肾；水化于气，故其标在肺；水惟畏土，故其制在脾。"水肿病的病理性质有阳水、阴水之分，阳水易消，阴水难治。黄政德教授认为，阳水应发汗、利尿，或泻下逐水，以祛邪为主，阴水当温肾健脾，以扶正为主。本案患者反复双下肢浮肿5年有余，腰部冷痛，四肢不温，纳少，大便溏，舌淡胖苔白滑，脉沉迟，乃脾肾阳虚之象，制附子、肉桂、仙茅、巴戟天温补肾阳，散寒止痛，茯苓、白术健脾利水、泽泻利水消肿，熟地黄补肾填精，黄芪补脾益气，培土制水，加辛温之生姜，既可配附子温阳散寒，又可伍苓、术辛散水气。诸药合用共奏温肾健脾，化气利水之功。

七、二妙散

药物组成 黄柏、苍术。

功用 清热燥湿。

主治病症 湿热下注证，症见筋骨疼痛，或两足痿软，或足膝红肿疼痛，或湿热带下，或下部湿疮，小便短赤。舌苔黄腻脉弦滑数。

方解 方中黄柏寒凉苦燥，其性沉降，擅清下焦湿热，为君药。苍术辛苦而温，其性燥烈，一则健脾助运以治生湿之本，一则芳化苦燥以除湿阻之标，为臣药。"苍术妙于燥湿，黄柏妙于去热"，且二药互制其苦寒或温燥之性，以防败胃伤津之虞。再入姜汁少许调药，既可借其辛散以助祛湿，亦可防黄柏苦寒伤中。

病案一 水肿病——湿热下注证

王某，女，61岁，2019年9月30日初诊。主诉：双下肢浮肿2个月余。患者诉2个月前无明显诱因出现双下肢浮肿。现症见：双下肢浮肿，右侧肢体麻木，面色暗，四肢及背部疼痛，纳寐可，小便黄，大便结。舌红，苔黄腻，脉滑。

中医诊断：水肿病。

证型：湿热下注证。

西医诊断：水肿。

治法：清热利水。

处方：

黄柏 10 g	苍术 10 g	牛膝 20 g	地龙 10 g
泽兰 10 g	蒲黄 10 g	车前子 10 g	白术 10 g
茯苓 15 g	泽泻 10 g	独活 10 g	丹参 15 g
甘草 10 g			

14剂，水煎服，1日1剂，分2次早晚服用。

按语 《严氏济生方·水肿门》："阴水为病，脉来沉迟，色多青白，不烦不渴，小便涩少而清，大腑多泄……阳水为病，脉来沉数，色多黄赤，或烦或渴，小便赤涩，大腑多闭。"黄政德教授认为，水肿病的临床辨证应以阴阳为纲，分清病因、病位，还需注意寒热虚实的错杂与转化，随证治之。本案患者双下肢浮肿，小便黄，大便结，舌红，苔黄腻，脉滑乃湿热下注之象，右侧肢体麻木，面色黯，四肢及背部疼痛，为兼有瘀血，用黄柏、苍术清利下焦湿热，牛膝、地龙、泽兰、蒲黄活血利水，车前子清热利水消肿，白术、茯苓、泽泻健脾利水渗湿，独活祛湿止痛，丹参活血止痛，甘草调和诸药，全方共奏清热利水、活血止痛之功。

病案二　阳痿——湿热痿证

孙某，男，50岁，2021年9月27日初诊。主诉：阳痿1年余。患者诉1年前无明显诱因出现阳痿。现症见：阳痿，性功能下降，腰痛，纳可，入睡可，多梦，二便调。舌淡红，苔黄腻，脉沉滑。

中医诊断：阳痿。

证型：湿热痿证。

西医诊断：勃起功能障碍。

治法：清热利湿，补肾益阳。

处方：

黄柏 10 g	苍术 10 g	牛膝 20 g	淫羊藿 10 g
巴戟天 10 g	黄芪 30 g	党参 15 g	茯苓 15 g
薏苡仁 20 g	西洋参 10 g	甘草 3 g	

14剂，水煎服，1日1剂，分2次早晚服用。

按语 《灵枢·经筋》："热则筋弛纵不收，阴痿不用。"《景岳全书·阳痿》："亦有湿热炽盛，以致宗筋弛缓。"黄政德教授认为，阳痿病因复杂，临床辨证应辨清病性之虚实，病位之脏腑，实证当疏利，虚证当补益，虚实夹杂者可先治标后治本，亦可标本同治，切勿一见阳痿便是肾阳亏虚，不可滥用补肾壮阳药。本案患者阳痿，性功能下降，腰痛，多梦，舌淡红，苔黄腻，脉沉滑乃湿热下注之象，用黄柏、苍术清利下焦湿热，牛膝补肝肾强筋骨，活血利湿，淫羊藿、巴戟天补肾助阳，黄芪、党参、茯苓健脾祛湿，薏苡仁利水渗湿，西洋参补气阴，甘草调和诸药，全方共奏清热利湿，补肾益阳之功。

6 脑系疾病

一、半夏白术天麻汤

药物组成 半夏、天麻、茯苓、橘红、白术、甘草。

功用 化痰息风，健脾祛湿。

主治病症 风痰上扰证，症见眩晕，头痛，胸膈痞闷，恶心呕吐。舌苔白腻，脉弦滑。

方解 本方乃二陈汤去乌梅，加天麻、白术、大枣而成。方中半夏辛温而燥，燥湿化痰，降逆止呕；天麻甘平而润，入肝经，善于平肝息风而止眩晕。《脾胃论》："足太阴痰厥头痛，非半夏不能疗；眼黑头旋，风虚内作，非天麻不能除。"二者相伍，长于化痰息风，共为君药。白术健脾燥湿；茯苓健脾渗湿，以治生痰之本，与半夏、天麻配伍，加强化痰息风之效，共为臣药。橘红理气化痰，使气顺痰消，为佐药。使以甘草调药和中，煎加姜、枣以调和脾胃。诸药合用，"二陈"之法伍息风之品，肝脾同调而成治风痰之剂。

病案一 眩晕——痰浊上蒙证

唐某，女，41岁，2018年10月16日初诊。主诉：头晕、头重1年。患者诉长期伏案工作，经常颈椎疼痛。现主症见：头晕、头痛、恶心、呕吐，身体困重，大便溏，1日2行，小便可。舌淡苔白腻，脉滑。

中医诊断：眩晕。

证型：痰浊上蒙证。

西医诊断：椎动脉型颈椎病。

治法：化痰息风，健脾祛湿。

处方：

| 法半夏 15 g | 天麻 20 g | 白茯苓 20 g | 陈皮 15 g |
| 白术 15 g | 炒苍术 15 g | 炙甘草 6 g | |

7剂，水煎服，1日1剂，分2次早晚服用。

按语 目眩是指眼花或眼前发黑，头晕是指感觉自身或外界景物旋转，二者同时并见统称眩晕。黄政德教授认为，眩晕首辨脏腑，再辨虚实，与肝、脾、肾三脏功能失调密切相关。中医认为"诸风掉眩，皆属于肝"，本案患者脾虚生湿、聚湿成痰，肝风内动，风痰上扰清窍，故见眩晕、头痛；湿痰内阻，胃气上逆，故见恶心呕吐；舌苔白腻，脉滑，皆为风痰上扰之证。方中天麻为头痛要药，平肝息风；半夏燥湿，和胃降逆止呕；白术、苍术一散一补，健脾运脾；茯苓利水渗湿；陈皮理气，气顺痰消；甘草、大枣补中益气；脾胃纳运如常，水湿得以运化，不能聚而为患。诸药合用，肝脾同调，化痰息风，健脾祛湿。

病案二　头痛——肝阳上亢证

王某，女，48岁，2020年3月12日初诊。主诉：两侧头痛、头晕1个月。工作压力大，嗜食肥甘厚腻之品，情绪激动容易出现太阳穴处疼痛。现症见：头痛昏蒙，心烦易怒，夜寐难安，口苦面红，大便秘结，小便黄，舌红苔黄腻、脉弦滑。

中医诊断：头痛。

证型：肝阳上亢证。

西医诊断：偏头痛。

治法：平肝潜阳息风。

处方：

天麻 20 g	钩藤 15 g	茯苓 10 g	陈皮 15 g
白术 15 g	黄芩 6 g	龙胆 6 g	芦荟 9 g
首乌藤 6 g	茯神 6 g		

7剂，水煎服，1日1剂，分2次早晚服用。

按语 黄政德教授认为，头痛首辨外感、内伤：外感头痛，外邪致病，起病较急；内伤头痛，起病缓慢，疼痛较轻。六淫之邪外袭，上犯巅顶，使气血运行受阻；或内伤病久，气血不足，失于充养；或痰浊瘀血，阻于经络。结合舌脉，患者易受情绪波动，头痛1个月，起病缓慢，故辨为内伤头痛——肝阳上亢。患者嗜食肥甘厚腻之品，体内多痰湿，肝风内动，风痰上扰清窍，故见头痛、眩晕、昏蒙；容易情绪不畅，肝气郁结，气郁化火，扰乱心神，故见夜寐难安，口苦面红，舌红苔黄实热之象；方中天麻平肝息风；钩藤清热平肝；白术健脾益气；茯苓利水渗湿；龙胆、黄芩泻热；芦荟泻热通便；茯神、首乌藤安神；陈皮化痰理气；大枣补中益气；诸药合用，共奏平肝潜阳息风之功。

病案三　中风——风痰瘀阻证

李某，男，65岁，2019年6月27日初诊。主诉：突然口舌歪斜，甚则半身不遂。体质弱，经常生病，平素血压高，日常服用抗高血压药。现症见：头晕头痛，手足麻木。舌强语謇，舌质紫暗，有瘀斑、脉涩。

中医诊断：中风。

证型：中经络·风痰瘀阻证。

西医诊断：脑梗死。

治法：息风化痰，活血通络。

处方：

法半夏10 g	白术15 g	天麻15 g	钩藤10 g
茯苓15 g	橘红10 g	桃仁10 g	红花10 g
川芎15 g	赤芍15 g	丹参15 g	甘草6 g
水蛭3 g			

3剂，水煎服，1日1剂，分2次早晚服用。

按语　中风的基本病机为阴阳失调，气血逆乱。黄政德教授认为，中风临证，首辨中经络或中脏腑。中经络者虽有半身不遂、口舌歪斜、语言不利，但意识清楚；中脏腑则昏不知人，或神志昏蒙，伴见肢体不用。中脏腑者辨闭证与脱证，闭证应辨阳闭阴闭，同时应辨当前所处病期。患者病轻无昏仆，仅有口舌歪斜、半身不遂，故辨为中经络。患者素体虚弱，肝风内动，风痰上扰清窍，故见眩晕、头痛；风痰搏结，损伤脉络，表现舌质紫暗，有瘀斑，脉涩，一片瘀血之象。该方天麻、钩藤平肝熄风而止头眩；半夏燥湿化痰；白术、茯苓健脾化湿，治生痰之源；橘红理气化痰；桃仁活血化瘀；红花活血祛瘀止痛；川芎调畅气血；赤芍滋阴，养血和营；加入丹参及虫类药水蛭，增强活血化瘀之功能，去熟地黄以防过于滋腻，全方祛瘀不伤阴。诸药合用，共奏健脾祛湿以化痰、活血理气以祛瘀之功。

二、补阳还五汤

药物组成　黄芪、当归尾、赤芍、地龙、川芎、红花、桃仁。

功用 补气活血通络。

主治病症 气虚血瘀之中风，症见半身不遂，口眼㖞斜，语言謇涩，口角流涎，小便频数或遗尿不禁。舌暗淡，苔白，脉缓无力。

方解 方中重用生黄芪，甘温大补元气，使气旺以促血行，瘀去络通，为君药。当归尾活血通络而不伤血，为臣药。赤芍、川芎、桃仁、红花助当归尾活血祛瘀，为佐药；地龙通经活络，力专善走，并引诸药之力直达络中，为佐使药。合而用之，重在补气，佐以活血，气旺血行，补而不滞，则诸症可愈。

病案一 中风恢复期——气虚络瘀证

孙某，男，70岁，2020年3月21日初诊。主诉：左半身麻木无力1个月余。3个月前曾在某医院住院治疗1个月余，诊断为脑梗死、颈椎病、高血压。现症见：左半身麻木伴疲乏无力，气短，健忘，少神。舌质淡，苔白，脉弦缓。

中医诊断：中风恢复期。

证型：气虚络瘀证。

西医诊断：脑梗死。

治法：益气养血，化瘀通络，兼以平肝息风。

处方：

生黄芪 30 g	当归尾 20 g	地龙 15 g	水蛭 10 g
赤芍 20 g	川芎 15 g	桃仁 10 g	红花 10 g
丹参 15 g	天麻 15 g	远志 20 g	桑寄生 20 g
牛膝 20 g			

14剂，水煎服，1日1剂，分2次服。

按语 患者发病后2个月再次出现麻木、无力等中风症状，结合舌脉，可推断为中风恢复期·气虚络瘀证。方中黄芪为君药，甘温补气；当归尾、地龙、水蛭通经活络；赤芍、川芎、桃仁、红花、丹参活血祛瘀；桑寄生、川牛膝补肝肾之虚；天麻平肝息风化痰；远志安神。合而用之，达益气养血、化瘀通络之效。黄政德教授认为老年人中风病情较复杂，风、痰、瘀、虚交织在一起，辨证有一定的困难。祛风可加天麻、钩藤、石决明等；豁痰可选礞石滚痰丸，和缓之剂选用二陈汤、温胆汤；化瘀用川芎、丹参、鸡血藤、桃仁、红花、当归、地龙、三棱、莪术等；补虚主要为滋补肝阴，可用地黄、何首乌、枸杞子、山茱萸、牛膝等。

病案二　中风恢复期——气虚络瘀证

吴某，男，72岁。2015年7月6日初诊。主诉：左侧肢体偏瘫，口眼㖞斜。半年前中风，经医院抢救治疗后遗留半身不遂。现症见：左侧肢体偏瘫，口眼㖞斜，语言謇涩，肢体活动不灵。舌淡紫苔白，脉细涩无力。

中医诊断：中风恢复期。

证型：气虚络瘀证。

西医诊断：脑梗死。

治法：益气养血，化瘀通络。

处方：

黄芪60 g	当归尾6 g	赤芍6 g	地龙15 g
川芎3 g	桃仁6 g	红花3 g	全蝎3 g

20剂，1日1剂，水煎服。患者连服上方20剂后，肢体偏瘫已基本恢复，精神好转，行动较自如。

按语　黄政德教授认为，患者由于年老体衰，肾阴亏耗，水不涵木，引起肝阳上亢而形成本虚标实之证。结合舌脉，舌淡紫、脉细涩无力，可推断为中风后遗症期·气虚络瘀证。方中重用黄芪补气行血；当归尾、全蝎通经活络；赤芍、川芎、桃仁、红花活血祛瘀；共奏益气养血，化瘀通络之效。对于脑出血有些医家不擅用活血药，认为会加剧出血，但殊不知离经之血亦称血瘀，"血瘀不去，则新血不生"。血瘀阻滞脑窍，阻碍气血运行，脑窍失养，甚则危及生命，故可用三七、大黄、茜草、蒲黄，既可化瘀，又可止血。

三、补中益气汤

药物组成　黄芪、炙甘草、人参、当归、陈皮、升麻、柴胡、白术。

功用　补中益气，升阳举陷。

主治病症　①脾胃气虚证，症见饮食减少，体倦肢软，少气懒言，面色萎黄，大便稀薄，脉虚软。②气虚下陷证，症见脱肛，子宫脱垂，久泻，久痢，崩漏等，伴气短乏力，舌淡，脉虚。③气虚发热证，症见身热自汗，渴喜热饮，气短乏力，舌淡，脉虚大无力。

方解　本方重用黄芪为君，其性甘温，入脾、肺经，而补中气，固表气,且升阳举陷。臣以人参,大补元气;炙甘草补脾和中。李杲称此三味为"除湿热、烦热之圣药也"。佐以白术补气健脾,助脾运化,以资气血生化之源。其气既虚,营血易亏,故佐用当归以补养营血,且"血为气之宅",可使所补之气有所依附;陈皮理气和胃,使诸药补而不滞。更加少量升麻、柴胡,升阳举陷,助益气之品升提下陷之中气。诸药合用,既补益中焦脾胃之气,又升提下陷之中气,补中有升,以补为主。

病案一 眩晕——气血亏虚证

邓某,女,30 岁,2020 年 10 月 16 日初诊。主诉:头晕 3 日。患者平素饮食不规律,经常熬夜。现症见:头晕,眼花,面白无华,畏寒肢冷,神疲乏力,纳少腹胀,经常腹泻。舌淡苔薄白,脉细弱。

中医诊断:眩晕。

证型:气血亏虚证。

西医诊断:贫血。

治法:补中益气。

处方:

黄芪 20 g	党参 18 g	炙甘草 3 g	当归 9 g
陈皮 6 g	升麻 6 g	白术 9 g	枸杞子 12 g
白芍 6 g	大枣 3 枚		

7 剂,水煎服,1 日 1 剂,分 2 次早晚服用。

按语 患者饮食不节,经常熬夜,导致肝血亏虚,脾胃虚弱。中气不足,清阳不升,故见头晕、眼花;气虚下陷,故见久泻;肝血亏虚,不能濡养颜面口唇,故见面白无华、舌淡苔白、脉细弱。黄政德教授认为,患者为气血亏虚之证,选用补中益气汤加减治疗。方中用黄芪、党参、炙甘草,补气;白术健脾,助脾运化;当归补血和营;陈皮理气,使诸药补而不滞;少量升麻、柴胡,升阳举陷;白芍、枸杞子滋阴养肝。诸药合用,共奏气血补益之功。

病案二 头痛——气血亏虚证

罗某,女,59 岁,2019 年 7 月 29 日初诊。主诉:右侧额顶部头痛 1 个月余。患者体质差,平素易感冒。现症见:神疲乏力,少气懒言,纳差腹胀,大便微溏。舌质淡苔薄白,脉细弱。

中医诊断:头痛。

证型:气血亏虚证。

西医诊断：头风。

治法：健脾益气，通络止痛。

处方：

黄芪 30 g	党参 10 g	白术 10 g	当归 10 g
升麻 6 g	柴胡 6 g	吴茱萸 9 g	藁本 9 g
川芎 9 g	炙甘草 3 g		

7剂，水煎服，1日1剂，分2次早晚服用。

按语 头为"诸阳之会""清阳之府"，又为髓海所在。凡五脏精华之血，六腑清阳之气，皆上注于头。若气血充盈，阴阳升降如常，外无非时之感，不会有头痛发生。故凡六淫外袭，或内伤诸疾，导致气血逆乱，瘀阻经络，脑失所养都可以引发头痛。老年人头痛可由外感风、寒、湿、热之邪引起，内伤性的则由肾虚、痰浊、血瘀、阳亢等所致。黄政德教授认为，治疗头痛善用引经药。患者额顶部头痛，为厥阴头痛，选用吴茱萸、藁本。方中重用黄芪补气固表；党参、炙甘草补脾益气；白术健脾，助脾运化；当归补血和营；吴茱萸、藁本散寒止痛；川芎行气祛风；升麻、柴胡升阳举陷；诸药合用，达健脾益气、通络止痛之效。

四、散偏汤

药物组成 川芎、白芷、白芍、芥子、香附、柴胡、郁李仁、甘草。

功用 疏风止痛，和利肝胆。

主治病症 偏于一侧或两侧窜痛，疼痛性质为跳痛、胀痛与针刺样痛。

方解 方以祛风止痛、行气活血的川芎，配以和利肝胆的柴胡，柔肝止痛的白芍，药性沉降的郁李仁为其配伍特点。重用川芎祛风止痛，外散风邪，入肝胆经而行气活血，内和气机，为君药；柴胡、香附疏利肝胆、和解少阳；白芷散寒止痛；芥子利气化痰、通络止痛；白芍、甘草缓急止痛，共为臣药；郁李仁通利二便，药性主降，可防川芎辛温升散之太过，且与川芎有升降相因之妙，为佐药；甘草调和诸药为使药。诸药合施，祛风止痛，和肝利胆，是治疗风邪袭于少阳之偏头痛的良方。可治疗血管神经性头痛、三叉神经痛等病症。

病案一 头痛——风寒证

王某，女，36岁，2021年5月8日初诊。主诉：两侧头痛半天。患者有外出受寒史。现症见：两侧头呈搏动性跳痛，恶寒，遇风痛剧，口不渴。舌苔薄白，脉弦紧。

中医诊断：头风。

证型：风寒证。

西医诊断：偏头痛。

治法：疏风散寒止痛。

处方：

川芎 30 g	白芷 3 g	芥子 10 g	柴胡 3 g
香附 6 g	郁李仁 3 g	白芍 10 g	甘草 5 g

3剂，水煎服，1日1剂，分2次早晚服用。

按语 患者因感受风邪所致头痛。风为阳邪，其性轻扬，头为诸阳之会，清空之府，风邪外袭，循经上犯于头，阻遏清阳之气，故头痛；风性善行数变，故呈跳痛；恶寒，遇风痛剧，舌苔薄白，脉弦紧为风寒表实证。黄政德教授认为，头痛之因多端，但不外乎外感和内伤两大类，外感六淫邪气可引起外感头痛，内伤七情、气血阴阳逆乱或清阳不升等均可导致内伤头痛。方中川芎辛温香窜，上行头目，祛风活血而止头痛；白芷散寒止痛；柴胡、香附疏利肝胆，和解少阳；芥子利气化痰、通络止痛；白芍、甘草缓急止痛；郁李仁主降，防川芎升散之太过。诸药合施，辛散祛风止痛。

病案二 头痛——瘀血证

张某，女，58岁，2017年9月15日初诊。主诉：头疼半个月。半年前医院诊为脑动脉硬化、腔隙性脑梗死。最近头痛时发时止，日渐频繁。现主症：头痛剧烈，疼痛固定，肢麻，面色晦暗，体胖健忘。舌边紫暗有瘀斑，苔腻，脉沉涩。

中医诊断：头痛。

证型：瘀血证。

西医诊断：腔隙性脑梗死。

治法：活血化瘀止痛。

处方：

川芎 30 g	芥子 10 g	白芷 3 g	柴胡 3 g
香附 6 g	郁李仁 3 g	赤芍 10 g	红花 10 g
桃仁 10 g	甘草 5 g	全蝎（研末冲服）4 g	

5剂，水煎服，1日1剂，分2次早晚服用。

按语 患者头痛日久，舌紫暗或有瘀斑，脉沉或沉涩多属血瘀，患者体胖，舌苔腻，故证属血瘀夹痰湿，以散偏汤与血府逐瘀汤化裁。黄政德教授认为，方中川芎上行头目，功擅辛散通络，为头痛要药；芥子燥湿化痰，为治痰之要药，散偏汤中二药相伍为痰瘀合治之剂；柴胡、香附理气，气行则血行；白芷散寒止痛；白芍、甘草缓急止痛；郁李仁主降，防川芎升散之太过；红花、桃仁活血止痛；全蝎止痛；诸药合施，达到行气、活血、化瘀、止痛之效。

五、四妙散

药物组成 黄柏、苍术、牛膝、薏苡仁。

功用 清热利湿，舒筋壮骨。

主治病症 湿热下注证，症见筋骨疼痛，或两足痿软，或足膝红肿疼痛，或湿热带下，或下部湿疮，小便短赤。舌苔黄腻。

方解 湿热之邪，虽盛于下，其始未尝不从脾胃而起，故治病者，必求其本，清流者，必洁其源。方中苍术辛苦而温，芳香而燥，直达中州，为燥湿强脾之主药。但病既传于下焦，又非治中可愈，故以黄柏苦寒下降之品，入肝肾直清下焦之湿热，标本并治，中下两宣。如邪气盛而正不虚者，即可用之。本方加牛膝，为三妙丸。以邪之所凑，其气必虚，若肝肾不虚，湿热决不流入筋骨。牛膝补肝肾，强筋骨，领苍术、黄柏入下焦而祛湿热也。再加薏苡仁，为四妙丸。《黄帝内经》："治痿独取阳明。阳明者，主润宗筋，宗筋主束筋骨而利机关也。"薏苡仁独入阳明，祛湿热而利筋骨，故四味合而用之，为治痿之妙药也。

病案一　中风——少阳阳明合病

陈某，男，75岁，2020年4月13日初诊。主诉：1个月前无明显诱因出现双下肢乏力，自述走路不稳。患者3年前无明显诱因出现左侧肢体活动不利及语言不利。诊断为脑出血，经治疗后逐渐康复，未遗留后遗症。现症见：周身乏力口干，偶有口苦、头痛，身痒，大便略干，腿沉，乏力。舌淡红，苔薄黄腻，脉沉弦滑。

中医诊断：中风。

证型：少阳阳明合病。

西医诊断：脑梗死。

治法：清利湿热。

处方：

苍术 10 g	黄柏 10 g	牛膝 15 g	生薏苡仁 30 g
柴胡 18 g	枳实 10 g	白芍 20 g	黄芩 10 g
生大黄 8 g	半夏 10 g	苍术 10 g	生石膏 30 g
菊花 30 g	大枣 3 枚	生姜 3 片	吴茱萸 6 g
川芎 6 g			

7 剂，水煎服，1 日 1 剂，分 2 次早晚服用。

按语 黄政德教授认为，太阴湿土需燥化，苍术、薏苡仁和半夏，少阳枢机要流转，重用柴胡开太阴。四妙散中苍术辛苦而温，芳香燥湿；黄柏苦寒清热；牛膝滋补肝肾；生薏苡仁清利湿热。患者口干苦、大便干、脉弦滑，考虑为少阳阳明合病之大柴胡汤证。患者腿沉、乏力、脉沉，考虑为湿热内蕴，用四妙散清热利湿。患者头痛、身痒，考虑为少阳之热挟寒饮上冲所致，故加用菊花、吴茱萸、川芎平肝通络止痛，加用生石膏加强清内热之功。诸药合用，达清利湿热之效。

病案二 痿证——湿热浸淫证

王某，男，45 岁，2018 年 11 月 21 日初诊。主诉：四肢无力 1 周入院。患者 2 周前感冒后开始出现症状。现症见：四肢麻木无力，双手持物无力，行走不稳，无言语不利、口角歪斜、头痛头晕、恶心呕吐等症状。

中医诊断：痿证。

证型：湿热浸淫证。

西医诊断：吉兰-巴雷综合征。

治法：清利湿热。

处方：

麸炒苍术 30 g	牛膝 30 g	薏苡仁 30 g	豨莶草 30 g
茯苓 20 g	当归 15 g	益母草 15 g	木瓜 15 g
萆薢 15 g	白芍 15 g	黄柏 9 g	防己 12 g

7 剂，水煎服，1 日 1 剂，分 2 次早晚服用。

按语 黄政德教授认为，痿证的辨证，重在辨明脏腑病位，其次审标本虚实。痿证多属虚证，但又常兼夹郁热、湿热、痰浊、瘀血，虚中有实。痿证的治疗，虚证宜扶正补虚为主，肝肾亏虚者，宜滋养肝肾，脾胃虚弱者，宜益气健脾。《黄帝内经》提出"治痿者独取阳明"，重视补益脾胃，或清胃火，祛湿热，以调理脾胃。该患者用苍术、黄柏、牛膝、薏苡仁清利湿热；豨莶草、萆薢、木瓜利湿通络；当归、益母草活血；茯苓健脾；白芍舒筋；防己祛风止痛。诸药合用，达清利湿热之效。

六、葛根姜黄散

药物组成　葛根、姜黄、威灵仙。

功用　解肌祛风除湿，活血通络止痛。

主治病症　头晕、头痛，以巅顶为甚，痛引肩颈，转动不利。因外感风寒湿邪致经络痹阻，清阳不升所致头晕头痛，或因劳损日久，伤及血络，以致络脉不通，不通则痛。

方解　方中葛根解肌发表，生津舒筋，解痉通痹为君；片姜黄为臣，其循经入于肩背，具有行气活血止痛之功；威灵仙走窜之力强，具有祛风除湿，通络止痛之功，其在方中以佐使为用。全方由三味药组成，药专力宏，共奏解肌祛风除湿，活血通络止痛之功。

病案一　眩晕——肝肾亏虚、痰瘀互结证

黄某，女，56岁，2017年3月17日初诊。主诉：反复头晕头痛半年余。现症见：头晕、头痛时发，颈项酸痛，长期伏案劳作后症状加重，视力减退，少寐，健忘，心烦口干，耳鸣，神倦乏力，腰酸膝软。舌红，舌下脉络瘀紫粗，苔腻，脉弦细。

中医诊断：眩晕。

证型：肝肾亏虚、痰瘀互结证。

西医诊断：颈源性眩晕。

治法：调补肝肾，活血化瘀，息风化痰。

处方：

葛根 30 g	姜黄 10 g	威灵仙 10 g	天麻 30 g
法半夏 15 g	白术 15 g	泽泻 30 g	甘草 5 g
炒蔓荆子 10 g			

15剂，水煎服，1日1剂，分2次早晚服用。

按语 《灵枢·口问》："上气不足，脑为之不满，耳为之苦鸣，头为之苦倾，目为之眩。"黄政德教授在总结前人的基础上，结合自身丰富的临床经验，对眩晕的诊治进行归纳总结，提出了"眩晕以肝为中心，与风火、痰、瘀、虚有关"的理论，他认为眩晕的发病以肝为中心。盖"诸风掉眩，皆属于肝"，源头乃肝气郁结，因郁而致风致痰、致瘀、致虚、致火是其最常见的病机。临证时将疏肝解郁、条畅气机贯穿始终，再根据病患具体情况辨证论治，夹风者辅以平肝潜阳息风，夹痰者辅以健脾化痰，夹瘀者辅以活血化瘀，夹虚者辅以补益气血阴阳，夹火者辨明虚实之火，或辅以清肝泻火，或辅以滋阴降火。本案患者长期伏案，气血损耗运行不畅，清阳不升，故有头晕、耳鸣、目眩；方中葛根解肌发表，以缓解外邪郁阻、经气不利、筋脉失养所致的颈背强痛；姜黄内活气血，外通络止痛；威灵仙既可增葛根祛风除湿之功，又可助姜黄活血通络而止痛。另予健脾、息风、燥湿药，以缓解患者头目昏沉，予天麻平肝熄风止眩晕，法半夏燥湿化痰止呕逆，两药合用，相辅相成，又合白术补气健脾化痰，三药为臣，风痰并治，肝脾并调，标本兼顾，共治风痰眩晕头痛。泽泻味甘性寒，可渗利湿热、健脾制水，蔓荆子辛能散风，微寒清热，轻浮上行，主清利头目之用，此二药一升一泄，使经络疏通，运行有序，共为佐药。甘草调和诸药。全方配伍严谨，升降相因，诸脏共调，共奏活血通络解痉、健脾化痰止眩之功效。

病案二 眩晕——寒湿痹阻证

彭某，男，47岁，2014年3月24日初诊。主诉：头晕4年。患者诉4年来常因低头、下蹲而出现头晕，既往治疗未有明显改善。现症见：口苦，畏寒，腹胀，便溏，大便不成形，1日2～3次。舌质紫暗，苔白腻，脉沉。

中医诊断：眩晕。

证型：寒湿痹阻证。

西医诊断：颈源性眩晕。

治法：散寒除湿，活血通络。

处方：

葛根 30 g	姜黄 10 g	威灵仙 10 g	羌活 10 g
红花 6 g	川芎 10 g	白术 15 g	法半夏 15 g
姜厚朴 10 g	枳壳 6 g	干姜 6 g	黄芩 6 g

茯苓 10 g	桂枝 6 g	泽泻 6 g	赤芍 10 g
豆蔻 6 g			

7剂，水煎服，1日1剂，分2次早晚服用。

按语 患者头晕与其颈椎病相关，颈椎属于中医经络督脉范畴，故黄政德教授认为，本案患者颈椎病考虑为督脉阳气亏虚，寒湿外侵，痹阻经络，清阳不升。《诸病源候论·风病诸候》："风寒湿三气合而为痹……然诸阳之经，宣行阳气，通于身体，风湿之气客在肌肤，初始为痹。若伤诸阳之经，阳气行则迟缓，而机关弛纵，筋脉不收摄，故风湿痹而复身体手足不随也。"即风寒湿邪侵袭阳经，使体内阳气受损运行受阻，经络不通。同时患者还有口苦，大便不成形，腹胀，中焦寒热错杂，运化失常的症状。故给予葛根姜黄散、桂枝加葛根汤、半夏泻心汤加减而成。以祛风散寒，疏通经络，健脾化湿。方中葛根解痉止痛，鼓舞胃气上行，使清阳上升，姜黄行气止痛，羌活祛风胜湿止痛，善治上治痹痛，威灵仙善治经络痰湿，红花、川芎活血行气止痛，半夏、厚朴、枳壳、黄芩、干姜以燥湿化痰，辛开苦降，调节中焦气机，除胀消痞，白术、茯苓、泽泻、豆蔻以健脾除湿，通过利尿将湿邪排出，桂枝、赤芍调和营卫。

病案三　中风先兆——气血虚衰、经络痹阻证

丁某，女，45岁，2016年8月17日初诊。主诉：左侧肢体麻木胀痛1年。患者自诉近1年来左侧肢体麻木胀痛不愈，兼颈胀背痛，常发口疮。近来麻木疼痛加重。纳可，多梦，二便调。舌淡，舌苔薄白，脉细。

中医诊断：中风先兆。

证型：气血虚衰、经络痹阻证。

西医诊断：脑卒中先兆。

治法：补气血，通经络，祛风蠲痹。

处方：

葛根 30 g	片姜黄 15 g	威灵仙 15 g	黄芪 40 g
全蝎 5 g	僵蚕 10 g	地龙 10 g	连翘 15 g
海风藤 15 g	鸡血藤 20 g	络石藤 10 g	羌活 10 g
防风 10 g	甘草 6 g	当归 10 g	川芎 10 g
蜈蚣（去头足）1条			

15剂，水煎服，1日1剂，分2次早晚服用。

按语 《千金翼方》提出了劳心烦神、嗜欲妄念、摄养不慎是中风的根本原因，这些原因渐渐作用于人，到中风发生，是有一定先兆的。《素问病机气宜保命集·中风论》："故中风者，俱有先兆之证。凡人如觉大拇指及次指麻木不仁，或手足不用，或肌肉蠕动者，二年内必有大风之至。"《丹溪心法》："眩晕者，中风之渐也。"《素问·生气通天论》："汗出偏沮，使人偏枯。"恰如古代医家所言，黄政德教授认为，麻木不仁、手足不用、肌肉蠕动、眩晕、汗出偏沮为中风的主要先兆，因其无碍饮食起居，最易被人们疏忽，所以要慎微知先兆，切实做好中风的预防工作。本方用黄芪、当归、川芎补气血，用四虫三藤祛风通络祛风湿，取葛根姜黄散行气蠲痹止项痛。药到病除，有效阻止了患者病情的发展。

七、温胆汤

药物组成 半夏、竹茹、枳实、陈皮、茯苓、炙甘草、姜枣。

功用 理气化痰，清热利胆。

主治病症 心胆虚怯，触事易惊，胸闷多痰，失眠多梦，或头晕头痛，或呕吐、呃逆、嗳气，或心慌、心悸，口干口苦咽干。舌苔腻微黄或苔黄腻，脉弦滑或滑数。

方解 方中半夏燥湿化痰，和胃止呕，为君药。竹茹清胆和胃，清热化痰，除烦止呕，为臣药。君臣相配，既化痰和胃，又清胆热，令胆气清肃，胃气顺降，则胆胃得和，烦呕自止。陈皮理气和中，燥湿化痰；枳实破气化痰；茯苓渗湿健脾以消痰；生姜、大枣和中培土，使水湿无以留聚，共为佐药。炙甘草益气和中，调和诸药，为佐使药。诸药相伍，温凉兼进，令全方不寒不燥，理气化痰以和胃，胃气和降则胆郁得舒，痰浊得去则胆无邪扰，如是则复其宁谧，诸症自愈。

病案一 偏头痛——痰热证

崔某，男，58岁，2012年3月24日初诊。主诉：反复头痛3年。患者诉3年来头痛发作频繁，以右侧为主，劳累后加重，既往治疗效果不佳。现症见：偏头痛，以右侧头部为主，颈部胀满不适，夜寐一般，纳欠佳，时呕吐，口干口苦。舌苔黄腻，脉滑数。

中医诊断：偏头痛。

证型：痰热证。

西医诊断：神经性头痛。

治法：清热息风，化痰通络。

处方：

陈皮 10 g	法半夏 10 g	茯苓 15 g	枳实 10 g
竹茹 10 g	甘草 6 g	黄芩 10 g	川芎 10 g
白芷 30 g			

14剂，水煎服，1日1剂，分2次早晚服用。

二诊：2012年4月14日。诉药后头痛程度减轻，已无明显头晕呕吐，颈部稍胀，时觉口干，舌红，苔薄黄，脉弦细数。守原方加葛根40 g。20剂，1日1剂，水煎服，分两次温服。后头痛未复发。

按语 《圣济总录》："偏头痛之状……其经偏虚者，邪气凑于一边，痛连额角。"邪气久伏，化热生风，风性善行，携痰热之邪走蹿，于清窍神机受累，故头晕；于颈部经络不畅，故胀满不适；于中焦脏腑受扰，故纳欠、时呕吐，且口干口苦。治当清热与化痰共施，息风与通络并举，黄芩清热，再合入川芎、白芷，以增其祛风止头痛之力。配伍准确，故病情向愈。

黄政德教授认为，头痛应首辨外感、内伤，内伤则分虚实，实证尤重痰浊。痰湿者主用半夏白术天麻汤。头为"诸阳之会"，易为风所袭，《古今医鉴》芎芷散（川芎、白芷）主治"远年近日偏正头风，疼痛难忍，诸药不效者"，临证可酌伍此方。因久痛入络，痰热头痛属慢性且顽固者，多用温胆汤合天蝎散，天蝎散（天麻、全蝎、僵蚕）祛风通络止痛，二者合用收效显著。若见舌尖红、口苦甚等，多用黄连温胆汤；若便秘数日不解，伴有头痛彻夜不休，则合当归龙荟丸。

病案二 中风——痰瘀阻络证

田某，男，59岁，2019年10月27日初诊。主诉：左侧肢体麻木伴口角歪斜1年余。患者1年前突发脑卒中，经系统治疗后好转，遗留口角歪斜等后遗症状。现症见：左侧肢体麻木，口舌向健侧歪斜，言语不清，偶有头痛、头胀，胸闷恶心，呕吐痰涎，口苦口干。舌质紫暗，苔黄腻，脉弦滑。

中医诊断：中风。

证型：痰热阻络证。

西医诊断：出血性脑梗死。

治法：化痰祛瘀，活血通络。

处方：

陈皮 10 g	法半夏 10 g	茯苓 15 g	枳实 15 g
竹茹 10 g	熟地黄 10 g	当归 10 g	川芎 15 g
天麻 15 g	白蒺藜 15 g	全蝎 3 g	甘草 6 g

7剂，水煎服，1日1剂，分2次早晚服用。

按语 《丹溪心法》："湿土生痰，痰生热，热生风也。"此外，痰浊瘀阻经络，影响血液的运行，而形成痰瘀互结壅滞经脉，上蒙清窍，发为中风。往往是痰浊瘀结在前，血液瘀结在后，因痰而瘀。患者胸闷恶心，呕吐痰涎，具有明显痰湿瘀阻症状，其治疗应以治痰为先，兼顾清热、息风、祛瘀。温胆汤具有清热化痰的功效，故以之为基础方。方中半夏、枳实、陈皮理气燥湿化痰，竹茹清热化痰，茯苓健脾渗湿而消痰；熟地黄、当归、川芎滋阴补血活血。另黄政德教授临证用药特色：神昏者加石菖蒲、郁金、远志化痰开窍醒神；痰热盛、舌红苔黄腻者加胆南星、竹沥、黄连清热化痰；兼有头晕目眩者加天麻、钩藤平肝息风；病情稳定后半身不遂、肢体瘫痪、口眼㖞斜者加全蝎、地龙、僵蚕息风止痉通络；由外风引动痰热者可合大秦艽汤。

八、黄芪桂枝五物汤

药物组成 黄芪、桂枝、芍药、大枣、生姜。

功用 益气温经，和营通痹。

主治病症 口淡不渴，舌质淡、苔薄白，脉虚弱。可能伴随的症状：四肢无力，或面色不荣，或肌肉颤动，或肌肉抽搐，或心悸，或头晕目眩。

方解 方中黄芪、大枣益气，黄芪偏于固表，大枣偏于补血；桂枝、生姜辛温，桂枝偏于通经，生姜偏于降逆；芍药补血缓急。若肌肤麻木甚者，加大黄芪、桂枝用量，再加白术，以益气通痹；若汗多者，加大黄芪、芍药用量，再加牡蛎、五味子，以益气固涩止汗；若肌肉颤动者，加大芍药用量，再加龙骨、牡蛎，以敛阴潜阳；若肌肉抽搐者，加全蝎、白僵蚕，以息风止疼。

病案一 头痛——血虚证

周某，男，50岁，2018年12月18日初诊。主诉：头右侧胀痛伴记忆力减退5年余。患者诉头右侧胀痛不适，程度尚能忍受，记忆力减退，余无明显不适，夜寐欠安，多梦易醒，食纳可，小便正常，大便次数偏多，1日3~4次。舌红苔白，脉细。

中医诊断：头痛。

证型：血虚证。

西医诊断：神经性头痛。

治法：养血祛瘀，和络止痛。

处方：

黄芪 30 g	桂枝 5 g	白芍 10 g	地龙 10 g
当归 10 g	丹参 15 g	川芎 10 g	熟地黄 15 g
蔓荆子 10 g	羌活 10 g	红花 5 g	僵蚕 5 g
甘草 3 g			

14剂，水煎服，1日1剂，分2次早晚服用。

按语 《景岳全书·头痛》："凡诊头痛者，当先审久暂，次辨表里。盖暂痛者，必因邪气；久病者，必兼元气。"患者头痛伴记忆力下降5年余，此内伤元气，气血不足，而致清阳不升，脑髓失养，故而见头痛隐隐；血虚不养，可见心神不宁，夜寐难安；血虚生瘀，血不荣络，故见头部麻木。法当益气温经，和血通痹。方中黄芪甘温益气，可补在表之卫气，用以为君；桂枝辛温，散风寒而温经通痹，与黄芪配伍可益气温阳、和血通经，黄芪得桂枝能固表而不留邪，桂枝得黄芪能益气而振奋卫阳；白芍能养血和营，濡养肌肤以通血痹，与桂枝合用能调营卫、和表里，两药共为臣药。僵蚕祛风止痛、地龙活血通络，二者皆为虫类药物，长于止风；更以红花、丹参活血，取其久病必瘀，化瘀活血之意；蔓荆子、羌活、川芎安脑止痛；甘草调和诸药。黄政德教授治疗头痛用药精便，随证加减：不寐烦乱加益智、柴胡安神除烦；小便频数则以熟地黄、山茱萸、仙茅补肾益精，以桑螵蛸、五味子固涩止遗。诸药配伍严谨且多有协同之效，使精血充足，脑络安和，故头痛自去。

病案二　中风——气虚痰瘀证

商某，女，57岁。2012年4月17日初诊。主诉：口眼㖞斜1年余。患者1年前确诊"脑缺血性梗死"，经治疗后遗留口眼㖞斜，服用中西药但未能有效改善症状表现，近由病友介绍前来诊治。现症见：口眼㖞斜，口水较多，睁眼无力，面肌麻木。舌质暗淡夹瘀紫，苔白厚腻，脉沉弱。

中医诊断：中风。

证型：气虚痰瘀证。

西医诊断：缺血性脑梗死。

治法：益气固表，化痰活血。

处方：

黄芪 10 g	白芍 10 g	桂枝 10 g	生姜 20 g
大枣 12 枚	当归 10 g	水蛭 6 g	虻虫 5 g
皂荚子 1.5 g	红参 6 g	炙甘草 6 g	

7 剂，水煎服，1 日 1 剂，分 2 次早晚服用。

按语 《金匮要略·中风历节病脉证并治第五》中有"夫风之为病，当半身不遂……脉微而数，中风使然"的记载，其原文因于"络脉空虚""贼邪不泻"即内虚而外风寒致使本身经络不通而表现的症状。并依邪之浅深，对其在络、在经、在腑、在脏之不同症状亦各有论述，然观其所述之证如似今之所谓内风之表现，而按其理法方药又确系以外风立论，自此使得内风、外风之证混淆不清，后世颇有争议。黄政德教授认为，本案患者中风后遗症期，属虚实夹杂，睁眼无力，面肌麻木为气虚症状，另有舌质暗淡夹瘀紫，苔白厚腻之痰瘀互结，故除以黄芪桂枝五物汤益气固表，通透经气之外；本案患者见睁眼无力，面肌麻木之气虚症状，以黄芪桂枝五物汤益气固表，通透经气；另予水蛭、虻虫、当归活血破瘀，益气补血；另加皂荚子、红参、炙甘草益气化痰，方药相互为用，以奏其效。

九、益气聪明汤

药物组成 黄芪、人参、葛根、蔓荆子、白芍、黄柏、升麻、炙甘草。

功用 益气升清，补益降浊。

主治病症 心胆虚怯，触事易惊，胸闷多痰，失眠多梦，或头晕头痛，或呕吐、呃逆、嗳气，或心慌、心悸，口干口苦咽干。舌苔腻微黄或苔黄腻，脉弦滑或滑数。

方解 五脏、六腑皆禀气于脾胃，十二经脉的清阳之气，皆上达于头面而走空窍。如因饮食劳役，损伤脾胃，后天不足，冲和之气不能上升，邪害空窍而出现目昏，或生内障、耳鸣耳聋等症，可用本方治疗。本方以人参、黄芪甘温而补脾胃；甘草甘缓以和脾胃；葛根、升麻、蔓荆子轻扬升发，能入阳明，鼓舞胃气，上达头目。中气足，清阳升，则九窍通利，耳聪目明。目为肝窍，耳为肾窍，故又以白芍敛阴、和血、柔肝，黄柏补肾生水、清热、坚肾，此二药平肝补肾。诸药共达益气升阳、聪耳明目之效。

病案一　头痛——气虚证

马某，女，49岁，2019年9月15日初诊。主诉：头痛1个月余。患者诉头痛、头晕，时有发作，发作每次持续数分到数小时，无站立不稳，无肢体麻木。食纳可，夜寐安，二便正常。舌淡红，苔白，脉弱。

中医诊断：头痛。

证型：气虚证。

西医诊断：神经性头痛。

治法：益气升清。

处方：

川芎 10 g	葛根 10 g	蔓荆子 10 g	羌活 10 g
黄芪 20 g	白术 10 g	石菖蒲 10 g	当归 10 g
白芍 10 g	防风 10 g	甘草 6 g	大枣 3 枚

14剂，水煎服，1日1剂，分2次早晚服用。

按语　本案患者为新发头痛，每次持续时间不等，伴头晕，余无不适，可知其病邪尚浅，未及脏腑。盖其气虚，清阳不升，便为头痛。方中黄芪补益中气，配合葛根升发清阳，两者共达益气升阳之功效；蔓荆子以其升浮之性引药上入于头目，又能疏风；石菖蒲化湿去浊开窍；羌活、川芎为头痛专药，再以白芍、白术、当归气血兼补；大枣开脾助胃；甘草调和诸药。诸药共达益气升清之功效。纵观全方，药物精简，配伍严谨得当，且患者病程较短，又及时用药干预，故疗效显著。黄政德教授用药不拘泥于固定方剂，常根据辨证结果组方，其组方小而功专，既保证疗效又减轻了患者的经济负担。治疗头痛时合理选用引经药，以川芎、蔓荆子、羌活为基础，阳明头痛加用葛根、白芷、知母；少阳头痛选用柴胡、黄芩、川芎；厥阴头痛选用吴茱萸、藁本；少阴头痛选用细辛；太阴头痛选用苍术。

病案二　眩晕——肝肾气阴不足、痰瘀互结证

鲁某，男，56岁，2015年10月20日初诊。主诉：突发性头昏，右侧肢体活动不灵1周。头颅计算机体层摄影（CT）示"左侧基底脑梗死"，就诊时患者诉头昏，右侧肢体活动不灵，不能独立行走，必须由家人搀扶下缓慢拖行，并伴右侧肢体麻木及感觉迟钝，且腰膝软弱无力，纳眠可，大便成形，1日1次。舌质淡红，苔黄厚腻，脉细涩。

中医诊断：眩晕。

证型：肝肾气阴不足、痰瘀互结证。

西医诊断：左侧基底节脑梗死急性期。

治法：滋养肝肾、活血通络、豁痰降逆。

处方：

黄芪60 g	太子参30 g	葛根30 g	蔓荆子10 g
地龙15 g	川芎10 g	女贞子10 g	墨旱莲10 g
杜仲15 g	牛膝15 g	白芍15 g	炙升麻6 g
胆南星6 g	炒黄柏10 g	瓜蒌10 g	红花10 g
桃仁12 g	当归尾12 g	炙甘草3 g	生大黄4 g

14剂，水煎服，1日1剂，分2次早晚服用。

二诊：患者右侧肢体活动明显增强，可在家人搀扶下缓步慢行，诉头昏，乏力，右上肢麻木疼痛，但可用勺自己吃饭，纳眠可，大便稍稀，1日2~3行，舌质淡红、苔薄黄，脉沉细，给予原方加全蝎6 g，僵蚕12 g，豨莶草30 g，并将原方中大黄减至3 g，黄芪加至90 g。

按语 缺血性脑卒中的发病基础亦是本虚标实。黄政德教授认为，本病的发生必有正气内虚的存在，而以气虚最为常见，肝肾亏虚、阴虚亦较常见。标实则以痰瘀互结、脑络阻滞和腑实不通最为常见。在脑梗死的治疗上强调益气活血，豁痰通络，通腑降逆。方中黄芪甘、微温，补气升阳、益气固表，与补气的太子参相伍则益气通络之力更猛，与葛根、炙升麻配伍则更具升阳降浊之力。红花、桃仁、川芎、当归尾活血化瘀；豨莶草、全蝎、僵蚕等舒筋活络，祛风解痉，对缓解患者肢体僵硬、挛缩等症状效果较好，而地龙、全蝎、僵蚕等虫类药皆为血肉有情之品，还兼具填精补髓和祛瘀生新的作用，尤其对脑梗死后遗症期患者可以长期服用，并能有效防止复发。瓜蒌、胆南星等豁痰开窍。大黄泻下通便，又能活血化瘀，配合胆南星、瓜蒌化痰润肠，此配伍通腑而不伤正，且兼有化痰祛瘀作用。全方攻补兼施，全面兼顾，配伍合理，共奏益气、活血化瘀、豁痰通络、通腑降逆的功效。

7 其他疾病

痹 证

一、四妙散

药物组成 苍术、黄柏、牛膝、薏苡仁。

功用 清热利湿，舒筋壮骨。

主治病症 湿热痿证，症见两足麻木，痿软肿痛，用于湿热下注所致的痹病，可见足膝红肿，筋骨疼痛。

方解 方中苍术辛苦而温，芳香而燥，为燥湿健脾之主药；黄柏为苦寒下降之品，入肝肾而清下焦湿热；牛膝补肝肾强筋骨，领苍术、黄柏入下焦而祛湿热；薏苡仁入阳明，祛湿热而利络。诸药合用，可用于治疗湿热下注、两足麻木、痿软、肿痛诸证。《黄帝内经》："治痿独取阳明。阳明者主润宗筋，宗筋主束骨而利机关也。薏苡仁独入阳明，祛湿热而利筋骨，故四味合而用之，为治痿证之妙药也。"

病案一　痹证——湿热蕴结证

陆某，女，68岁，2017年11月7日初诊。主诉：反复全身多关节疼痛2年。患者诉2年前无明显诱因出现全身多关节疼痛，查尿酸为587 mmol/L，曾服用非布司他治疗后出现全身乏力等不适，现患者未规律服用药物治疗。现症见：全身多关节红肿疼痛，以膝关节、踝关节及第一跖趾关节为主，夜间疼痛尤甚，活动受限，皮温升高，时有口干口苦，纳寐可，二便调。舌苔黄，脉弦小紧。

中医诊断：痹证。

证型：湿热蕴结证。

西医诊断：痛风。

治法：清热利湿，活血止痛。

处方：

黄柏 5 g	苍术 10 g	薏苡仁 20 g	牛膝 15 g
地龙 10 g	萆薢 10 g	蚕沙 10 g	威灵仙 15 g
茯苓 10 g	车前子 10 g	白芷 10 g	丹参 15 g
栀子 5 g	甘草 3 g		

14 剂，1 日 1 剂，水煎服，分早晚服。

二诊：2 周后复诊，患者诉症状较前明显改善，效不更方，继续当前药物再服用 1 周，诸证消失，复查尿酸为 330 mmol/L。嘱患者注意饮食，禁酒，少食动物内脏、海产品、豆制品等嘌呤含量高的食物。随访患者未复发。

按语 中医"痹证"，临床上以湿热蕴结型多见，其发病常因饮食不节，嗜食肥甘厚味，以致湿热内蕴，壅滞经络，气血瘀阻不通，而发生肢体关节肿胀疼痛，活动不利，患者多关节红肿疼痛，皮温升高，由湿热阻滞经络关节所致；时有口干口苦，因热邪伤津及湿邪困阻，津液不能正常输布所致；患者病情日久，湿热阻滞，血运不畅，瘀热互结，故见疼痛夜间为甚；兼见舌苔黄，脉弦小紧，辨证为湿热蕴结证，故黄政德教授拟用四妙散为基础方以清热利湿，合地龙、萆薢、蚕沙、威灵仙、白芷、栀子加强祛风除湿、通络止痛之功，茯苓、车前子利水渗湿，丹参活血化瘀，甘草调和诸药。诸药共用，湿热得清，瘀热得散，经络得畅，则诸证可愈。

病案二　痹证——湿热蕴结证

刘某，男，49 岁，2020 年 3 月 11 日初诊。主诉：右足第一跖趾关节反复肿、热、痛 5 年，加重 2 周。患者平素喜饮酒，5 年前因进食海鲜后突发右足第一跖趾关节红肿疼痛，痛如刀绞，行走困难，每次发作自行使用"双氯芬酸钠"等药物后疼痛有所好转，近日多次复发。现症见：右足第一跖趾关节红、肿、热、痛，行走不利，口苦，食少纳差，恶心欲呕，全身无力，下肢浮肿，腰酸。舌红，苔黄腻，脉弦滑。尿常规示尿酸 590 mmol/L。

中医诊断：痹证。

证型：湿热蕴结证。

西医诊断：痛风。

治法：清热除湿，通络止痛。

处方：

牛膝 15 g	车前子 15 g	黄柏 10 g	苍术 10 g
威灵仙 15 g	桑寄生 15 g	杜仲 15 g	川芎 15 g
土茯苓 15 g	秦艽 10 g	忍冬藤 30 g	决明子 15 g
薏苡仁 20 g	当归 15 g	大黄 10 g	

7剂，1日1剂，水煎服。

二诊：患者诉疼痛减轻，时有白痰，二便调，舌红，苔黄，脉滑数。查血尿酸 410 mmol/L。原方加茯苓 15 g、牡丹皮 10 g，7剂。

按语 本案患者为中年男性，平素喜饮酒，嗜食肥甘厚腻，脾胃失运，湿浊内蕴，久而化热。湿为阴邪，重着趋下。湿热之邪入里化热，留滞于筋骨关节，感而即发为痛风之证。黄政德教授治以"四妙散"为主方，辨其为"湿热蕴结证"。取主方四妙散强筋壮骨、清热健脾利湿之功。佐以利水祛湿药如车前子；以威灵仙、秦艽、土茯苓解毒除湿、除痹痛、通利关节，同增方中利水渗湿之效；另添大黄使湿热趋大肠而去；加桑寄生、杜仲以补益肝肾。二诊患者症状减轻，血尿酸下降，热象仍在，且加之有痰，用茯苓、牡丹皮增强其化痰祛湿，清热活血之效。本案充分体现黄政德教授辨证论治思想中的整体观与局部观，根据患者的体质，对症下药，在改善症状的同时，还能扶正祛邪，调理脾胃，标本兼治。本案理法方药切合病机，审证求因，故疗效显著。

二、黄芪桂枝五物汤

药物组成 黄芪、芍药、桂枝、生姜、大枣。

功用 益气温经，和血通痹。

主治病症 血痹，阴阳俱微，外证肌肤麻木不仁，如风痹状。寸口关上微，尺中小紧，脉微涩而紧。

方解 方中黄芪为君，甘温益气，补在表之卫气。桂枝散风寒而温经通痹，与黄芪配伍，益气温阳，和血通经。桂枝得黄芪益气而振奋卫阳；黄芪得桂枝，固表而不致留邪。芍药养血和营而通血痹，与桂枝合用，调营卫而和表里，两药为臣。生姜辛温，疏散风邪，以助桂枝之力；大枣甘温，养血益气，以资黄芪、芍药之功；与生姜为伍，又能和营卫，调诸药，以为佐使。《金匮要略》："血痹阴阳俱微，寸口关上微，尺中小紧，外证身体不仁，如风痹状，黄芪桂枝五物汤主之。"

病案一　胸痹——心脉痹阻证

吴某，女，69岁，2018年4月10日初诊。主诉：心前区疼痛1周，患者2017年锻炼时，突然出现心前区闷痛，呈压迫状，遂至医院就诊。心电图检查示心肌缺血，诊为冠心病心绞痛。住院治疗半个月，症状缓解出院。近1周又觉心前区闷痛，劳累后加重，自服改善心肌供血药物，效果不明显，遂求治于黄政德教授。现症见：心前区闷痛，乏力，心悸，畏寒肢冷，无口干口苦。舌质紫暗，苔薄白，脉细涩。

中医诊断：胸痹。

证型：心脉痹阻证。

西医诊断：心肌梗死。

治法：通阳行痹，活血止痛。

处方：

黄芪 15 g	桂枝 10 g	白芍 10 g	生姜 15 g
大枣 10 g	甘草 5 g		

5剂，1日1剂，水煎服。并嘱适寒温、调情志。

二诊：5日后复诊，诸证缓解。后以初诊方加减服用15剂，诸证不显而停药。

按语　胸痹之病，是由于心气心血不足，阴寒、痰浊、瘀血等邪气留踞胸中，脉络痹阻而出现胸痛、背痛，或者肩胛间痛、两臂内痛等为特征的常见心系病。本案患者为老年女性，畏寒肢冷而无口干口苦，可知阳气心血之不足。黄芪桂枝五物汤方中，黄芪益气，桂枝通阳祛邪，芍药养营，生姜、大枣温通卫阳，调和营卫，共奏通阳行痹之功。清代陈念祖《金匮方歌括》："此即桂枝汤去甘草之缓，加黄芪之强有力者，于气分中调其血，更妙倍用生姜以宣发其气，气行则血不滞而痹除，此夫唱妇随之理也。"此外，若胸痹见黄芪桂枝五物汤证又兼瘀血之象明显者，本方又可与桂枝茯苓丸合方。

病案二　痹证——血脉痹阻证

王某，男，65岁，2017年3月28日初诊。主诉：肢体活动不利3个月余，患者患原发性高血压10年余，3个月前因过劳突然出现右侧肢体瘫痪，急于县医院行头部计算机体层摄影（CT）检查诊断为脑梗死。经住院治疗后病情好转，遗留有右侧肢体活动不利。为进一步治疗，求诊于中医。现症见：右侧肢体活动不利，上、下肢肌力2级，伴见右侧肢体麻木，乏力，言语不清，面色萎黄。舌淡，苔薄白，脉细涩。

中医诊断：痹证。

证型：血脉痹阻证。

西医诊断：脑卒中后遗症。

治法：通阳行痹，活血通经。

处方：

| 黄芪 15 g | 桂枝 10 g | 白芍 10 g | 生姜 15 g |
| 大枣 15 g | 川芎 10 g | 牛膝 10 g | 天麻 10 g |

7剂，1日1剂，水煎服，并嘱其功能锻炼。

二诊：7剂后自觉右侧肢体麻木有所减轻。后以初诊方，连服15剂后，右侧肢体活动较前好转，麻木不显，言语较前清晰。又断续服30剂后，右侧肢体活动基本恢复正常，上、下肢肌力4级，生活基本可以自理，言语较清。

按语 中风后之半身不遂，多由于气虚不能运血，气不能行，血不能荣，气血瘀滞，脉络痹阻所致。该患者年老体虚，复因劳倦内伤，脏腑阴阳失调，气血逆乱，脑脉痹阻而发为中风。黄政德教授以黄芪桂枝五物汤益气养血和血，温阳通脉，川芎、牛膝化瘀通络，天麻平肝熄风祛痰以治其言语不清。临床上，本方应与补阳还五汤相鉴别，前者治在温补、温通，而后者治在补气以行血。

三、麻杏苡甘汤

药物组成 麻黄、杏仁、薏苡仁、甘草。

功用 发汗解表，祛风利湿。

主治病症 主汗出当风或久伤取冷所致风湿，一身尽疼，发热，日晡所剧者。

方解 此方即为麻黄汤以薏苡仁易桂枝而成，变辛温解表为辛平解表，且剂量上较麻黄汤原方为轻，故发汗力较弱，以有微汗出为宜。主要适用于汗出当风，或久居潮湿之地所致风湿在表之证。方中麻黄疏风散邪，除湿温经；杏仁宣降肺气，通调水道，使水湿得以下输；薏苡仁除湿祛风，兼能运脾化湿，使湿从前阴而去；甘草和诸药、建中州，四药合用有除风、祛湿、解表、通阳的作用。临床应用以一身尽疼、午后发热加重、脉浮带数为辨证要点。若湿邪偏胜且从热化,加防己、桑枝、忍冬藤;风邪偏胜,加僵蚕、蝉蜕等。

病案一　湿痹——风湿痹阻证

李某,男,28岁,2022年8月11日初诊。主诉:高热5日,患者因锻炼时汗出淋雨受凉,次日出现高热39.5℃,持续5日高热不退,全身诸多关节疼痛。当地医院查其C反应蛋白高,红细胞沉降率快,新型冠状病毒核酸检测阴性,怀疑为类风湿关节炎和结缔组织病。给予激素类药物退热,但病情反复不愈,欲求中药治疗,遂来黄政德教授门诊就诊。现症见:发热5日,每日下午热势增重,全身痛重,关节有胀痛感,恶风,纳呆,乏力,口干口渴,眠多,大便黏腻不爽,小便黄。舌紫暗,苔白腻,脉细滑。

中医诊断:湿痹。

证型:风湿痹阻证。

西医诊断:风湿性关节炎。

治法:解表清热利湿。

处方:

麻黄15 g	炙甘草30 g	薏苡仁15 g	炒杏仁10 g

5剂,1日1剂,饭后半小时早晚各1次。温服,得微汗即可,注意避风寒。

二诊:患者服1剂即觉舒适,全身疼痛减轻,热势渐退。服完剩余3剂,以巩固疗效。关节仍有胀感,纳呆,大便黏腻不爽,小便黄,舌紫暗苔白腻,脉濡细。处方:在原方基础上合芍药甘草汤、苓桂术甘汤。7剂,服法同上。

三诊:1周后,诸症皆愈。查类风湿因子为阴性,C反应蛋白、红细胞沉降率均在正常范围内。

按语　本案为湿痹。患者在5日前因运动汗出,不慎吹风淋雨,为感受风湿表邪,"湿外胜为身疼,阳内郁则发热",故风湿袭表,全身关节疼痛,下午加重,高热不退,恶风,正是麻杏苡甘汤证。《金匮要略·痉湿暍病脉证治第二》论述风湿在表的证治和成因:"病者一身尽疼,发热,日晡所剧者,名风湿。此病伤于汗出当风或久伤取冷所致也,可与麻黄杏仁薏苡甘草汤。"风湿在表,故一身尽疼;风为阳邪,湿为阴邪,风与湿合,湿邪易化热化燥,日暮助湿,故身疼发热且日晡所剧。麻黄半两,炙甘草一两,薏苡仁半两，炒杏仁10个。其治疗标准为"温服，有微汗，避风。"麻杏苡甘汤服1剂，全身疼痛、高热、恶风等症得减。继续服上药3剂，巩固疗效。二诊时，诸症得减，但仍有余邪，湿邪停滞关节，阻碍阳气运行，关节还有胀痛感，风为阳邪，风湿相合，湿邪化热，大便黏腻不爽，小便黄，舌紫暗是湿邪留滞经络，血行不畅引起血瘀，湿邪除则瘀血去，黄政德教授治疗重点以祛风清热利湿。遂在原方基础上合芍药甘草汤以和中缓急，以达止痛效果；合苓桂术甘汤以温化利水，健脾化湿，以消体内水饮痰湿。服7剂后，风湿之邪俱去，诸症皆愈。本案充分体现黄政德教授辨证论治思想，根据患者的体质，对症下药，根据患者的症状予以方药加减，理法方药切合病机，祛湿扶正，疗效显著。

病案二　皮痹——寒湿痹阻证

胡某，女，54岁，2020年7月31日初诊。主诉：双手手指变硬、变紫20年。20年前出现双手发冷肿胀感，皮肤变硬变厚，无明显活动障碍，未正规治疗。近四五年出现双手僵硬，指甲脱落，腕部不可屈伸，手足多发溃疡反复发作，伴四肢酸痛、乏力、干咳。查抗核抗体谱：抗核抗体（ANA）1∶80，抗Scl70抗体（＋）。望其身体羸弱消瘦，面色萎黄，表情僵硬，额纹消失，牙齿脱落。现症见：双手屈伸不利，关节僵硬，胃纳一般，夜寐欠佳，小便尚可，大便溏稀。舌质黯淡，舌苔白腻，舌下瘀络青紫，脉沉。

中医诊断：皮痹。

证型：寒湿痹阻证。

西医诊断：风湿性关节炎。

治法：温阳祛湿，活血通络。

处方：

炙麻黄 3 g	杏仁 10 g	生甘草 10 g	桂枝 10 g
当归 10 g	生薏苡仁 30 g	炒白芍 30 g	川芎 15 g
丹参 15 g	生地黄 15 g	黄芪 15 g	千年健 15 g
牛膝 15 g	片姜黄 15 g	桑枝 15 g	路路通 12 g

14剂，1日1剂，水煎，早晚餐后温服。

按语　患者素体阳虚，营卫失调，气血不生，寒湿侵犯肌表，致经络不通，气血瘀阻，皮肤失荣而为病。故黄政德教授选用麻杏苡甘汤为主方温阳祛湿，通络止痛，方中加桂枝温通经脉，助阳化气，加黄芪益气固表，补益肺脾，白芍与当归养血补血，加丹参活血祛瘀、养心安神，川芎、片姜黄活血行气止痛；牛膝、千年健、生地黄强壮筋骨，补益肝肾；路路通、桑枝祛风通络；诸药共奏温阳祛湿、通络活血之效。

四、升阳益胃汤

药物组成 黄芪、半夏、人参、炙甘草、独活、防风、白芍、羌活、陈皮、茯苓、柴胡、泽泻、白术、黄连。

功用 益气升阳，清热除湿。

主治病症 治脾胃虚弱，湿热滞留中焦。症见怠惰嗜卧，四肢不收，体重节肿，口苦舌干，饮食无味，食不消化，大便不调，小便频数；兼见肺病，洒淅恶寒，惨惨不乐，面色恶而不和者。

方解 升阳益胃汤为益气健脾清热除湿之剂。方中重用黄芪补脾益气，升举阳气；人参、白术、茯苓、甘草为四君子汤之组成，可益气健脾，助黄芪升阳除湿；半夏、陈皮健脾理气燥湿，畅中焦之气，使补而不滞；泽泻淡渗利水，助清热祛湿之功。纵观全方补气与升阳药配伍，补中寓升；健脾与利湿药配伍，标本兼治；升阳与渗利药同用，补中有泻。该方出自李东垣《内外伤辨惑论·卷中·肺之脾胃虚方》："脾胃虚则怠惰嗜卧，四肢不收……乃阳气不伸故也，当升阳益气，名之曰升阳益胃汤。"全方在甘温益气之六君子汤中佐以升阳祛风除湿药物，一补一升，使脾胃健运，升降有常，气机条畅，则升阳益胃之功乃成。

病案一 痹证——寒凝经脉证

吴某，男，68岁。2022年9月25日初诊。主诉：右侧肢体关节疼痛伴活动不利半年余，2018年冬，右臂部及右腿冷痛难忍，难以正常活动。经当地县医院检查，诊为"风湿性关节炎"。现症见：右臂及下肢发凉，右肘关节及膝关节微肿，右臂疼痛伴麻木，自右侧臀部沿腿至足抽掣冷痛，神疲，头昏。舌质淡红略暗，苔白滑腻，脉细弱。

中医诊断：痹证。

证型：寒凝经脉证。

西医诊断：风湿性关节炎。

治法：温经散寒，养血活络。

处方：

当归 20 g	白芍 30 g	牛膝 10 g	桑枝 10 g
独活 20 g	羌活 20 g	威灵仙 15 g	海桐皮 15 g
黄芪 15 g	白术 25 g	茯苓 20 g	防风 15 g
炙甘草 10 g			

7剂，1日1剂，水煎服。

二诊：患者服药1周后自觉冷痛感减轻，周身轻松稍许，服药共21剂，关节疼痛消失，活动如初。

按语 本案患者寒邪困于血脉，经脉凝涩不通，血行不畅受阻，血郁而生肿，故其右臂及下肢发凉伴肿胀麻木，神疲头昏，此为脾胃气虚，清阳不升之象，结合舌脉知其气虚之余，外感寒邪，内停湿浊。故用黄芪、白术、炙甘草顾护脾胃，助脾胃运化，以当归、芍药养营阴，通血脉，脾胃之精气达于周身，则腠理实，血脉通；又以防风、羌活、独活表里双解，散寒解表，祛风通络，蠲痹止痛；诸药合用，共奏补气除痹，散寒除湿之功，方中补通并行，清温并施，补而不守，散中有收。又患者自觉臀部痛引下肢，四肢末端发凉，究其病机应为血虚寒凝，气血失养，肢节不荣则痛，黄政德教授善用活血温经药，血行则气行，补血以通络，故重用归芍养血活血为君，又佐以威灵仙、海桐皮等祛风湿药，增强祛风通络，蠲痹止痛之功，紧扣"欲续其脉，必益其血，欲益其血，必温其经"之要旨。

病案二　痹证——脾虚湿阻证

宋某，女，38岁，2012年12月初诊。主诉：周身不适1周余。患风湿性关节炎病史10年。现症见：周身不适，受凉则加重，心慌，胸骨部位疼痛，劳累及情绪不畅则气短，心慌加重。站立久则膝以下酸胀痛，腰部酸胀，大便干燥，2~3日一行，小腹胀、胃胀，泛酸。舌淡，脉缓无力。

中医诊断：痹证。

证型：脾虚湿阻证。

西医诊断：风湿性关节炎。

治法：健脾益胃，升阳除湿。

处方：

白参 15 g	黄芪 30 g	炙甘草 15 g	枳实 15 g
半夏 15 g	陈皮 15 g	焦白术 15 g	茯苓 20 g
郁金 15 g	香附 20 g	酒白芍 15 g	柴胡 15 g
羌活 15 g	独活 15 g		

7剂，1日1剂，水煎服。

二诊：7日后复诊周身不适、小腹胀、胃胀、泛酸已明显缓解，唯心慌气短仍时有发作。改安神益气佐以祛风之剂善后。

按语 升阳益胃汤为益气健脾清热除湿之剂，出自李东垣《内外伤辨惑论》，由六君子汤合玉屏风散加减组成，本方为李东垣的名方之一，历代医家皆有运用。方中重用黄芪，补脾益气，升举阳气；白参、白术、茯苓、陈皮、半夏为六君子汤之组成，可益气健脾，助黄芪升阳降湿，且补而不滞；泽泻淡渗利水，助清热祛湿之功；芍药敛阴而调荣；羌活、独活、柴胡，除湿痛而升清阳；枳实破气、消积、化痰；加以郁金，香附疏肝解郁，理气宽中；纵观全方补气与升阳药配伍，补中寓升；健脾与利湿药配伍，标本兼治；升阳与渗湿药同用，补中有泻。黄政德教授以治病求本的治疗原则，用疏肝和胃之法，来助心行血，达到治疗脾虚心慌的目的。

五、补中益气汤

药物组成 黄芪、炙甘草、人参、当归、陈皮、升麻、柴胡、白术。

功用 补中益气，升阳举陷。

主治病症 ①脾胃气虚证，症见饮食减少，体倦肢软，少气懒言，面色萎黄，大便稀薄，脉虚软。②气虚下陷证，症见脱肛、子宫脱垂、久泻、久痢、崩漏等，伴气短乏力，舌淡，脉虚。③气虚发热证，症见身热自汗，渴喜热饮，气短乏力，舌淡，脉虚大无力。

方解 本方重用黄芪为君，其性甘温，入脾、肺经，而补中气，固表气，且升阳举陷。臣以人参，大补元气；炙甘草补脾和中。李杲称此三味为"除湿热、烦热之圣药也"。佐以白术补气健脾，助脾运化，以资气血生化之源。其气既虚，营血易亏，故佐用当归以补养营血，且"血为气之宅"，可使所补之气有所依附；陈皮理气和胃，使诸药补而不滞。更加少量升麻、柴胡，升阳举陷，助益气之品升提下陷之中气。诸药合用，既补益中焦脾胃之气，又升提下陷之中气，补中有升，以补为主。

病案一　肌痹——脾气虚证

陈某，男，59岁，2016年3月12日初诊。主诉：眼睑下垂、复视3年，吞咽咀嚼困难1年半，加重2个月。现症见：两眼上睑下垂加重，眼裂明显变小，头低倾，不能正常直立，两臂不能上举。进餐需多次休息，喝水作呛，自己不能穿衣。舌嫩有齿痕，质稍红，苔薄白中心稍黄腻，脉沉细无力。

中医诊断：肌痹。

证型：脾气虚证。

西医诊断：重症肌无力。

治法：补益脾气，养肝益肾。

处方：

黄芪45 g	苍术12 g	白术12 g	陈皮9 g
党参15 g	柴胡12 g	升麻6 g	甘草6 g
生姜3 g	大枣12 g	麦冬12 g	五味子9 g
熟地黄30 g	淫羊藿15 g		

10剂，水煎服，1日1剂，分2次早晚服用。

按语　《灵枢·经脉》："足太阴脾经，挟咽，连舌本，散舌下。"眼睑属脾，脾主肌肉四肢，吞咽咀嚼亦属于脾，因此疾病应定位于脾。本案患者两眼上睑下垂加重，眼裂明显变小，喝水呛咳，吞咽咀嚼困难，都是病犯于脾。患者脉沉细无力，舌嫩有齿痕，均为明显气虚之征。黄政德教授还考虑到治未病，根据五脏相关的理论，见脾之病，除考虑脾本身而外，还应考虑脾之所不胜之肝，所胜之肾。综合分析，本病诊断为脾气虚衰，治以补脾益气为主，辅以养肝益肾，以补中益气汤加减，酌加熟地黄、淫羊藿滋阴补肾，麦冬、五味子养阴生津。

病案二　骨痹——脾虚湿盛证

邓某，男，66岁，2014年3月10日初诊。主诉：骨关节疼痛3年，加重2个月。患者有长期骨质疏松和哮喘病病史。现症见：疼痛波及全身，伴乏力，自觉沉重疼痛，夜间痛甚，常因疼痛而不能入睡，饮食可，大便时稀时溏，小便略频，量、色正常，伴咳嗽，咳痰色白清晰，夜寐差。舌体胖大水滑，舌色淡红，苔薄白，脉濡。

中医诊断：骨痹。

证型：脾虚湿盛证。

西医诊断：骨关节炎。

治法：健脾除湿。

处方：

黄芪 30 g	白术 10 g	陈皮 20 g	柴胡 15 g
党参 15 g	当归 15 g	升麻 7.5 g	桔梗 25 g
延胡索 20 g	龙骨 25 g	牡蛎 25 g	地龙 15 g

7剂，水煎服，1日1剂，分2次早晚服用。

按语　《素问·痹论》："风寒湿三气杂至，合而为痹也。"该患者脾气不足，运化无力，加之素体肺气不利，肺为生痰之源、脾为储痰之器，痰饮水湿产生过多而代谢无力，故见舌体胖大水滑，脾虚则气血生化乏源，不荣则痛，故见周身沉重疼痛，证属脾虚湿胜，治宜健脾除湿，故黄政德教授选用补中益气汤加减以益气健脾。方中加入桔梗宣肺止咳，加延胡索理气止痛，龙骨、牡蛎安神助眠，加地龙以通经活络。本方以益气健脾为治法，方中虽无大量燥湿化痰药物，但使脾气得健，则湿邪痰浊自去。

六、附子理中汤

药物组成　附子、人参、干姜、甘草、白术。

功用　温阳祛寒，补气健脾。

主治病症　脾胃虚寒较甚，或脾肾阳虚证，症见脘腹疼痛，下利清谷，恶心呕吐，畏寒肢冷，或霍乱吐利转筋等。

方解　附子理中汤为先后天并补之剂。方中以附子温补脾肾，人参补气益脾，白术健脾燥湿，干姜温胃散寒。甘草和中补土，调和诸药。《医理真传》："非附子不能挽救欲绝之真阳，非姜术不能培中宫之土气。"人参微寒有刚柔相济之意，甘草调和上下最能缓中，五味药配合得当，治疗中下焦虚寒、火不生土诸证。

病案一　痛痹——中气虚衰、寒湿外袭证

陈某，男，29岁，2015年5月10日初诊。主诉：肢节肿痛1个月余。患者诉4月田间劳动淋雨数小时后，出现畏寒发热，肢节酸痛，因经济困难未能及时治疗。现病情加重，活动受限，腰脊疼痛剧烈，遇寒痛增，行动困难，纳食呆滞。舌淡苔白厚，脉沉紧。

中医诊断：痛痹。

证型：中气虚衰、寒湿外袭证。

西医诊断：风湿性关节炎。

治法：温阳祛寒。

处方：

花椒 12 g	桂枝 9 g	附子 6 g	人参 15 g
干姜 6 g	甘草 6 g	茯苓 6 g	白术 9 g

14剂，水煎服，1日1剂，分早晚2次服用。

按语　《素问·痹论》："寒气盛者为痛痹。"本案患者中气亏虚，寒湿外袭，未及时治疗后寒湿之邪乘虚入络，营卫运行阻滞，邪络闭日久，出现活动受限，行动困难，腰脊疼痛剧烈，遇寒剧增。脾阳不振出现纳食呆滞，舌淡苔白厚，脉沉紧，是寒入经脉的表现。黄政德教授运用附子理中汤加味治疗，附子温补脾肾，人参补气健脾，干姜温煦中阳，白术、甘草补益中气，五药配合精确干练，兼顾先后天之本，共同起到祛除寒邪、振奋脾阳的作用，酌加桂枝、花椒更添温经散寒之力。

七、逍遥散

药物组成　甘草、当归、茯苓、芍药、白术、柴胡、煨生姜、薄荷。

功用　疏肝解郁，养血健脾。

主治病症　肝郁血虚脾弱证，症见两胁作痛，头痛目眩，口燥咽干，神疲食少，或往来寒热，或月经不调，乳房胀痛，脉弦而虚。

方解　方中以柴胡疏肝解郁，使肝郁得以条达，为君药。当归甘辛苦温，养血和血，且其味辛散，乃血中气药；白芍酸苦微寒，养血敛阴，柔肝缓急；归、芍与柴胡同用，补肝体而助肝用，使血和则肝和，血充则肝柔，共为臣药。木郁则土衰，肝病易传脾，故以白术、茯苓、甘草健脾益气，非但实土以御木乘，且使营血生化有源，共为佐药。用法中加薄荷少许，疏散郁遏之气，透达肝经郁热；煨生姜降逆和中，且能辛散达郁，亦为佐药。柴胡引药入肝，甘草调和药性，二者兼使药之用。所谓"肝苦急，急食甘以缓之……脾欲缓，急食甘以缓之……肝欲散，急食辛以散之"（《素问·脏气法时论》），可使肝郁得疏，血虚得养，脾弱得复，气血兼顾，肝脾同调，立法周全，组方严谨，故为调肝养血健脾之名方。

病案一　腰痹——肝郁气滞、湿阻经络证

周某，女，46岁，2020年7月9日初诊。主诉：腰周困痛2年。现症见：2年前外伤，L4～L5椎间盘突出，此后一直觉得腰怕冷，酸困疼痛，活动不受限制，月经正常，经前乳胀痛甚，腰困亦加重。睡眠质量差，易醒多梦，心烦急躁，易上火，汗多，不渴，食欲差，大小便正常。舌暗红，苔黄厚，舌下络脉瘀紫，脉沉滞。

中医诊断：腰痹。

证型：肝郁气滞、湿阻经络证。

西医诊断：腰椎间盘突出。

治法：疏肝理气，通络止痛。

处方：

木贼 10 g	牡丹皮 10 g	柴胡 10 g	当归 10 g
炒白术 10 g	炒栀子 10 g	生白芍 15 g	茯苓 15 g
生姜 3 片	制香附 12 g	通草 6 g	生甘草 6 g
生薏苡仁 30 g	薄荷（后下）3 g		

10剂，水煎服，1日1剂，分2次早晚温服。

按语　《古今医鉴》："坠堕险地，伤腰而痛。"患者从症状来看，当为外伤后导致气血运行受阻，气血不通故腰酸困痛，发凉；肝主疏泄，患者经前乳房胀痛、腰酸困痛加重，当为肝经气血运行不畅所致；心烦、急躁、食欲不佳为肝木克脾土之象。故黄政德教授处以逍遥散加减疏肝解郁，兼调理脾胃，观其舌下络脉瘀紫，当为瘀血阻滞，加制香附、牡丹皮行气活血；心烦易上火，加炒栀子以清心除烦；眼干涩加木贼清肝明目；腰部发凉为气机不畅、湿气阻滞所致，故加生薏苡仁、通草健脾祛湿。综观本方以疏肝理气、健脾化湿为治，不止痛而痛自止。

病案二　气痹——肝郁气滞、脉络阻滞证

刘某，女，43岁，2018年4月5日初诊。主诉：全身窜痛3年，加重3个月。患者诉近3个月来全身广泛性疼痛加重。现症见：双下肢麻木，伴烦躁、倦怠乏力、失眠多梦。纳可，二便调，月经正常。舌质红，苔薄黄，脉弦细。

中医诊断：气痹。

证型：肝郁气滞、脉络阻滞证。

西医诊断：纤维肌痛综合征。

治法：疏肝解郁，理气止痛。

处方：

牡丹皮 10 g	柴胡 10 g	当归 10 g	炒白术 10 g
炒栀子 10 g	白芍 9 g	茯苓 9 g	生姜 3 片
葛根 9 g	生甘草 6 g	薄荷（后下）3 g	

14 剂，水煎服，1 日 1 剂，分 2 次早晚服用。

按语 《血证论》："肝属木，木气冲和条达，不致遏郁，则血脉得通。"肝气抑郁，气机不畅，肝疏泄功能失常，血行受阻而发生阻滞，表现在肌体上出现关节、肌肉疼痛等症状为主，可诊断为痹证。此外，烦躁、失眠多梦、舌红苔薄黄则为阴血亏虚生热之象，黄政德教授在临床常用逍遥散加减治疗此类病证，归芍与柴胡同用，补肝体而助肝用，使血和而肝柔。白术、茯苓、甘草健脾益气，诸药共用肝郁得疏，血虚得养，气血兼顾，诸症立除。上肢痛加用桑枝、桂枝，肌肉痛可加用葛根。

郁 证

一、丹栀逍遥散

药物组成 柴胡、当归、白芍、白术、茯苓、甘草、生姜、薄荷、牡丹皮、栀子。

功用 疏肝清热，养血健脾。

主治病症 肝郁血虚，内有郁热证，症见潮热盗汗，症见烦躁易怒，或自汗盗汗，或头痛目涩，或面赤口干，或月经不调，少腹胀痛，或经期吐衄。舌红苔薄黄，脉弦虚数。

方解 本方是在逍遥散的基础上加牡丹皮、栀子而成，用治肝郁血虚日久，生热化火之证，方中牡丹皮清热凉血以清血中伏火，栀子泻火除烦并能导热下行，两者合用以平其火热；柴胡长于疏肝解郁，使肝郁得以条达；白芍酸甘，敛阴养血、柔肝缓急；当归辛温，养血活血，归、芍与柴胡相伍，使血气和而肝气柔，养肝体而助肝用；白术、茯苓、甘草益气健脾，一取《金匮要略》"见肝之病，知肝传脾，当先实脾"之意，实土以防木乘，又因"脾胃为气血生化之源"，补脾胃以助营血生化，再则借茯苓宁心安神之功以助眠。全方宗《黄帝内经》"木郁达之""火郁发之"之意，共奏疏肝健脾、清热养血、宁心安神之功。

病案一　郁证——肝郁气滞、化热伤阴证

刘某，女，49岁，2019年5月9日初诊。主诉：烦躁易怒伴口苦咽干1年余。患者诉1年余来精神不安，情绪难以自控，易悲怒哭笑，常与他人争吵，影响正常工作与生活。现症见：烦躁易怒，胸胁满闷，失眠多梦，口苦，纳欠佳，大便干结，2日1行，小便可。舌边尖红，苔薄黄，脉弦细。

中医诊断：郁证。

证型：肝郁气滞、化热伤阴证。

西医诊断：更年期综合证。

治法：疏肝解郁，养阴清热。

处方：

白芍 10 g	栀子 10 g	当归 12 g	牡丹皮 10 g
柴胡 12 g	茯苓 15 g	白术 10 g	合欢皮 10 g
茯神 15 g	生地黄 10 g	玄参 12 g	炙甘草 6 g

12剂，水煎服，1日1剂，分2次早晚服用。

按语　郁，有积、滞、结之意。《素问·举痛论》："思则心有所存，神有所归，正气留而不行，故气结矣。"《医学正传》中首次提出"郁证"之名，将其归纳为"九气怫郁之候""留饮湿郁之痰"。黄政德教授认为，治郁当以理气为先，郁怒不畅，可使肝失条达，气失疏泄，而致肝气郁结，气郁日久生热化火，火邪煎灼津液，呈现出一派阴虚内热之象，故治宜疏肝解郁，养阴清热。在病位上，黄政德教授尤为重视调理心肝脾三脏，由于肝愿不遂，精神紧张，忧愁悲哀等精神因素，损伤心神，心失所养，则夜寐不安，失眠多梦。《素问·玉机真脏论》："肝受气于心，传之于脾。"肝脾失和是郁证的关键环节。本案询其初起原因，是由于情志不畅引起，故治以丹栀逍遥散疏肝清热为主。失眠多梦是肝热扰心、神失所养所致，故加茯神养心除烦、合欢皮解郁安神；口苦、大便干结、舌边尖红，是心肝火热、阳明燥实内结的表现，"津液不足，无水舟停"，热甚伤阴劫液，肠失濡润，下之不通则便结，取增液汤之意，加甘咸性寒之玄参，滋阴清火，泄热软坚，生地黄助玄参滋阴增液，达增水行舟之效。诸药合用，共奏疏肝泻热，滋阴清心之功。

病案二 郁证——肝郁血虚、湿热下注证

陈某，女，35岁，2019年7月8日初诊。主诉：自觉外阴瘙痒，排尿不畅1个月余。患者诉1个月余前得知丈夫婚内出轨，羞愤难平欲与其离婚，但虑及孩子而犹豫不决，终日郁郁寡欢，后知丈夫患有性病，遂感自己外阴瘙痒，排尿不畅。经查衣原体、支原体及淋病奈瑟菌等均为阴性，血常规、尿常规正常。现症见：自觉尿道口灼热，小便淋漓不尽，精神不振，面色少华，偶有胸闷，心悸不宁，失眠多梦，纳减，腹胀便溏。舌质红，苔薄黄腻，脉弦滑。

中医诊断：郁证。

证型：肝郁血虚、湿热下注证。

西医诊断：躯体形式障碍。

治法：疏肝健脾，清热祛湿。

处方：

枳实 10 g	栀子 12 g	柴胡 12 g	牡丹皮 15 g
佛手 15 g	白芍 10 g	当归 10 g	炒白术 10 g
茯苓 20 g	木通 10 g	车前草 15 g	茯神 15 g
黄柏 10 g	酸枣仁 30 g	炙甘草 6 g	

7剂，水煎服，1日1剂，分2次早晚服用。

按语 《黄帝内经》："百病生于气也。"怒则气上，怒则气逆，甚则呕血及飧泄，本案诱因是情绪刺激，郁怒伤肝所致，肝气郁滞，当以疏导为先，故加枳实破气除满、佛手疏肝理气，以解胸闷腹胀之苦；肝气横逆而犯脾胃，脾胃升清降浊功能失司，脾胃不和则脘腹胀满，纳减便溏。黄政德教授认为，本病治疗重在"扶土抑木"，即疏泄郁滞之气，调补受克之脾，兼以清化湿热，故以炒白术、茯苓、炙甘草合用健脾渗湿助运；尿道口灼热，排尿不畅，乃肝经湿热下注之征象，取龙胆泻肝汤之意，加用木通、车前草清热利湿，黄柏、栀子苦寒泄热，诸药合用，使下焦湿热得清，尿道灼热可缓；面色少华，精神不振属气血亏虚之象，肝郁血虚，心失所养则心悸不安，失眠多梦，治宜补血养心安神，配伍当归补血活血，酸枣仁、茯神养心安神，配合心理疏导，消除疑虑及精神负担，故能速效。

二、柴胡疏肝散

药物组成　陈皮、柴胡、川芎、枳壳、白芍、甘草、香附。

功用　疏肝解郁，行气止痛。

主治病症　肝郁气滞证，症见胸胁疼痛，胸闷，善太息，情志抑郁或易怒，或嗳气，脘腹胀满，脉弦。

方解　本方遵《黄帝内经》"木郁达之"之旨，方中以柴胡功善疏肝解郁，用以为君。香附理气疏肝而止痛，川芎活血行气而止痛，二药相合，助柴胡以解肝经之郁滞，并增活血行气止痛之效，共为臣药。陈皮、枳壳理气行滞，白芍、甘草养血柔肝，缓急止痛，均为佐药。诸药相合，共奏疏肝行气，活血止痛之功。

病案一　郁证——肝气郁结证

王某，女，38岁，2020年4月3日初诊。主诉：间断性胸闷、心慌1年余，加重4小时余。患者诉1年余前无明显诱因出现胸闷、心慌，间断发作，伴恶心欲呕，精神抑郁，情绪低落，就诊于多家医院，具体治疗不详。4小时余前与丈夫争吵情绪波动后出现胸闷，以心前区为主，伴气促、汗出，休息后未见明显缓解，遂来就诊。现症见：精神抑郁，情绪低落，胸闷心悸，伴气促，手心汗出，恶心欲呕，口苦，纳寐尚可，二便调。舌红，苔薄白腻，脉弦。

中医诊断：郁证。

证型：肝气郁结证。

西医诊断：焦虑性抑郁症。

治法：疏肝健脾，理气畅中。

处方：

香附 9 g	柴胡 12 g	炒枳壳 12 g	陈皮 15 g
川芎 9 g	白芍 15 g	黄芪 10 g	党参 10 g
厚朴 9 g	丹参 10 g	檀香 5 g	砂仁 3 g
炙甘草 6 g			

7剂，水煎服，1日1剂，分2次早晚服用。

按语　《伤寒论》："少阴病，四逆，其人或咳，或悸，或小便不利，或腹中痛，或泄痢下重者，四逆散主之。"黄政德教授临床多运用柴胡疏肝散加减治疗因情志不舒所致心悸、胸闷伴口苦、舌红、脉弦等证,取得了较好的临床疗效。女子以肝为先天,肝藏血而主疏泄,心主血脉,对血液的正常运行起主导作用,故临床多见妇女因情志不畅而致肝气郁结,瘀血阻滞,影响心血运行,表现为心悸、脉弦,方中加丹参以入心养血,通调经脉,即《医学真传·气血》中"气病血必病,血病气必伤,气血两者,和则俱和,病则同病"之意,酌加黄芪、党参以益气行血,使血活瘀化气行;肝失疏泄,横逆犯胃,胃失和降,则恶心欲呕,肝气犯胃,肝气挟胆汁上逆而造成口苦,故加厚朴、檀香、砂仁、炒枳壳以行气降逆,使逆上之气平复,郁滞之气畅行。

病案二　郁证——肝郁气滞、血瘀痰结证

石某,女,45岁,2021年3月24日初诊。主诉:情志不畅伴双侧乳房胀痛不适半年余。患者诉半年余前丧父后出现情志不畅,喜悲欲哭、急躁易怒,伴双侧乳房胀痛,每于情志刺激或月经前后症状加重,至当地医院就诊,完善乳腺B超后提示乳腺小叶增生。现症见:情志不畅,喜叹息,双侧乳房胀痛不适,每于情绪刺激或月经前后加重,疼痛向肩背部放射明显,内可触及大小、形态不一,边界清质地柔软的多个包块,伴有月经不调,夜寐不安,平素急躁易怒,舌淡红,苔薄白,脉弦。

中医诊断:郁证。

证型:肝郁气滞、血瘀痰结证。

西医诊断:焦虑抑郁状态。

治法:疏肝解郁,活血化瘀,化痰散结。

处方:

柴胡 10 g	香附 10 g	郁金 10 g	金铃子 10 g
延胡索 10 g	当归 10 g	川芎 10 g	白芍 15 g
陈皮 10 g	青皮 10 g	茯苓 15 g	茯神 10 g
炒枳壳 6 g	浙贝母 10 g	夏枯草 15 g	莪术 10 g
首乌藤 15 g	甘草 5 g		

7剂,水煎服,1日1剂,分2次早晚服用。

2021年4月3日二诊:服药后情志稍舒,双侧乳房胀痛减轻,乳房肿块变小,变软,但仍有夜寐不安,予上方加石菖蒲 5 g,炙远志 10 g,合欢花 10 g,牡丹皮 10 g,炒栀子 10 g。7剂,服法同前,以增疏肝解郁、养心安神之效。

按语 《医宗金鉴》："乳癖乃乳中结核……随喜怒消长，多由恼怒伤肝，气血郁结而生。"指出乳癖的发生与肝气郁结有关，本案患者因遭受情绪刺激发病，肝气郁结，肝经气机不畅，气血运行失度，胸胁经络阻塞不通则胁痛，肝郁伤脾，脾失健运，痰浊内生，气滞、痰浊、血瘀互结于乳房，则发为乳癖。本案属于情志病的范畴，黄政德教授认为，本病治法为疏肝解郁，活血化瘀，化痰散结。方中柴胡、香附、青皮、郁金疏肝解郁；当归、川芎、丹参、莪术活血化瘀，散结止痛；陈皮、茯苓、炒枳壳健脾化痰、行气化湿；白芍、金铃子、延胡索柔肝养肝止痛；浙贝母、夏枯草化痰散结；酸枣仁、茯神、首乌藤宁心安神以助眠；诸药配伍，疗效颇佳。

三、半夏厚朴汤

药物组成 半夏、厚朴、茯苓、生姜、紫苏叶。

功用 行气散结，降逆化痰。

主治病症 梅核气，症见咽中如有物阻，咳吐不出，吞咽不下，或咳或呕，舌苔白润或白滑，脉弦缓或弦滑。

方解 方中半夏辛温入肺胃，化痰散结，降逆和胃，为君药；厚朴苦辛性温，下气除满，为臣药。二药相合，化痰结，降逆气，痰气并治。茯苓健脾渗湿，湿去则痰无由生，生姜辛温散结，和胃止呕，且制半夏之毒；紫苏叶芳香行气，理肺疏肝，助厚朴以行气宽胸，宣通郁结之气，共为佐药。诸药合用，共奏行气散结，降逆化痰之功。

病案一 郁证——肝气不疏、痰气交结证

朱某，女，43岁，2021年11月18日初诊。主诉：精神抑郁，咽中如有异物梗阻不适2年。患者诉2年前因琐事与家人争吵后一直郁闷不舒，咽部如有异物梗阻，曾于当地医院就诊，口服氯氮平、疏肝解郁胶囊等药物，未见明显好转，遂来就诊。现症见：精神抑郁，闷闷不乐，失眠，偶有胸闷，咽部如有异物梗阻，吞之不下，咯之不出，纳欠佳，二便正常。舌淡，苔白腻，脉弦滑。

中医诊断：郁证。

证型：肝气不疏、痰气交结证。

西医诊断：咽神经症。

治法：疏肝行气、化痰解郁。

处方：

柴胡 15 g	白芍 20 g	枳壳 15 g	香附 15 g
陈皮 10 g	紫苏梗 15 g	半夏 15 g	厚朴 15 g
茯苓 15 g	合欢皮 30 g	焦三仙各 15 g	生龙骨 15 g
生牡蛎 15 g	首乌藤 20 g	生姜 3 片	大枣 5 枚

7剂，水煎服，1日1剂，分2次早晚服用。

按语 《金匮要略》："妇人咽中如有炙脔，半夏厚朴汤主之。"本病多由七情所伤，气机不畅，痰气凝滞所致。黄政德教授认为，本病的治疗主要在于疏解肝郁，行气散结。故方中以半夏化痰散结，厚朴下气除满，助半夏化痰；紫苏梗芳香行气，助厚朴顺气宽胸；茯苓利水渗湿；柴胡、白芍、香附、合欢皮疏肝解郁；枳壳、陈皮理气宽中，肝郁日久可致脾虚，故加焦三仙、生姜、大枣益气健脾助运；患者失眠日久，酌加生龙骨、生牡蛎、首乌藤潜阳安神，全方配合，使气顺痰消，梅核气自除。

病案二　郁证——肝郁犯胃、胃失和降证

朱某，男，18岁，2021年5月3日初诊。主诉：间断性心烦欲呕1年余。患者诉1年余前因学业压力导致夜寐不安，心烦意乱，精神倦怠，学习时注意力难以集中，常感恶心欲呕，遂来就诊。现症见：心烦，恶心欲呕，呈阵发性，精神倦怠，失眠多梦，纳欠佳，不思饮食。舌胖大，苔滑，脉弦。

中医诊断：郁证。

证型：肝郁犯胃、胃失和降证。

西医诊断：焦虑抑郁状态。

治法：疏肝理气，化痰降逆。

处方：

半夏 15 g	厚朴 10 g	茯苓 15 g	生姜 10 g
木香 10 g	紫苏叶 10 g	茯神 10 g	酸枣仁 30 g
生麦芽 30 g	莲子心 5 g	旋覆花（包煎）15 g	

7剂，水煎服，1日1剂，分2次早晚服用。

按语 呕吐的病因有多种，临床上以肝气犯胃者尤为常见，医家叶天士云:"肝藏厥气,乘胃入膈。"又云:"厥阴顺乘阳明,胃土久伤,肝木愈横。"即厥阴之气上干,阳明之气失降,指出了肝胃之气不顺,肝木犯胃致呕的病因病机,本案患者恶心欲呕是由于情志不舒,肝气郁结,横逆犯胃所致。黄政德教授认为,治宜疏肝解郁,降逆和胃;方选半夏厚朴汤加减,方中半夏、厚朴相合,化痰结,降逆气;紫苏叶芳香行气;茯苓利水渗湿,湿去则痰无所生,痰气并治;生姜、旋覆花、木香降气和胃止呕,佐以宁心安神之生麦芽、莲子心、茯神、酸枣仁,诸药合用,行中有宣,降中有散,故能速效。

汗　证

一、玉屏风散

药物组成　防风、黄芪、白术。

功用　益气固表止汗。

主治病症　表虚自汗,症见汗出恶风,面色㿠白,舌淡,苔薄白,脉虚浮。亦治虚人腠理不固,易感风邪。

方解　《成方便读》:"大凡表虚不能卫外者,皆当先建立中气。"本方之黄芪,性甘温,内助白术补脾肺之气,外可固表止汗,为君药;白术补气健脾,脾旺则四脏之气皆得受荫,表自固而邪不干,协黄芪益气固表,为臣药;黄芪、白术虽可益气,然甘者性缓,不能速达于表,故佐以防风,三药相伍,固卫气,实腠理,疏风邪,共奏固表止汗之功。

病案一　自汗——肺脾气虚、卫气不固证

刘某,女,23岁,2021年4月21日初诊。主诉:头部及手掌汗出不止2年余。患者诉2年余来头部及手掌部极易出汗,汗出不止,动则益甚,不因情绪或天气变化波动。现症见:头部及手掌部汗出不止,动则益甚,易疲乏,自觉口中甜腻,寐多梦,易醒,二便可,纳一般。舌苔薄白,边有齿痕,脉弱。

中医诊断:自汗。

证型:肺脾气虚,卫气不固证。

西医诊断:自主神经功能失调。

治法:健脾益气,固表止汗。

处方:

防风 15 g	白芍 10 g	黄芪 30 g	西洋参 10 g
炙甘草 10 g	大枣 10 g	浮小麦 10 g	酸枣仁 15 g
五味子 10 g	牡蛎 15 g	白术 20 g	茯神 10 g
茯苓 10 g	薏苡仁 10 g		

14剂，水煎服，1日1剂，分2次早晚服用。

按语 《医宗金鉴》："无因汗出，谓之自汗。自汗谓表阳虚，汗出则恶寒冷，宜用后方……表虚潋潋自汗，玉屏风散主之。"本案患者体质虚弱、气虚乏力故自汗不止，方选玉屏风散加减，乃益气固表、补益脾肺之用。方中用大剂量黄芪、西洋参大补脾肺之气，配以白术、大枣、炙甘草，取培土生金之意，健脾和中，助黄芪固表；防风解表祛风，逐湿止汗。《本经逢原》："浮麦消克敛盗汗，取其散皮腠之热也。"浮小麦性甘凉，功能益气除热敛汗，止自汗盗汗，五味子可敛肺气，二者相合，使汗不外泄。舌淡，边有齿痕，易于疲乏，自觉口中甜腻，属脾虚湿盛之象，故加茯苓、薏苡仁淡渗利湿；脾虚失运，气血化生乏源，血不养心故寐差多梦，治宜养血补心，佐白芍养血益阴，酸枣仁、牡蛎、茯神养心安神。14剂服毕，患者诸症得缓。

病案二　盗汗——阴虚热扰证

吴某，女，48岁，2021年7月10日初诊。主诉：盗汗1年余。现症见：患者睡觉时常遍身汗出，醒后自停，寐多梦，常自觉手足心热，大便稀溏，小便正常，平素月经量少。舌红，苔薄黄，脉细数。

中医诊断：盗汗。

证型：阴虚热扰证。

西医诊断：交感神经功能失调。

治法：滋阴清热，益气敛汗。

处方：

知母 10 g	黄柏 10 g	栀子 10 g	熟地黄 15 g
山药 30 g	茯苓 20 g	泽泻 10 g	牡丹皮 10 g
黄芪 30 g	白芍 15 g	防风 15 g	炒白术 30 g
煅牡蛎 30 g	当归 15 g	茯神 10 g	首乌藤 10 g

10剂，水煎服，1日1剂，分2次早晚服用。

按语 《证治汇补》："盗汗者，睡则出汗，醒则渐收。因阴气空虚。睡则卫气乘虚入阴中,表无护卫。"指明了盗汗的总体病机是阴虚阳亢,阴阳失调,腠理不固,本病的治疗重在养阴清热,兼以益气敛汗。故黄政德教授联用滋阴清热之知柏地黄丸与益气固表之玉屏风散,气阴兼顾,标本兼治。本案患者平素月经量少,脉细,有血虚之象,故加补血和血之当归,与熟地黄配伍,补肝肾滋阴血,白芍养血柔阴,更增补血之力;舌红、苔薄黄、手足心热,寐多梦,皆是虚热内扰之象,以知母、牡丹皮、黄柏、栀子相配,滋阴清热、泄相火除烦,佐以养心安神之品调理睡眠;本案患者盗汗1年余,汗出日久,气可随津液外泄而弱,加之患者大便稀溏,已有脾气不足之证,方选玉屏风散益气健脾固卫。

二、六味地黄丸

药物组成 熟地黄、山茱萸、山药、泽泻、牡丹皮、茯苓。

功用 填精滋阴补肾。

主治病症 肾阴精不足证,症见腰膝酸软,头晕目眩,视物昏花,耳鸣耳聋,盗汗,遗精,消渴,骨蒸潮热,手足心热,舌燥咽痛,牙齿动摇,足跟作痛,以及小儿囟门迟闭。舌红少苔,脉沉细数。

方解 本方为补肾填精之基础方,亦为"三补""三泻"代表方。方中熟地黄为君,填精益髓,滋补阴精;臣以山茱萸补肝肾涩精,山药补脾肾固精,即所谓"三补";肾为水火之宅,肾虚则水泛,阴虚则火动,故佐以泽泻利湿泄浊,牡丹皮清泄相火,茯苓健脾渗湿,此为"三泻",全方六药合用,补泻兼施。

病案一 自汗——气血亏虚、肺卫不固证

彭某,男,67岁,2023年1月15日初诊。主诉:自汗1个月余。患者诉1个月余前因新型冠状病毒肺炎住院治疗,出院后自感乏力,时有自汗,活动后加重,遂来就诊。现症见:时有自汗,乏力,精神欠佳,腰膝酸软,纳可,寐可,二便正常。舌淡红,苔薄白,脉沉。

中医诊断:自汗。

证型:气血亏虚、肺卫不固证。

西医诊断:新型冠状病毒肺炎后遗症期。

治法:益气养血,固表止汗。

处方:

茯苓 15 g	红枣 10 g	山药 30 g	生地黄 15 g
泽泻 10 g	牡丹皮 10 g	太子参 10 g	炒白术 15 g
甘草 6 g	五味子 10 g	糯稻根 30 g	黄芪 20 g
山茱萸 15 g			

14剂，水煎服，1日1剂，分2次早晚服用。

按语 《临证指南医案·汗》："汗本乎阴，乃人身之津液所化也，经云汗者心之液，又云肾五脏液，故凡汗证未有不由心肾虚而得之者。"提出汗证从心肾论治的观点。本案患者疾病初愈，气血亏虚，肾气不足，肾虚封藏失职，导致自汗，肾气虚则见腰膝酸软，肺气不足则见乏力、汗出，动则益甚。方中以六味地黄丸补益肾气，佐以四君子汤益气健脾，因患者时时汗出，恐津液耗伤太过，气随津泄，酌加五味子、糯稻根固表敛汗治其标；患者年老体虚，感邪初愈，恐耗气伤血，遂加以黄芪、大枣益气补血。全方气血同调，标本兼顾，故能奏效。

病案二　头汗证——气阴亏虚证

谢某，男，68岁，2022年6月3日初诊。主诉：头汗20余年。现症见：头部汗出，活动、站立时加剧，平卧时头汗缓解，全身其他地方无异常出汗，无其他明显不适。舌淡红，苔薄白，脉细。

中医诊断：头汗证。

证型：气阴亏虚证。

西医诊断：自主神经功能失调。

治法：滋阴潜阳，益气止汗。

处方：

玄参 15 g	山药 20 g	麦冬 10 g	茯苓 10 g
泽泻 10 g	牡丹皮 10 g	肉桂 3 g	黄芪 30 g
仙鹤草 20 g	五味子 10 g	麻黄根 10 g	煅龙骨 15 g
煅牡蛎 15 g	山茱萸 15 g	生地黄 15 g	

7剂，水煎服，1日1剂，分2次早晚服用。

按语 成无己《伤寒明理论》："头者，诸阳之会也。邪搏诸阳，津液上凑，则汗见于头也。"阳加于阴谓之汗，头为诸阳之会，但头汗出的病机是阴阳失调，阴虚不能制阳，虚阳上越于头部，逼津外出，则发为头汗。上病下取，患者属老年男性，《素问·上古天真论》："丈夫……七八，肝气衰，筋不能动，天癸竭，精少，肾脏衰，形体皆极。八八则齿发去。"黄政德教授认为，本病治疗重在滋阴补肾，故选用六味地黄丸加麦冬、玄参滋补肾阴以制其阳；方中麻黄根、五味子收敛止汗治标；煅龙骨、煅牡蛎滋阴潜阳治本，久汗易于耗气伤阳，故加入大剂量黄芪益气，少量肉桂引火归元，如此便可使阴阳平衡，头汗向愈。

三、当归六黄汤

药物组成 当归、生地黄、黄芩、黄柏、黄连、熟地黄、黄芪。

功用 滋阴泻火，固表止汗。

主治病症 阴虚火旺盗汗证，症见发热盗汗，面赤心烦，口干舌燥，大便干结，小便黄赤。舌红苔黄，脉数。

方解 本方所致盗汗为阴虚火旺所致，方中当归、生地黄、熟地黄入肝肾滋阴养血，阴血充则水能制火，共为君药。臣以黄连清心泻火，合用黄柏、黄芩苦寒泻火坚阴，君臣相伍，泻火滋阴兼顾，标本兼治。汗出过多，卫虚不固，故佐以黄芪益气实卫以固表，黄芪、当归、熟地黄相合，气血兼顾，诸药配伍，共奏滋阴泻火，固表止汗之功。

病案一 汗证——阴虚火旺证

赵某，女，56岁，2022年9月7日初诊。主诉：汗多伴心烦易怒5年余。患者诉5年余前停经后开始出现多汗，常遍身汗出，黏腻不适，活动后明显，遂来就诊。现症见：多汗，活动后明显，平素心烦易怒，失眠多梦，大便偏干，2日1次，小便正常。舌红少苔，脉弦。

中医诊断：汗证。

证型：阴虚火旺证。

西医诊断：更年期综合征。

治法：滋阴泻火，固表止汗。

处方：

当归 10 g	生地黄 15 g	甘草 6 g	栀子 10 g
牡丹皮 10 g	黄芩 6 g	黄柏 6 g	黄连 10 g
知母 10 g	首乌藤 15 g	酸枣仁 15 g	黄芪 20 g
熟地黄 20 g			

14剂，水煎服，1日1剂，分2次早晚服用。

按语 《景岳全书》："阳证自汗或盗汗者，但观其脉证有火，或夜热烦渴，或便热喜冷之类，皆阳盛阴虚也，宜当归六黄汤为第一。"本案患者年逾七七，肾气渐衰，天癸已竭，冲任二脉虚衰，故阴阳失衡，腠理不固，汗液外泄失常，发为本病。观其舌脉、二便，有阴虚化火之象，津可载气，久汗多伤气，故黄政德教授认为，本病治疗重在滋阴泻火，益气敛汗。方中黄芪补脾肺益气，黄芩、黄柏、黄连、栀子苦寒泄热，牡丹皮可清血中伏火，清营凉血；生熟地黄可滋补肝肾，填精养血，三黄（黄芩、黄柏、黄连）配生地黄、熟地黄，苦泄而不伤阴，黄芪配三黄，清补并行，本方寒温并行，补泻兼施，心肺肾三脏同治，故内热、外汗，眠差皆相应而愈。

病案二 汗证——阴虚火旺、湿热蕴结证

何某，男，36岁，形体壮实偏胖，2022年8月17日初诊。主诉：汗出腥膻3年。患者诉汗味重3年，常汗多盈身，每逢天气炎热加重，多次寻医问诊，中西医杂投，疗效不佳，遂来就诊。现证见：汗多盈身，汗味腥膻，口气重，面赤心烦，口唇干燥。舌红苔黄腻，脉数。

中医诊断：汗证。

证型：阴虚火旺、湿热蕴结证。

西医诊断：臭汗症。

治法：清热祛湿，健脾理气。

处方：

白扁豆 15 g	熟地黄 10 g	黄连 10 g	黄柏 10 g
当归 15 g	黄芪 30 g	薏苡仁 20 g	甘草 6 g
生地黄 15 g	炒白术 15 g		

7剂，水煎服，1日1剂，分2次早晚服用。嘱患者清淡饮食，少食辛辣油腻之品。

按语 汗出有腥或腥膻气味，常由湿热蕴蒸肌肤所致，《形色外诊简摩·嗅法》："汗出黏稠，有膻腥气或色黄者，风湿久蕴于皮肤，津液为之蒸变也，风湿、湿温、热病失汗者，多有之。"黄政德教授认为，本案患者汗出腥膻，是由于风湿热邪气久蕴于肌肤所致，加之患者正值壮年，体内阳热偏盛，嗜食辛辣，喜熬夜，更易致湿热之邪留滞体内，故选用当归六黄汤加减益气滋阴，清热泻火。本病虽由风湿热邪久蕴皮肤所致，但和肠胃功能失调亦关系密切，故加薏苡仁、白扁豆、炒白术健脾理气，清热祛湿，固护脾胃，防止湿热之邪复燃。

痞　　证

一、大黄黄连泻心汤

药物组成　大黄、黄连。

功用　清热消痞，下气开结。

主治病症　胃脘痞塞不舒，按之濡软，关脉浮大，心烦，口渴，舌红苔黄。

方解　本方组方苦寒，直折火邪，用法"取其气，薄其味"。方中以黄连清热消痞，大黄泻热下气开结，非煎煮用药，而是以"麻沸汤二升渍之"取其轻清之气上清浮热，并强调"须臾绞去渣"减其重浊之味以攻下，防直下败胃。诸药合用，治疗中焦气机闭塞，升降失常的火热所致之痞。

病案一　痞证——热结中焦证

冯某，女，60岁，2012年5月21日初诊。主诉：胃脘不适5日。现症见：心烦闷乱，心下痞塞，不思饮食，口干而渴，小便色黄，大便3日未解。舌红，少苔，寸关脉浮数。

中医诊断：痞证。

证型：热结中焦证。

西医诊断：胃炎。

治法：清热消痞，泻热通腑。

处方：

| 黄连 6 g | 大黄 12 g | 黄芩 6 g |

2剂，滚水沏泡片刻而服，1日1剂。

按语　本案中无形热邪壅滞心下，胃气痞塞不利，故痞硬按之不痛，非实性凝结，舌为心之苗，其热扰于心，必见心烦闷乱、舌红；关上脉浮而数，热邪在心胃；小便黄，乃心火移于小肠，故选用大黄黄连泻心汤。清代徐灵胎曰："此法之最奇者，不取煎而取泡，欲其轻扬清淡……治至高之热邪。"黄政德教授认为脾胃因其每日进食受纳，负担较重，强调用药需轻空灵活，量不宜多，故药只三味，入心、胃、大肠、小肠四经，遵循古法泡服以去其味，取其气，药少力专，味薄气重，药至病所，立竿见影。

病案二　痞证——中焦湿热证

宣某，男，35岁，2014年7月15日初诊。主诉：胸痞面热半年。患者近半年胸痞面热，如火灼烧，时虽隆冬，也不稍减，平素多饮酒。现症见：胸痞口苦，面色焮红，如火灼烧，大便燥结，数日方行，舌质红，苔黄腻，脉滑数。

中医诊断：痞证。

证型：中焦湿热证。

西医诊断：慢性胃炎。

治法：清利湿热，消痞通腑。

处方：

| 生大黄 10 g | 黄芩 10 g | 黄连 6 g |

9剂，沸水浸渍，作茶频服，1日1剂。

2014年7月24日二诊：患者诉服上药后心下痞满顿觉消减，面热渐消，焮热大减，大便畅行，舌质红，苔黄腻，脉滑数。

处方：

| 生大黄 6 g | 黄芩 10 g | 黄连 6 g | 生甘草 6 g |

10剂，沸水浸渍，作茶频服，1日1剂。嘱戒酒，多进素净之物。

2014年8月04日三诊：患者诉服上药后痞胀皆消，面热不再，焮红亦退，舌质淡红，苔白微腻，脉滑。

按语　叶天士曰："酒热戕胃。"盖长期饮酒，湿热内生，壅阻中焦，以致大便不通，而无下行之路，而循经上炎以至于面，湿热蒸郁，气机不畅，故胸痞焮热作矣。酒者，曲水而成，质寒性烈，实则阳明，虚则太阴。入阳明则为胃腑湿热，入太阴则为脾脏寒湿。湿热壅阻于胃，气机痞塞不通，故心下痞满，循经上逆则为面赤而热，口苦不适。大便不通，则湿热无下行之路，更致壅塞上炎之患，治以清热消痞，大黄黄连泻心汤主之。既清上行之热，又得下行之路，则阳明胃腑之火得以消矣。三物合用，热去结开，下得通便之功，上取清热之效。以其病久日深，难收朝夕之功。然久施苦寒，又恐损津伤胃，故加甘草以养胃生津。黄政德教授认为，将息调养乃是根本，良好的生活方式可直接影响到治疗效果，故嘱患者戒酒，多进素净之物以养脾胃。

二、二陈汤

药物组成 半夏、橘红、白茯苓、炙甘草。

功用 燥湿化痰，理气和中。

主治病症 痰湿证，症见咳嗽痰多，色白易咯，恶心呕吐，胸膈痞闷，肢体困重，或头眩心悸，舌苔白滑或腻，脉滑。

方解 方中半夏辛温而燥，燥湿化痰，降逆和胃，散结消痞，《本草从新》"治湿痰之主药"，故为君药。湿痰既成，阻滞气机，橘红辛苦温燥，理气行滞，燥湿化痰，乃"治痰先治气，气顺则痰消"之意，为臣药。茯苓甘淡，渗湿健脾以杜生痰之源，与半夏配伍，体现了朱丹溪"燥湿渗湿则不生痰"之理；现代用法加生姜和乌梅水煎温服。生姜既助半夏降逆，又制半夏之毒；少许乌梅收敛肺气，与半夏相伍，散中有收，使祛痰而不伤正，且有"欲劫之而先聚之"之意，均为佐药。炙甘草调和诸药，为使药。全方用药精简，体现燥化之中寓行运之法，达治脾消痰之功。方中"陈皮、半夏贵其陈久，则无燥散之患，故名二陈"（《医方集解·除痰之剂》）。

病案一 痞证——脾虚痰湿证

刘某，男，57岁，2013年11月25日初诊。主诉：上腹饱胀、恶心、呕吐2月余。2013年11月23日胃镜示：胃体、胃底部黏膜皱襞弥漫性粗大、肥厚、扭曲呈脑回状，表面覆盖大量白色黏稠黏液，散在充血斑和糜烂灶。超声内镜示：黏膜第2层明显增厚。计算机体层摄影（CT）示：巨大黏膜皱襞向胃腔内隆起，诊断为巨大胃黏膜肥厚症，建议手术治疗。患者不愿接受手术。现症见：上腹饱胀、恶心、呕吐，大便溏泄，全身水肿，面白。舌淡胖，苔白腻，脉弦滑。

中医诊断：痞证。

证型：脾虚痰湿证。

西医诊断：巨大胃黏膜肥厚症。

治法：益气健脾，祛湿化瘀。

处方：

| 半夏 12 g | 陈皮 15 g | 茯苓 12 g | 炙甘草 10 g |
| 生姜 8 g | 乌梅 12 g | 人参 10 g | 白术 10 g |

| 干姜 6 g | 制附子 5 g | 大黄 6 g | 三七粉 1 g |
| 枳壳 8 g | 柴胡 8 g | 木香 8 g | |

14剂，水煎服，1日1剂，分2次早晚服用。

按语 脾为阴脏，喜燥恶湿。本案因脾气虚衰，水液运化障碍，痰饮水湿内生，反困遏脾气，脾气不升，脾胃气机失调，故见腹胀、恶心、呕吐等脾虚痰湿之症。清代吴达《医学求是》："脾燥则升。"黄政德教授在治疗时，据其生理特性，组方以二陈汤益气健脾化痰为主，善用茯苓、白术以健脾燥湿，使痰湿消散则脾燥得运，合理中汤温中回阳，散阴寒，逐冷痰。胃肠皆腑，以通为用，配以柴胡、枳壳、木香等行气通腑之品。治痰不忘祛瘀，故用大黄泻下逐瘀，三七化瘀生新，化瘀不伤正。诸药合用，使脾气健运，水精四布，脾调胃安。

病案二 痞证——肝胃郁热证

秦某，女，30岁，2021年7月16日初诊。主诉：胃脘胀满、烧灼感2月余。现症见：胃脘胀满、烧灼感，进食辛辣食物后诱发，饥时有反酸，无嗳气，大便调，大便稍多则两膝酸软。舌淡嫩，苔薄黄，脉细滑。

中医诊断：痞证。

证型：肝胃郁热证。

西医诊断：慢性胃炎。

治法：疏肝和胃，理气清热。

处方：

柴胡 9 g	郁金 12 g	姜半夏 12 g	陈皮 12 g
紫苏叶 12 g	紫苏梗 12 g	香附 12 g	苍术 12 g
厚朴 12 g	枳壳 12 g	茯苓 15 g	浙贝母 15 g
海螵蛸 20 g	蒲公英 30 g	砂仁（后下）6 g	

7剂，水煎服，1日1剂，分2次早晚服用。

2021年7月23日二诊。患者诉服上药后胃脘隐痛烧灼感显减，脘胀已消，两腿酸软显减。偶有肠鸣漉漉，大便1日1～3次。舌尖红，苔黄糙，脉濡。处方：原方易陈皮为香橼12 g，去紫苏梗、砂仁，加豆蔻（后下）6 g。10剂，水煎服，1日1剂，分2次早晚服用。

2021年8月2日三诊。胃脘胀满、烧灼感皆消，大便正常，日行1次。

舌淡嫩,苔薄白,脉濡。处方:上方易紫苏叶为紫苏梗12 g,加大枣、生姜各10 g。14剂,水煎服,1日1剂,分2次早晚服用。

按语 叶天士曰:"肝为起病之源,胃为传病之所。""凡醒胃必制肝。"本案患者初诊胃脘胀满、烧灼感2个月余,进食辛辣食物后诱发,饥时有反酸,此为肝胃不和,气机阻滞,水道不通,痰湿停滞,郁久化热,形成肝胃郁热之证。肝气犯胃,胃土伐伤,津液不行,痰湿留于胃腑,胃气不通则胀痛,胃气不降则呕恶泛酸,故以二陈汤燥湿化痰,以和胃气。黄政德教授认为升降同调,方能脾胃和调,阴平阳秘,故喜用升麻、葛根、柴胡等具有升提阳气作用之药,使脾得升,则胃气相对下降,阴阳得以升降协调。方中加柴胡苦辛微寒,可疏理心腹积气,更兼清肝、疏肝之用。郁金味苦性寒,与柴胡相伍可疏肝解郁,与香附合用可行气活血清热。香附味辛性平,能疏肝解郁、行气活血。以上三药俱可清肝热、化肝积、散肝结,本方用之以清疏肝气,则肝火自清。肝郁、痰湿,均可化热,蒲公英性寒,能泻肝热,清胃肠,与半夏合用,则辛开苦降,清化并用,有泻心汤之意。诸药合用,清疏和胃,兼有泻热之功。

三、保和丸

药物组成 山楂、神曲、半夏、茯苓、陈皮、连翘、莱菔子。

功用 消食和胃,行气消痞。

主治病症 食积证,症见脘腹痞满胀痛,嗳腐吞酸,恶食呕逆,或大便泄泻,舌苔厚腻,脉滑。

方解 方中以山楂为君药,可消一切饮食积滞,尤善消肉食油腻之积。臣以神曲消食健脾,更长于化酒食陈腐之积,莱菔子下气消食,长于消麦面痰气之积。三药同用,可消各种饮食积滞。佐以半夏、陈皮行气化痰,和胃止呕;茯苓利湿健脾,和中止泻。食积易于化热,故又佐以苦而微寒之连翘,既可散结以助消积,又可清解食积所生之热。全方合用,消食之中兼以行气理脾,共奏消食和胃之功,使食积得化,脾胃调和,热清湿去,则诸症可愈。本方以消导为主,但作用平和,诚如《成方便读》:"此方虽纯用消导,毕竟是平和之剂,故特谓之保和耳。"

病案一 痞证——肝气犯胃证

王某,女,55岁,2011年1月5日初诊。主诉:胃脘胀满不适半年余。

半年前因家庭矛盾生气后引发纳呆、食少、呃逆，时常胃脘胀满不适。曾做胃镜示：胃窦黏膜弥漫性充血，红斑散在平坦糜烂面，诊断浅表性胃炎，病理诊断 Hp（一）。彩超示：轻度脂肪肝。现症见：面色欠华，精神疲惫，胃脘胀满，纳呆，呃逆，口苦，眠差，二便调。舌质暗红，苔白根部微黄，脉沉弦滑。

中医诊断：痞证。

证型：肝气犯胃证。

西医诊断：浅表性胃炎。

治法：和中消胀，疏理气机。

处方：

陈皮 10 g	半夏 10 g	茯苓 20 g	山楂 20 g
建曲 12 g	连翘 12 g	川楝子 10 g	延胡索 15 g
广木香 10 g	厚朴 12 g	枳壳 15 g	鸡内金 20 g
麦芽 20 g	甘草 10 g		

7剂，水煎服，1日1剂，分2次早晚服用。嘱其忌辛辣，肥甘厚味，调畅情志。

2011年1月13日二诊。患者诉服上药后胃脘胀满缓解，纳食增进，睡眠增加，呃逆消失，口苦减轻。舌质暗，苔白根部微黄，脉沉弦滑。处方：守上方加郁金20 g、白芨粉（冲服）6 g，先后调理30余剂。临床症状消失。复查胃镜提示，胃窦黏膜弥漫性充血消失，红斑散在糜烂面消失。

按语 浅表性胃炎属中医学"胃痛""胃痞""痞满"等范畴，其病机关键在于饮食不节，食积胃脘，脾胃升降失能，气机壅滞，脾运失职，痰湿阻中，久则转化湿热或情志失调，木郁土壅，肝脾不和，胃气受扰，胃失和降，乃作胃痞。黄政德教授认为中焦脾胃气机升降是人体全身气机升降之枢纽，临证多以脾胃之升降治之。本案方用保和丸健脾助运，消食和胃，其中连翘善理肝气，既能疏散肝气之郁，又能苦平肝气之盛。配以行气化湿之品厚朴、广木香、枳壳使气机得展，湿邪得化，金铃子散疏肝理气止痛，佐用郁金以增疏肝利胆解郁之力，白芨敛疡使胃窦黏膜红斑散在糜烂面愈合。

病案二　痞证——肝胃不和证

田某，女，59岁，2009年9月1日初诊。主诉：胃脘胀满疼痛3个月余。患者平时易生气，于3个月前因情志因素诱发胃脘胀满疼痛不舒，时有疼痛连胁不适。胃镜示：胃角、胃窦、胃底黏膜花斑样改变，十二指肠球部黏膜粗糙、充血水肿，病理诊断Hp（＋）。现症见：胃脘胀满，时有疼痛连及右胁，纳食少，口苦，眠差，夜卧易醒，二便调，身困乏力。舌质暗红，苔薄黄略腻，脉沉弦。

中医诊断：痞证。

证型：肝胃不和证。

西医诊断：慢性胃炎。

治法：疏肝和胃，利湿化瘀。

处方：

莱菔子15 g	竹茹10 g	茯苓20 g	陈皮10 g
山楂12 g	建曲12 g	连翘12 g	枳壳15 g
广木香10 g	生薏苡仁30 g	鸡内金20 g	甘草10 g
麦芽20 g	太子参15 g	赤芍15 g	红花20 g
白花蛇舌草25 g	三七粉（冲服）6 g		

7剂，水煎服，1日1剂，分2次早晚服用。嘱其调畅情志，饮食忌生冷、辛辣之品。

2009年9月8日二诊。患者诉服上药后胃胀疼痛缓解，睡眠改善，舌质淡暗，苔白略腻，脉沉弦。处方：继守上方加青皮15 g，郁金20 g。15剂，水煎服，1日1剂，分2次早晚服用。

2009年9月24日三诊。患者诉服上药后胃胀疼痛已减大半，体力较前增加，纳眠可，二便调，舌质淡红，苔白微腻，脉沉弦。复查胃镜示：胃角、胃窦、胃底黏膜病变、十二指肠球部炎性病变改善。处方：本方坚持调治40余剂。第三次胃镜检查提示胃体病变组织恢复正常，十二指肠球部炎性病变消失，Hp（－）。

按语 叶天士曰："初病在经，久病入络，以经主气，络主血，则知其治气治血之当然。"脾胃病初起在气，气滞日久影响血络通畅，以致血瘀胃络，所谓"久病入络"。无形之气多因存在有形之物而停滞，有形之物多有无形之气阻留。故黄政德教授在治疗慢性脾胃病时，擅于加活血化瘀、理气止痛药物，以达到血络通畅之效。本案病因病机为肝郁气滞，脾胃失司，兼瘀血内停，治宜疏肝理气化瘀、和中健脾助运，方中保和丸健脾助运，加青皮疏肝以助气化，三七、赤芍、红花、郁金活血化瘀止痛、疏通胃络，太子参补气健脾以助运化，白花蛇舌草、生薏苡仁清热解毒祛湿治疗十二指肠球部炎性病变。现代药理研究证实，二药能增强机体免疫功能，诸药共奏和中健脾助运，疏理气机，化瘀通络，清热解毒，祛湿化浊之效，痞疾可愈。

四、补中益气汤

药物组成　黄芪、炙甘草、人参、当归、橘皮、升麻、柴胡、白术。

功用　补气益气，升阳举陷。

主治病症　①脾胃气虚证，症见饮食减少，体倦肢软，少气懒言，面色萎黄，大便稀薄，脉虚软。②气虚下陷证，症见脱肛、子宫脱垂、久泻、久痢、崩漏等，伴气短乏力，舌淡，脉虚。③气虚发热证，症见身热自汗，渴喜热饮，气短乏力，舌淡，脉虚大无力。

方解　本方重用黄芪为君，其性甘温，入脾、肺经，而补中气，固表气，且升阳举陷。臣以人参大补元气，炙甘草补脾和中。君臣相伍，如《医宗金鉴》曰"黄芪补表气，人参补里气，炙草补中气"，可大补一身之气。李杲称此三味为"除湿热、烦热之圣药也"。佐以白术补气健脾，助脾运化，以资气血生化之源。其气既虚，营血易亏，故佐用当归以补养营血，且"血为气之宅"，可使所补之气有所依附；陈皮理气和胃，使诸药补而不滞。更加少量升麻、柴胡升阳举陷，助益气之品升提下陷之中气。正如李杲所说"胃中清气在下，必加升麻、柴胡以引之，引黄芪、人参、甘草甘温之气味上升"（《内外伤辨惑论》），且二药又为"脾胃引经最要药也"（《本草纲目》），故为佐使。炙甘草调和诸药，亦为使药。诸药合用，既补益中焦脾胃之气，又升提下陷之中气，补中有升，以补为主。且全方多为甘温之品而用治气虚发热证，即所谓"甘温除大热"之法。

病案一　痞证——脾胃虚弱证

刘某，女，60岁，2018年10月13日初诊。主诉：胃脘痞满不适半年余，加重1个月余。患者诉有2年慢性非萎缩性胃炎病史。现症见：胃脘痞满，饭后1小时自觉胃脘嘈杂，嗳气时作，肛门坠胀，食欲可但不敢多食，时身热汗出，不恶热反恶寒，睡眠浅梦多，便溏，大便每日2次。舌质淡红，苔薄白根稍厚腻，舌下静脉轻度迂曲怒张，脉虚弦。

中医诊断：痞证。

证型：脾胃虚弱证。

西医诊断：慢性非萎缩性胃炎。

治法：健脾益气，消胀除满。

处方：

生黄芪 30 g	升麻 12 g	白术 15 g	党参 20 g
炙甘草 6 g	柴胡 15 g	当归 12 g	陈皮 15 g
法半夏 12 g	麦冬 12 g	大枣 3 枚	生姜 3 片
北刘寄奴 15 g			

7 剂，水煎服，1 日 1 剂，分 2 次早晚服用。忌食生冷辛辣刺激等物，适度运动，畅情志。

2018 年 10 月 21 日二诊。患者诉服上药后胃痞之症稍减，食量稍增加，但不敢多食，稍嗳气，身热汗出及饭后 1 小时胃脘嘈杂之症仍然，偶觉肛门重坠感，其余无明显变化，睡眠浅梦多，大便稀溏。舌淡红，苔薄黄，舌下静脉轻度迂曲怒张，脉细无力。处方：上方去北刘寄奴，加茯神 30 g、赤灵芝 15 g，以益气安神；加黄连 6 g、炮姜 10 g，温脾止泻，兼消嘈杂等症。10 剂，水煎服，1 日 1 剂，分 2 次早晚服用。

2018 年 11 月 3 日三诊。患者诉胃脘痞满显减，肛门重坠感未作，时嗳气，饭后 1 小时胃脘嘈杂好转，身热汗出显减，食纳可，睡眠改善，大便质可，但排便不畅，大便每日 1~2 次。舌暗红胖大，苔薄白，舌下静脉轻度迂曲怒张，脉沉细但应指有力。处方：上方去升麻，加槟榔 12 g 以利湿通便。7 剂，水煎服，1 日 1 剂，分 2 次早晚服用。

2018 年 11 月 10 日四诊。患者诉胃脘痞满未作，无身热汗出，纳佳，大便调，睡眠可梦稍多，舌淡红，苔薄白，脉沉细。处方：守方去槟榔，改茯神为 40 g，炒酸枣仁 30 g，以增强养心安神之功。15 剂，水煎服，1 日 1 剂，分 2 次早晚服用。

按语 本案因脾胃虚弱，胸中无物，气郁不行，而作胸中痞满之苦。脾胃失生发之气而不能转生肺金，肺失化源，则清肃之令不行，因而肝气横逆中焦发为痞满。《外经微言·冬夏火热》："惟其肺气之衰，清肃之令不行于中州，于是肝木寡畏，来克脾胃之土，中州受祸，贼人截路，粮道不通，而中满之病生矣。"且患者病发于冬日，身热汗出，反恶热之证，为内有郁热。脾为阴脏，太阴湿土，藏精气而不泄，得阳始运。黄政德教授主张寒温并用,以温为主,即是将寒凉药与温热药同处一方,取其相反之性而达相成之妙,以实现调升降、去性存用、反佐之目的。用东垣补中益气汤一派健脾益气之药,脾胃既复,气机升降有序,痞自消矣,此塞因塞用之法。加麦冬滋阴清热,兼具益肺除满之功,用之更显契合。

病案二　痞证——脾虚肝郁证

王某,女,48岁,2003年4月10日初诊。主诉:脘腹胀满3年。患者诉3年来因情志不畅出现脘腹痞闷胀满,气逆加重,矢气后稍减,病情反复发作。曾进行过胃镜检查、肝胆B超检查和肝功能检查均无异常。现症见:胸胁脘腹胀满,频频叹息,心烦易怒,夜寐不宁,大便时干时稀,急欲矢气而不能,肛门重坠,脘腹触之无胀痛。舌淡,苔白,脉细弱。

中医诊断:痞证。

证型:脾虚肝郁证。

西医诊断:更年期综合征。

治法:益气升阳,疏肝解郁。

处方:

党参 15 g	黄芪 20 g	白术 15 g	升麻 10 g
柴胡 10 g	枳壳 10 g	白芍 10 g	香附 10 g
当归 10 g	炙甘草 10 g		

5剂,水煎服,1日1剂,分2次早晚服用。

2003年04月15日二诊。患者诉服上药后脘腹痞满、肛门重坠明显减轻。继服10剂后诸症消失。随访3个月未复发。

按语　黄政德教授主张李东垣《脾胃论》之说,"脾胃不足之源,乃阳气不足",非常注重脾胃升降中"生长与升发",强调"内伤脾胃"则"百病由生"。本案患者因情志不畅出现脘腹痞闷胀满,为肝郁之证,但尚有大便不调、肛门重坠、急欲矢气而不能等中阳不足、气虚下陷之候,治以疏肝理气解郁虽可取一时之效终不能愈,且行气药用之过久必伤正气致中气更虚,故痞满不能除,当治以补中益气法益气升阳以降浊阴,兼以疏肝解郁。方中党参、黄芪、白术、升麻、柴胡补气升阳健脾,辅以香附、枳壳理气疏肝,白芍、炙甘草养血柔肝,当归以活血通络。诸药合用,共奏益气升阳,疏肝解郁之功。

虚　劳

一、补中益气汤

药物组成　黄芪、甘草、人参、当归、橘皮、升麻、柴胡、白术。

功用　补中益气，升阳举陷。

主治病症　①脾胃气虚证，症见饮食减少，体倦肢软，少气懒言，面色萎黄，大便稀薄，脉虚软。②气虚下陷证，症见脱肛、子宫脱垂、久泻、久痢、崩漏等，伴气短乏力，舌淡，脉虚。③气虚发热证，症见身热自汗，渴喜热饮，气短乏力，舌淡，脉虚大无力。

方解　本方重用黄芪为君，其性甘温，入脾、肺经，而补中气，固表气，升阳举陷。臣以人参大补元气，炙甘草补脾和中。白术补充气血，增强脾胃运化功能。陈皮理气和胃。更加少量升麻、柴胡升阳举陷，助脾胃之气升发。李杲曰："胃中清气在下，必加升麻、柴胡以引之，引黄芪、人参、甘草甘温之气味上升。"炙甘草调和诸药。诸药合用，共奏益气健脾、升阳举陷之效。

病案一　虚劳——气血亏虚证

段某，女，41岁，2021年12月11日初诊。主诉：免疫力低下6年。患者诉6年前体检后发现人乳头状瘤病毒（HPV）阳性，免疫力低下。现症：易长痘，手心干燥脱皮，眠一般，二便调，舌红苔薄。

中医诊断：虚劳。

证型：气血亏虚证。

西医诊断：HPV感染。

治法：补气活血，升阳举陷。

处方：

黄芪 30 g	当归 10 g	党参 15 g	丹参 15 g
升麻 5 g	陈皮 10 g	白术 10 g	茯苓 15 g
荆芥 10 g	蝉蜕 5 g	白鲜皮 10 g	地肤子 10 g
大枣 5 g	生姜 5 g	甘草 3 g	

14剂，水煎服，1日1剂，分2次早晚服用。

按语　虚劳病名最早出现于《金匮要略》。本案患者因感染HPV后免疫力下降，可以划分到虚劳病范畴。虚劳的基本病机为脾肾两虚，在病位上，黄政德教授尤为重视脾肾两脏，《医醇賸义·虚劳最重脾肾论》："虚劳内伤，不出气血两途。治气血虚者，莫重于脾肾。"虚劳的治疗原则为补益，《素问·三部九候论》中有"虚则补之"的记载。本案初诊询问起病原因，是由于感染HPV而致虚劳，辨证为气血亏虚证，党参、黄芪、白术、茯苓可健脾补气，亦使血得以依附；升麻可升脾胃中清气，陈皮有理气之功；患者易长痘，手心干燥脱皮，是因内外风邪，以荆芥、蝉蜕、白鲜皮、地肤子疏风解表、清热利湿止痒；佐以少量丹参活血而不留瘀；生姜、大枣、甘草亦有顾护脾胃之功。诸药合用，共奏补气活血，升阳举陷之功。

病案二　虚劳——脾阳不升证

欧阳某，女，28岁，2019年7月15日初诊。主诉：乏力20余年。现症见：乏力，偶便溏，面部瘙痒，纳寐可，二便调。舌红苔黄腻，脉弦细。

中医诊断：虚劳。

证型：脾阳不升证。

西医诊断：慢性胃炎。

治法：补气升提，祛风通窍。

处方：

黄芪 30 g	党参 15 g	当归 10 g	白芍 10 g
陈皮 9 g	地肤子 10 g	荆芥 10 g	蝉蜕 5 g
姜黄 10 g	白术 10 g	防风 10 g	甘草 3 g
山药 15 g	刺蒺藜 10 g	苍耳子 10 g	

14剂，水煎服，1日1剂，分2次早晚服用。

按语　患者脾阳不升则乏力便溏。《灵枢·五味》："四支皆禀气于胃，而不得至经，必因于脾，乃得禀也。"说明了脾主升清的重要性。本案选用补中益气汤，全方行益气健脾之功，去除柴胡、升麻二药，减轻升阳之功。患者面部瘙痒，加入荆芥、蝉蜕、姜黄、防风、山药、刺蒺藜、苍耳子祛风除湿止痒。诸药相合，共奏补气升提，祛风通窍之功，药简力专，便溏好转而瘙痒得止。

二、四君子汤

药物组成　人参、白术、茯苓、甘草。

功用 益气健脾。

主治病症 脾胃气虚证，症见面色萎白，语声低微，气短乏力，食少便溏。舌淡苔白，脉虚缓。

方解 方中人参甘温，能大补脾胃之气，故为君药。臣以白术健脾燥湿，人参相须，益气补脾之力更强。脾喜燥恶湿，喜运恶滞，故又以茯苓健脾渗湿，合白术互增健脾祛湿之功，为佐助。炙甘草益气和中，既可加强人参、白术益气补中之功，又能调和诸药，故为佐使。四药相伍，重在健补脾胃之气，兼司运化之职，温而不燥，补中兼渗，为平补脾胃之良方。

病案一　虚劳——脾气虚证

陈某，女，22岁，2022年12月22日初诊。主诉：怕冷3年余。现症见：怕冷，神疲乏力，易长痤疮，食纳可，夜寐安，二便调，余未诉其他特殊不适。舌淡红苔薄白，脉弱。

中医诊断：虚劳。

证型：脾气虚证。

西医诊断：疲劳。

治法：健脾益气。

处方：

黄芪 30 g	党参 15 g	白术 10 g	薏苡仁 20 g
升麻 10 g	地肤子 10 g	白鲜皮 10 g	土茯苓 10 g
当归 10 g	陈皮 9 g	姜黄 10 g	细辛 30 g
茯苓 10 g	蝉蜕 5 g	荆芥 10 g	

14剂，水煎服，1日1剂，分2次早晚服用。

按语 脾胃为后天之本，气血生化之源，水谷之海，五脏六腑的精气均依赖脾胃的健运，脾胃失运，五脏气血难充，终致劳损。黄政德教授临证常运用升降理论，以脾胃为中心，并主张升降之中以升为主。该患者脾阳虚弱，失其温煦，故怕冷。本案患者易长痤疮，《外科正宗》："盖疮全赖脾土。"故应健脾益气温阳，补虚疏风养血，方用四君子汤加减。大剂黄芪健脾升阳；党参、白术增强益气健脾之功；升麻升阳举陷，且为脾胃引经要药；当归补养营血；陈皮理气和胃，使诸药补而不滞；患者怕冷，故用附子、姜黄辛温之品温阳通经散寒；茯苓、薏苡仁增健脾渗湿之功；患者易长痤疮，为外风内湿，故用地肤子、白鲜皮、土茯苓利湿祛风止痒，蝉蜕、荆芥疏风和营,痤疮得消。

病案二 虚劳——脾气虚证

刘某,男,37岁,2020年10月10日初诊。主诉:乏力3年余。现症见:食后腹泻,舌体胖嫩,淡白,脉弱。

中医诊断:虚劳。

证型:脾气虚证。

西医诊断:溃疡性结肠炎。

治法:健脾益气。

处方:

黄连3g	炮姜10g	白芍10g	木香10g
党参15g	白术10g	茯苓15g	法半夏10g
陈皮9g	枳壳10g	甘草3g	肉豆蔻10g

14剂,水煎服,1日1剂,分2次早晚服用。

按语 脾胃为后天之本,生化无源则感乏力。脾主运化水湿,脾气亏虚,则湿困脾,清气不升则腹泻。《儒门事亲·金匮十全五泄法后论》:"脾好饮,脾亦恶湿,此泄之所由生也。"黄政德教授治疗结肠炎以燥湿为主,兼以清热、利湿、温中等。脏腑辨证以脾胃虚弱为主,从肝胃着手。病机主要为气虚、湿邪,湿邪又从寒湿和湿热两方面着手。本案选用四君子汤合香连丸加减治疗,党参、白术、茯苓、甘草行健脾补气之效。梁代陶弘景《本草经集注》:"白术,味苦、甘,温,无毒。主治风寒湿痹……除心下急满,及霍乱、吐下不止。"说明白术除湿健脾,可用治泄泻。黄连苦寒燥湿润肠止泻,炮姜温中佐制黄连苦寒,白芍缓急止痛,木香行气止痛,法半夏、陈皮、枳壳、豆蔻具理气健脾之功。

三、归脾汤

药物组成 白术、茯神、黄芪、龙眼肉、酸枣仁、人参、木香、甘草、当归、远志。

功用 益气补血,健脾养心。

主治病症 ①心脾气血两虚证,症见心悸怔忡,健忘失眠,盗汗虚热,食少体倦,面色萎黄,舌淡,苔薄白,脉细弱。②脾不统血证,症见便血,皮下紫癜,以及妇女崩漏,月经超前,量多色淡,或淋漓不止,舌淡,脉细弱。

方解 方中黄芪甘温,补脾益气;龙眼肉甘平,既补脾气,又养心血,共为君药。人参、白术皆为补脾益气之要药,与黄芪相伍,补脾益气之功益著;当归补血养心,酸枣仁宁心安神,二药与龙眼肉相伍,补心血、安神志之力更强,均为臣药。佐以茯神养心安神,远志宁神益智;更佐理气醒脾之木香,与诸补气养血药相伍,可使其补而不滞。炙甘草补益心脾之气,并调和诸药,用为佐使。引用生姜、大枣,调和脾胃,以资化源。诸药配伍,心脾得补,重在补脾;气血得养,重在补气,共奏益气补血、健脾养心之功。

病案一 虚劳——脾气虚证

何某,女,52岁,2021年1月2日初诊。主诉:皮肤皱纹多,萎黄10年余。现症见:皮肤皱纹多,萎黄,无明显其他症状。舌淡苔白,脉弱。

中医诊断:虚劳。

证型:脾气虚证。

西医诊断:衰老。

治法:健脾益气。

处方:

当归 10 g	黄芪 30 g	桑椹 15 g	白芍 10 g
川芎 10 g	熟地黄 20 g	龙眼肉 10 g	白术 10 g
山药 15 g	白鲜皮 10 g	补骨脂 10 g	大枣 5 g
炙甘草 5 g	姜黄 10 g		

14剂,水煎服,1日1剂,分2次早晚服用。

按语 《伤寒杂病论》:"凡脾之为病,多令人萎黄。"脾胃为后天之本、气血生化之源,脾胃健旺,则精气充足,形体充盛,减缓衰老;脾失健运,则气血生化乏源,肌肤失养,营血不能上荣于头面,则会加快衰老速度,以致肌肤萎黄,皱纹增多。黄政德教授临证治疗脾病时,在健脾同时亦注重燥湿。本案运用归脾汤,患者并无心神不宁之证,去茯神、酸枣仁、远志,加入桑椹、白芍、川芎、熟地黄、山药、白鲜皮、补骨脂等药旨在调补脾胃,气血双补,恢复脾胃的运化功能。

病案二 虚劳——心脾两虚证

王某,女,68岁,2019年8月12日初诊。主诉:恶心呕吐10余年。现症见:消瘦,乏力,腹胀满,怕冷,纳寐差,大便稀溏,小便调,面色萎黄。舌苔白腻,脉细。

中医诊断：虚劳。

证型：心脾两虚证。

西医诊断：慢性胃炎。

治法：益气补血，健脾养心。

处方：

当归 10 g	黄芪 30 g	龙眼肉 10 g	白术 10 g
党参 15 g	酸枣仁 10 g	木香 10 g	山药 10 g
生姜 10 g	大枣 15 g		

14 剂，水煎服，1 日 1 剂，分 2 次早晚服用。

按语 本案患者不寐、乏力、消瘦、腹胀满等诸证皆为心脾两虚所致，饮食不当、劳倦、思虑太过等因伤脾，脾虚则生化能力减弱，心神失养，久之则心脾两虚致不寐。《类证治裁·不寐》："思虑伤脾，脾血亏损，经年不寐。"本方中龙眼肉安神养血，既补脾气又养心血。清代魏之琇《续名医类案》："龙眼、远志虽曰补火，实以培土，盖欲使心火下通脾土。"黄芪、党参补脾滋血，当归补血养心，酸枣仁宁心安神，山药增健脾之效，木香有行气健脾之功，使全方补而不滞，生姜、大枣调和脾胃，全方益气补血、健脾养心，使得诸症全消。

四、八珍汤

药物组成 当归、川芎、熟地黄、白芍、人参、甘草、茯苓、白术。

功用 益气补血。

主治病症 气血两虚证，症见面色萎白或无华，头晕目眩，四肢倦怠，气短懒言，心悸怔忡，饮食减少。舌淡苔薄白，脉细弱或虚大无力。

方解 本方为四君子汤与四物汤合方而成。方中人参与熟地黄为君药，有补气养血之功效。白术补气健脾燥湿，当归补血和血。佐用茯苓健脾养心渗湿，白芍养血敛阴；川芎活血行气；甘草益气和中，煎加姜枣，调和脾胃，以助气血生化，共为佐使。方中四君、四物相合，共成益气补血之效。

病案一　虚劳——脾气虚证

何某，女，52 岁，2021 年 3 月 13 日复诊。主诉：皮肤皱纹多，萎黄 10 年余。现症见：皮肤皱纹多、萎黄好转，现精神不足，下肢乏力。无明显其他症状。舌淡苔白，脉弱。

中医诊断：虚劳。

证型：脾气虚证。

西医诊断：衰老。

治法：健脾益气。

处方：

当归 10 g	黄芪 30 g	桑椹 15 g	白芍 10 g
川芎 10 g	熟地黄 20 g	龙眼肉 10 g	白术 10 g
山药 15 g	白鲜皮 10 g	补骨脂 10 g	大枣 5 g
炙甘草 5 g	丹参 15 g	山茱萸 15 g	

14 剂，水煎服，1 日 1 剂，分 2 次早晚服用。

按语 本案患者皮肤皱纹多、萎黄是因为脾气不足，方用上述归脾汤加减后有所好转，二诊后出现精神不足，为脾胃运化功能不足，故于原方基础上去除人参、茯苓，加入丹参、山茱萸、龙眼肉、山药，与当归、黄芪、白芍、熟地黄、白术，共奏补气养血之效，大补元气，加强了补气的作用。患者出现下肢无力等症状则与肾精不足有关，《医宗金鉴》："肾者，水液之本也。今病在五脏……病在经络，则脉弦敬而止，下肢无力。"故加入桑椹、补骨脂等补肾填精之品；白芍补血敛血，川芎活血行血；甘草调和诸药，共行补气养血、益肾增精之效。

病案二　虚劳——气滞血虚

刘某，女，46 岁，2019 年 8 月 20 日复诊。主诉：乏力 2 年余。现症见：神疲乏力，面色苍白，小腹胀痛，便结，手指关节晨僵，寐纳可，小便调，舌淡红苔薄白，脉濡。

中医诊断：虚劳。

证型：气滞血虚证。

西医诊断：疲劳。

治法：补血行气。

处方：

白芍 10 g	党参 15 g	当归 10 g	生地黄 15 g
川芎 10 g	白术 10 g	黄连 3 g	吴茱萸 6 g
木香 10 g	延胡索 10 g	枳壳 15 g	薏苡仁 20 g
大黄 10 g	羌活 10 g	姜黄 10 g	

14剂，水煎服，1日1剂，分2次早晚服用。

按语 本案患者气血亏虚，常感神疲劳乏力，《素问·宣明五气篇》："久视伤血，久卧伤气，久坐伤肉，久立伤骨，久行伤筋。"说明劳力损伤气血，致人疲乏。故本案中党参补气，白术健脾佐君药补气，熟地黄滋阴补血，当归、白芍滋阴养肝，川芎补而不滞。患者小腹胀痛，为中焦气滞，不通则痛，吴茱萸、木香、延胡索、枳壳、薏苡仁行气健脾止痛。大黄通便，羌活、姜黄温经通络止痛。全方配伍，共行气血双补、行气健脾、温经通络之效。

下篇

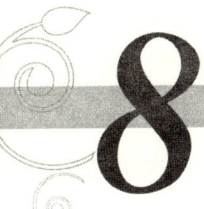

黄政德教授临床经验荟萃

一、从"标本兼治"论治胸痹心痛病的临床经验

黄政德教授对心血管疾病的诊治颇有心得。黄政德教授提倡冠心病的防治应做到标本兼治,善用加味丹参饮加减方,以益气养阴之法治本,以祛瘀生新之法治标,临床效果突出。

(一)益气养阴活血法立论依据

黄政德教授认为,冠心病属于中医学"胸痹""心痛""真心痛"等范畴,其病位在心,涉及脾、肝、肾,是以脏腑虚损、气血阴阳不足为本,以气滞、血瘀、痰浊和寒凝等为标,同时黄政德教授临床观察到现代人生活节奏过快,工作劳累,终日少动,饮食作息规律紊乱,易导致冠心病患者胸闷胸痛长期、反复发作。性情多偏烦躁,易自汗出,五心烦热,心悸气短失眠,舌质暗红,苔少,脉细数。因此,黄政德教授认为本病又以气虚、阴虚最为突出,标则以血瘀为主,气阴两虚、瘀血痹阻则是冠心病的一个重要病机,黄政德教授根据冠心病患者常出现的病因病机,结合中医脏象、气血理论及其自身临床实践,倡导益气养阴活血法为冠心病的重要治法。目前,越来越多的临床报道表明,采用益气养阴活血法治疗冠心病疗效显著,并展示出良好的应用前景。张秋雁对 18 698 例冠心病心绞痛患者统计分析,证实活血化瘀法治疗冠心病心绞痛疗效最佳。虚证中以心气亏虚证最多,后依次为气阴两虚、心阳亏虚。卢健棋在对心血管疾病防治研究进展中发现益气养阴活血法是防治心血管疾病最常用的治法之一,且从大量的临床观察中发现益气养阴活血法中药组在临床疗效上明显优于对照组(给予常规西药治疗)。由此黄政德教授倡导益气养阴活血法防治冠心病有其理论与临床依据。

(二)祛瘀生新法治胸痹心痛

"胸痹"之名首见于《灵枢·本脏》,现存医学文献中关于"心痛"的最早记载在 1973 年长沙马王堆三号汉墓出土的《足臂十一脉灸经》,该书中记载了"足少阴温(脉)……其病:病足热……心痛,烦心","臂泰(太)阴温（脉）……其病：心痛，心烦而意（噫）"。首次提出"胸痹心痛"病名的则是汉代张仲景，谓："阳微阴弦，即胸痹而痛，所以然者，责其极虚也。今阳虚知在上焦，所以胸痹心痛者，以其阴弦故也。"在病机上，黄政德教授秉承张仲景"阳微阴弦"之病机，指出了"阳微阴弦"是脉象与病机的概括。就病机而言，"阳微"乃上焦阳气不足，胸阳不振；"阴弦"为下焦邪气有余，冲犯阳位。阳虚邪盛，邪正相搏，即可发生胸痹之病。本虚标实为胸痹基本病机，当扶正祛邪。当代人生活条件改善，多食肥甘厚腻之品，多坐卧而少运动，致使血行瘀滞多见，瘀血不行，新血不生，瘀阻心脉。胸痹的主要病机为心脉痹阻，病位在心，涉及肝、脾、肾、肺等脏。常引《素问·痹论》"心痹者，脉不通"与《素问·举痛论》"经脉流行不止，环周不休，寒气入经而稽迟，泣而不行，客于脉外则血少，客于脉中则气不通，故卒然而痛"等，说明胸痹在于血凝而不流。不通则痛，呈现以膻中部位或左胸部区域发作性憋闷、疼痛为主要临床表现的一种病症。轻者偶发短暂轻微的胸部沉闷或隐痛，或为发作性左胸不适。甚者心胸疼痛剧烈，如刺如绞，痛有定处，甚则心痛彻背，背痛彻心，或痛引肩背，伴有胸闷，日久不愈，可因暴怒而加重，舌质暗红，或紫暗，有瘀斑，舌下瘀筋，苔薄，脉涩或结、代、促。黄政德教授认为在临床上胸痹心痛瘀血痹阻证最为多见。

（三）加味丹参饮加减方在胸痹病中的应用

1. 遣方用药特色　黄政德教授对该方不仅临床广泛应用，而且进行了大量的实验研究，发现该方能改善缺血再灌注损伤兔内皮功能，有效保护冠状动脉内皮细胞超微结构，抑制细胞凋亡等，进而保护缺血心肌。临床研究已表明，加味丹参饮对冠心病患者有较好的降脂作用，加味丹参饮预处理及缺血预处理对缺血再灌注心脏左室的收缩和舒张功能具有改善作用。因此该方治疗冠心病有其实验和临床依据。

2. 审因论治灵活变通　本方虽效在益气、养阴、活血、化瘀等方面均有侧重，但并非适用于所有冠心病，黄政德教授辨治冠心病擅长根据病情的轻重缓急，症状变化，以本方为基础灵活加减化裁，其中以心悸胸闷为主症，出现气短、口渴、失眠等气阴两虚症状者，常用加味丹参饮合炙甘草汤加减化裁；若见胸部憋闷、痞塞不舒、咳嗽吐痰，甚或喘息，舌暗苔厚腻，脉弦滑等痰瘀互结症状突出者，常用瓜蒌薤白半夏汤合加味丹参饮加减化裁。若兼心血不足，常减燥烈之川芎，加养血安神之龙眼肉；若出现下肢水肿，常加牛膝、泽泻利水下行；若心烦不寐，常加浮小麦、大枣取甘麦大枣汤之意；若见心慌，易受惊吓，常加煅牡蛎、煅龙骨、龙齿、茯神；若兼纳食欠佳，常加炒麦芽、白扁豆、山药；若兼有痰少难咳，常加蒲公英、瓜蒌子、前胡等。

3. 医案举隅

案一 李某，男，70岁，2012年6月4日初诊。主诉：活动后胸闷、心悸、头晕10余年。现病史：患者诉胸闷、心悸、头晕多年，积极治疗效果一般。

2012年5月14日入住某中医院，诊断为：①冠心病不稳定型心绞痛，心脏扩大。②原发性高血压3级（极高危），高血压心脏病。经扩张冠状动脉、抗凝、抗血小板聚集、降脂降压等处理，临床症状有所改善。现症见：凌晨3—4时常胸闷气短、心悸、头晕，双下肢乏力，走路不稳，口干，纳可，二便调，乏力，舌淡，脉虚。既往史：慢性胃炎。方药：

炙甘草 25 g	当归 10 g	桂枝 10 g	厚朴 10 g
瓜蒌 15 g	红花 5 g	丹参 15 g	川芎 10 g
五味子 5 g	酸枣仁 10 g	龙眼肉 15 g	西洋参 15 g
玄参 10 g			

7剂，水煎服，1日1剂，分2次口服。嘱饮食清淡，忌食肥甘厚味辛辣之品。

2012年7月9日二诊。病史同前，服药后症状有所缓解，停药后复发，现头晕较甚，无头痛，活动后加重，伴欲呕，走路不稳。凌晨胸闷心慌，偶伴胸痛，纳可，二便正常，舌苔黄厚，脉弦。方药：

川芎 15 g	薏苡仁 20 g	羌活 10 g	牛膝 20 g
丹参 15 g	红花 10 g	黄芩 6 g	柴胡 10 g
生地黄 15 g	甘草 3 g	茯苓 10 g	

14剂后诸症明显减轻，随访半年，病情稳定。

按语 本案患者心悸，初诊为心气阴两虚证，治宜益气养阴活血，方以加味丹参饮合炙甘草汤加减化裁，二诊脉由虚转为弦，舌苔由淡转为黄厚，乃肝经有热，故加柴胡、黄芩清热疏肝。停药复发，胸闷心慌胸痛，当考虑久病入络，配伍祛风通络之品如薏苡仁、羌活加强活血化瘀通络之功，主方仍以加味丹参饮益气活血养阴。

案二 李某，女，64 岁，2012 年 3 月 19 日初诊。主诉：反复阵发性胸痛 4 余年，加重 10 个余月。现病史：患者 2004 年患脑出血后，时有胸痛，曾诊断过冠心病。2011 年 9 月曾行心电图（ECG）示：①窦性心律。②完全性左束支阻滞。③左房大。④继发性加原发性 ST-T 改变。现症见：阵发性胸闷，活动后气促，持物不稳，双腿乏力，易感冒，纳寐可，二便调。舌苔薄白，脉细数。血压 130/50 mmHg。既往史：心衰病史。处方：

瓜蒌 15 g	法半夏 10 g	赤芍 10 g	桂枝 10 g
茯苓 15 g	白术 10 g	当归 10 g	五味子 5 g
炙甘草 15 g	檀香 10 g	丹参 15 g	

7 剂，水煎服。

2012 年 3 月 26 日二诊。患者服上药后症状好转。现症见：心前区疼痛，活动后加重，咳嗽，咳少量白色泡沫痰，夜间盗汗，口干，纳可，夜寐不安，二便调。方药：前方加薤白 10 g。14 剂，水煎服。随访病情稳定。

按语 本案患者为胸痹心阴亏损，痰瘀互结，治宜养阴活血，化痰祛瘀，方以加味丹参饮合瓜蒌薤白半夏汤加减化裁。去薤白、川芎、红花，恐药性温烈行散太过，耗伤心阴也。本案以益气活血养阴为治法，基本方为加味丹参饮，但于临证时尚需根据具体证候灵活加减化裁。

案三 周某，中老年男性，2013 年 5 月 6 日初诊。主诉：左胸闷痛 20 日，加重 3 日。现病史：患者 20 日前无明显诱因出现左胸痞闷不适，甚则牵及左臂疼痛。当快步走、爬楼时加重，休息时缓解，近 3 日发作较前频繁，阵发闷痛。2013 年 4 月 18 日于某三甲医院检查，示运动平板试验阳性。现症见：左胸闷痛，牵引左臂疼痛，左臂活动不受限制，面色淡白，精神疲乏，夜寐不安，纳食可，二便调。舌淡紫，苔薄黄，舌下瘀紫，脉弦略涩。血压 140/85 mmHg。本院彩超示：轻度脂肪肝声像；左心房稍大；二尖瓣、三尖瓣轻度反流；主动脉弹性减退；左心室顺应性降低。心电图（ECG）：正常心电图。中医诊断为胸痹心痛，证属心血瘀阻；西医诊断为冠心病，不稳定型心绞痛。治以活血化瘀，通脉止痛，宜加味丹参饮化裁。处方：

丹参 10 g	蒲黄 10 g	檀香 5 g	川芎 10 g
当归 10 g	红花 5 g	白芍 10 g	三七 10 g
厚朴 10 g	甘草 3 g		

12剂，水煎，1日1剂，分2次温服。

2013年5月20日二诊。患者服上药后症状较前明显好转，左胸稍闷痛减轻，仍有不适感，但已能忍受，牵引左臂疼痛亦缓解，夜寐较前安稳，二便调。效不更方，患者舌苔仍黄而干，前方加滋阴凉血之生地黄15 g，再进14剂。

2013年9月9日三诊。患者诉服上药前症明显缓解，停药期间无明显不适，近1周出现活动后轻微的胸闷气促，偶伴胸痛，持续时间较短，休息后可缓解，纳寐可，二便调。舌淡紫，脉弦细。药已中病，前方继进14剂以善后。

按语　本案属心血瘀阻之实证，加味丹参饮是化瘀行气止痛之良方。在本例中体现了重视调理气机的思想，气行则阳气畅、气达则瘀血去、气畅则痰饮散、气顺则痹结开。故选用丹参、蒲黄、红花以行血，此外，根据病情选用檀香、川芎、厚朴等行气理气之品，总以宽胸开结、调畅气机为要。诸药配伍，故有良效。

二、从"寒热错杂"论治脾胃病的临床经验

随着现代社会的节奏加快，生活压力增大，因长期不规律进食等导致慢性胃肠炎患者越来越多，出现胃痛胃胀、食欲不佳、大便不正常等诸多症状，降低患者的生活质量。而中医治疗慢性消化系统疾病具有明显的优势及特色。黄政德教授在辨治脾胃病方面有独到的临床经验，注重整体观念和辨证论治，常用寒热并调法治疗，疗效颇佳。

（一）脾胃病辨治特点

脾为阴脏，藏精气而不泻也，脾阳始健则能运化升清，故脾脏性喜燥恶湿，因此脾病多属虚，属寒。胃为阳腑，传化物而不藏也，以阴气凉润通降用事，胃阴及胃中津液充足则能受纳腐熟，故胃腑性喜润而恶燥，因此胃病多属实，属热。《临证指南医案·卷二》："太阴湿土，得阳始运，阳明燥土，得阴自安。以脾喜刚燥，胃喜柔润故也。"脾胃同属中焦，为气机升降之枢纽，脾胃之气升降相因，保证了水谷纳运功能的正常运行。若脾虚气陷，则导致胃失和降而胃气上逆，亦可影响脾之运化功能，均可产生脘腹坠胀、呕吐呃逆、泄泻等脾胃疾病。根据脾胃生理特性，加之随着当今生活水平的不断提高，人们的不规律饮食习惯，黄政德教授认为脾胃病多寒热错杂之证。

而寒热错杂型脾胃病多见于现代的慢性浅表性胃炎、胃十二指肠溃疡、慢性结肠炎、慢性直肠炎等疾病。黄政德教授认为寒热错杂实质就是阴阳失调，对于寒热错杂的治疗应平调寒热，调和阴阳。《素问·阴阳应象大论》："阴阳者，天地之道也，万物之纲纪，变化之父母，生杀之本始，神明之府也，治病必求于本。"黄政德教授治疗寒热错杂多用左金丸加减。左金丸出自《丹溪心法》，原方中黄连与吴茱萸的比例为6∶1，主治肝火犯胃之呕吐、胁痛等症。黄政德教授在临床运用左金丸时，善于灵活变通，多采用2∶1的比例，根据寒热之多少，或黄连倍于吴茱萸，或吴茱萸倍于黄连之不同。一是防止黄连过于寒凉而伤脾胃，二是根据个体寒热多少的不同进行辨证施治，以达到最佳疗效。除此之外，黄政德教授还善于运用泻心汤类方，具体有甘草泻心汤和半夏泻心汤等。《伤寒论》："伤寒中风，医反下之，其人下利日数十行，谷不化，腹中雷鸣……甘草泻心汤主之。伤寒五六日，呕而发热者……但满而不痛者，此为痞，柴胡不中与之，宜半夏泻心汤。"黄政德教授强调，在临床诊病时，需遵循辨证论治的原则，不可随意选方。

（二）平调寒热兼症论治

1. 疏肝和胃　脾气以升为健，胃气以降为和，脾胃的运化功能，体现在脾胃之气的升降相因，平衡协调，这与肝气的疏泄功能有密切的关系。因为肝气疏泄，调畅气机，有助于脾胃之气的升降，从而促进脾胃的运化功能。叶天士云"肝为起病之源，胃为传病之所"，"凡醒胃必制肝"。因此，在平调寒热时，黄政德教授多用柴胡、川芎、香附等疏肝理气，并掌握"疏肝不忘安胃，理气慎防伤阴"的原则，因此又予芍药、甘草，酸甘化阴以防止过用辛香燥烈，耗阴劫液，以达到使木气条达，胃不受侮，毋伤肝阴。

医案　邵某，女，29岁，2012年10月15日初诊。主诉：胃脘部胀满、疼痛半月，加重2日。现病史：患者诉平素情绪波动大，半月前因饮食较杂出现胃脘部胀满、疼痛，矢气后稍减轻，夜间较甚，伴有脐周疼痛，大便后痛稍减，伴有怕冷，口干，渴饮热水，期间自服中药，效果不明显，纳少，夜寐欠安，小便尚可，大便1日2次，质软，不成形，有里急后重感。舌淡，苔薄黄，脉弦小。西医诊断：慢性胃炎。中医诊断：胃痛。证型：寒热错杂，兼有肝气郁滞。治疗：平调寒热，疏肝和胃止痛。处方：

柴胡 10 g	木香 10 g	香附 10 g	川芎 10 g
延胡索 10 g	云苓 15 g	白术 10 g	吴茱萸 10 g
黄连 5 g	白芍 10 g	甘草 3 g	

1日1剂，共5剂。

2012年10月22日二诊。患者诉服上方后症状明显好转，脐周稍有隐痛不适，饭后腹胀，食少，口淡无味，全身乏力。舌苔白，脉弦滑。处方：

| 黄连 5 g | 吴茱萸 10 g | 西洋参 15 g | 白术 10 g |
| 白芍 10 g | 木香 10 g | 延胡索 10 g | 甘草 3 g |

1日1剂，共7剂。补气养阴，疏肝养肝以善后。

按语　因患者平素情绪波动大，此为情志不舒，易致肝气郁滞，进而影响肝气的疏泄功能，所谓"怒则气上"，肝失疏泄，气机不畅，则影响脾胃之气的升降及脾胃的运化功能。胃失受纳和降，患者感胃脘部胀满、疼痛，纳少。因肝气郁滞，故矢气后减轻，且有脐周疼痛。大便1日2次，质软，不成形，色深褐，为脾阳稍虚的表现；患者怕冷，口干，渴饮热水，舌淡，苔薄黄，脉弦小，综合患者以上症状及舌脉，可知患者此时为寒热错杂，兼有肝气郁滞，但寒重于热。在治疗上先予左金丸，因寒重于热，吴茱萸倍于黄连，以此方来平调寒热；予柴胡、木香、香附、川芎疏肝行气解郁；予白芍、甘草酸甘化阴，防止劫肝阴；少予云苓、白术健脾。复诊时，患者脐周稍有隐痛不适，饭后腹胀，食少，口淡无味，全身乏力，舌苔白，脉弦滑。因此在平调寒热的基础上，再予西洋参补气养阴，白术健脾，木香、延胡索、白芍、甘草行气疏肝养肝以善后。

2. 健脾化痰　因脾为阴脏，喜燥恶湿，脾气健运，运化水液功能发挥正常，水精四布，自然无痰饮水湿的停聚。清代吴达《医学求是·治霍乱赘言》曰"脾燥则升"。若脾气虚衰，运化水液的功能发生障碍，则痰饮水湿内生，即所谓"脾生湿"；水湿产生之后，又反过来困遏脾气，导致脾气不得上升，影响脾的生理功能，最终导致脾胃气机失调，发生脾胃疾病。因此黄政德教授在治疗脾胃病时，根据脾胃的生理特性，在平调寒热的同时，擅于运用茯苓、白术等以健脾燥湿化痰，使痰湿消散则恢复脾之健运功能，最终达到脾调胃安。

医案　章某，男，47岁，2012年9月17日初诊。主诉：胃脘部隐痛不适半年余，加重1周。现病史：患者半年前出现胃脘部隐痛，完谷不化，曾查胃镜示胃溃疡。现症见：胃脘部隐痛不适，偶有胃脘部灼热感，伴大便不成形，完谷不化，便溏，时有恶心欲呕，口气重，纳食差，夜寐差，小便可。舌苔黄暗，脉弦小。既往史：既往有高血压病史，自服施慧达、替米沙坦，血压控制可。西医诊断：胃溃疡。中医诊断：胃痛。证型：寒热错杂，兼脾虚气滞。治疗：平调寒热，健脾燥湿止痛。处方：

黄连10 g	吴茱萸5 g	知母10 g	茯苓15 g
法半夏10 g	大枣6枚	陈皮10 g	白芍10 g
青木香10 g	白头翁10 g	生姜5 g	党参15 g

1日1剂，共5剂。

2012年12月3日二诊。血压125/90 mmHg，患者诉服上药后胃脘部隐痛、灼热感、便溏明显改善，偶有胃脘部胀满，偶头晕，左膝节活动后稍有疼痛，纳可，夜寐有所改善。处方：

川芎15 g	延胡索10 g	木香10 g	丹参10 g
白芍10 g	茯神15 g	蔓荆子10 g	白芷10 g
葛根10 g	厚朴10 g	生姜5 g	甘草3 g

1日1剂，再服7剂以善后。

按语 患者胃脘部隐痛，偶有胃部灼热感，时有恶心欲呕，口气重，纳食差，此为胃中有热、胃气上逆的表现，伴大便不成形，完谷不化，便溏，此为脾阳虚，失于健运。结合舌苔黄暗，脉弦小，可知患者为寒热错杂，兼有脾虚湿困，且热多于寒。予左金丸平调寒热，且黄连倍于吴茱萸；予云苓、法半夏、大枣、陈皮燥湿健脾，促进脾之运化；党参补脾气，扶正祛邪；青木香行气以促进脾之运化；予知母、白芍清热养阴；少量生姜降逆止呕，白头翁清热解毒止泻。复诊时患者脾胃症状明显好转，患者有高血压病史，偶有胃脘部胀满感，偶头晕，左膝关节活动后稍有疼痛，故予川芎、延胡索、木香行气疏肝，厚朴下气除满，白芍、甘草养阴，葛根降压，蔓荆子、白芷祛风止痛，少予生姜温中善其后。

3. 滋养胃阴　胃中津液充足，则能维持受纳腐熟的功能和通降下行的特性。清代吴达《医学求是·治霍乱赘言》："胃润则降。"胃为阳土，喜润而恶燥，故其病易成燥热之害，胃中津液多受损。叶天士《临证指南医案》：

"太阴湿土，得阳始运，阳明燥土，得阴自安。"又："脾喜刚燥，胃喜柔润。"因此强调用药宜"忌刚用柔"，应用"甘辛或甘凉濡润之品"来养胃生津。因此，黄政德教授在治疗脾胃病时，多用沙参、白芍等甘凉濡润之品滋养胃阴，使胃得润降，清升浊降，出入有序，胃则安和。

医案　蒋某，女，27岁，2013年11月11日初诊。主诉：口舌易生疮，胃脘部疼痛2年。现病史：患者诉多年以来容易上火，口舌易生疮，面部长时间有痤疮，胃脘部疼痛，偶有反酸，兼有口干，欲饮水，曾诊断为胃溃疡及十二指肠溃疡，完谷不化，大便溏，月经4～5/28，LMP 2013-10-25，量多色暗，偶有血块，有痛经史；纳食可，寐欠安，夜梦多，小便可。舌边尖红，脉弦小。西医诊断：胃和十二指肠溃疡。中医诊断：胃痛。证型：寒热错杂，胃阴亏虚。治法：平调寒热，滋养胃阴。处方：

黄连3 g	黄芩6 g	甘草3 g	沙参10 g
白芍10 g	生地黄12 g	法半夏10 g	茯苓10 g
肉桂3 g	木香10 g	当归10 g	

1日1剂，共7剂。

2013年11月18日二诊。患者诉口舌易生疮、胃脘部疼痛感较前明显减轻，面部有痤疮，纳食可，寐欠安，二便调。舌边尖红，脉弦小。予上方7剂善后。

按语　患者有长期胃和十二指肠溃疡病史，多年来容易上火，口舌易生疮，面部长时间有痤疮，胃脘部疼痛，偶反酸，此为胃中有热，胃气上逆的表现；兼有口干、欲饮水，为胃阴已伤；完谷不化，大便溏为脾虚失于运化的表现，结合上条，可知此为寒热错杂，且热多于寒。因此在治疗上，予甘草泻心汤加减。黄连、黄芩清胃热；予甘草、沙参、白芍、甘草四味药养胃阴；生地黄清热养阴；少予法半夏、茯苓健脾；因患者平素月经有血块，故予木香、当归行气活血化瘀；此时少予肉桂，是因患者口舌易生疮，面部痤疮，此为"引火归元"法。复诊时，患者诉口舌易生疮、胃脘部疼痛感较前减轻。继续予上方以善后。

4. 活血化瘀　脾胃病多为慢性病，叶天士曰："初病在经，久病入络，以经主气，络主血，则知其治气治血之当然。"脾胃病初起在气，气滞日久影响血络通畅，以致血瘀胃络，所谓"久病入络"。无形之气多有存在有形之物而停滞，有形之物多有无形之气阻留。因此，黄政德教授在治疗慢性脾胃病时，擅于予川楝子、延胡索、郁金等活血化瘀、理气止痛，以达到血络通畅之效。

医案 冯某，女，47岁，2012年5月21日初诊。主诉：便秘2年，胃脘不适1年余。现病史：患者诉便秘2年，未行诊治。平素注意饮食，多食水果。2010年4月1日本院胃镜示：慢性浅表性胃炎。2011年10月17日本院肠镜示：结肠炎性改变。因大便不畅，时感胃脘不适，现求进一步诊治。现症见：便秘，时胃痛不适，偶有刺痛感，嗳气，无反酸恶心，食欲不振，偶失眠。口干，不欲饮水，平素怕冷，小便量多。舌边尖红，舌底静脉迂曲，脉弦涩。西医诊断：慢性结肠炎、慢性浅表性胃炎。中医诊断：便秘、胃痛。证型：寒热错杂，兼瘀血阻滞。治法：平调寒热，活血化瘀。处方：

黄连 10 g	大黄 5 g	黄芩 10 g	法半夏 10 g
蒲公英 15 g	广木香 10 g	台乌 10 g	川楝子 10 g
延胡索 8 g	丹参 15 g	西洋参 15 g	白芍 10 g
甘草 3 g			

1日1剂，共7剂。

2012年11月5日二诊。患者诉服上药后胃脘疼痛症状明显好转，偶伴有胃脘不适感及灼热感，夜寐稍差，纳食一般，怕冷，小便可，大便秘结。舌苔黄，脉弦。处方：

黄连 10 g	吴茱萸 5 g	白芍 10 g	大黄 10 g
厚朴 10 g	枳实 10 g	延胡索 10 g	生地黄 15 g
当归 10 g	玄参 15 g	蒲公英 15 g	

1日1剂，共5剂。继续巩固疗效，以收全功。

按语 患者病史较长，长期便秘，此为胃肠有热，时胃痛不适，偶有刺痛感，嗳气则为胃气壅实，瘀血阻滞；口干，不欲饮水，平素怕冷，小便量多为寒象；舌边尖红，舌底静脉迂曲，脉弦涩皆为寒热错杂，兼有瘀血阻滞之证。予半夏泻心汤加减平调寒热；方中大黄、黄连、黄芩清热通便；广木香、台乌、川楝子、延胡索行气活血通络以疏利气机；丹参活血祛瘀，进而缓解胃脘部的疼痛；西洋参、白芍、甘草补气养阴。复诊时，患者仍为寒热错杂，且热多于寒，改用左金丸，黄连倍于吴茱萸平调寒热；因患者仍有大便秘结，予大黄、厚朴、枳实泻热通便；蒲公英、延胡索行滞气以缓解胃脘不适感；生地黄、玄参清热滋阴；白芍、甘草酸甘化阴。

三、从"肺合大肠"论治咳嗽的临床经验

咳嗽是临床常见疾病。由于环境污染，人们吸入过多烟尘异味气体，以及气温日益不恒定，导致人体正气受损，易于引发咳嗽。咳嗽给人们的生活和工作带来极大的影响，因此有效的治疗咳嗽变得非常重要，而中医作为传统医学，在治疗咳嗽方面具有鲜明的特色。黄政德教授长期从事临床工作，医理精深，治学严谨，治疗咳嗽病有着独到的经验，他认为咳嗽乃内科杂病，治法颇多，但他强调在治疗咳嗽时应灵活运用脏腑理论，《素问·宣明五气篇》："五气所病……肺为咳。"但咳嗽并非肺脏独主，《素问·咳论篇》："五脏六腑皆令人咳，非独肺也。"因肺位最高，邪必先伤，肺为娇脏，不耐邪气之侵，外邪侵袭于肺脏易于引发咳嗽，在生理及病理上，肺与大肠相互为用，相互影响。因此，黄政德教授认为咳嗽多由肺气不宣与腑气不通所致。在临证时，他强调以"上下宣通"理论治疗咳嗽，其疗效显著。

（一）肺与大肠的生理及病理特点

肺与大肠的相关理论最早见于《黄帝内经》。《灵枢·本藏》："肺合大肠，大肠者，皮之应也。"《灵枢·本输》："肺合大肠，大肠者，传导之腑。"肺与大肠在经络上相互络属，《灵枢·经脉》："肺手太阴之脉，起于中焦，下络大肠，还循胃口，上膈属肺。大肠手阳明之脉，起于大指次指之端……络肺，下膈，属大肠。"肺与大肠在生理上藏泻互用，相互协调，《素问微蕴·噎膈解》："肺与大肠表里同气，肺气化精，滋灌大肠，则肠滑便易。"在病理上，肺与大肠亦是相互影响。《素问·咳论》："肺咳不已，则大肠受之。大肠咳状，咳而遗失。"《证因脉治·卷三》："肺气不清，下遗大肠，则腹乃胀。"由此可知，肺气宣降与大肠传导之间呈相互为用的关系，肺主宣发，则是大肠得以濡润的基础，肺清肃下降，行气于腑，则是大肠传导的动力，助大肠实现"传导之官，变化出焉"的功能。因此，肺与大肠，两者可相互影响而为病。

（二）基于"肺合大肠"理论的治疗特色

基于肺合大肠理论，二者不但脏腑相关，表里相通，而且功能相应，病变相传。因此，黄政德教授审因论治，提出相应的治疗原则，具体治法

如下。

1. 宣肺通腑　肺气肃降，运动协调有序，气机条畅，则有利于促进大肠的传导，大肠传导正常，糟粕下行，亦有利于肺气的肃降。当肺失肃降，肺气上逆而发为咳嗽，因气机升降失调，腑之为病，导致大肠传导失司，则可出现便秘等症，临床常见咳嗽、咳痰、痰少、大便秘结等症状。因此，黄政德教授强调在治疗上应肃肺通腑，常用方为宣白承气汤。《温病条辨·中焦》："喘促不宁，痰涎壅滞，右寸实大，肺气不降者，宣白承气汤主之。"黄政德教授强调方中生石膏清泄肺热，生大黄泻热通便，杏仁宣肺止咳，瓜蒌皮润肺化痰，诸药同用，司肺气宣降，腑气畅通，痰热得清，咳嗽可止，即用此方可宣通肺气，下行腑气，反之腑气通畅，又有利于肺气之宣。

2. 泻肺通腑　"肺主行水"，肺气的宣发肃降运动推动和调节全身水液代谢的输布和排泄。肺失宣发，肺气行水功能失常，导致水液不能正常输布，聚而为痰饮，水饮蕴积肺中，阻塞气道，则发为咳嗽，气机升降失调，在大肠则发为泄泻或便秘，也可无明显大肠症状。此时，黄政德教授强调在治疗上应泻肺通腑，常用方为葶苈大枣泻肺汤。《金匮要略·痰饮咳嗽病脉证并治第十二》："支饮不得息，葶苈大枣泻肺汤主之。"黄政德教授强调葶苈子辛苦、寒，能开泻肺气，清热利水，配以大枣甘温安中，并缓和药性，使水饮自去，肺气得开，腑气得通，气机调畅则咳嗽可止。

3. 润肺通腑　肺为娇脏，亦为清虚之脏，轻清肃静，不耐邪气之侵，肺与秋同属于五行之金，喜润恶燥。当邪侵肺脏，特别是在秋季或久咳，易出现肺燥之证，肺主通调水道，因肺燥而致气机升降失常，津液输布运动失调，导致大肠失润，临床可见咳嗽、咳痰、痰少而黏、鼻咽干燥、大便干结或正常等症状。黄政德教授强调在治疗上应润肺清热，理气化痰。选方为贝母瓜蒌散加减，其中贝母、瓜蒌相须为用，一君一臣，具有润肺清热、化痰止咳之功；天花粉润肺生津；瓜蒌亦可润肠通便；桔梗宣肺化痰，且引诸药入肺经，配伍橘红理气化痰；茯苓健脾渗湿而祛痰；若大便干燥甚，则可加火麻仁、柏子仁、当归等润肠通便。

4. 益气（养阴）通腑　肺主一身之气，肺呼吸功能正常，则有利于宗气的生成，而宗气关系着一身之气的盛衰，当肺呼吸失常，不仅致宗气受损，还可致一身之气不足，即所谓气虚，肺气虚势必导致肺宣发肃降功能失职，在上肺气不降则发为咳嗽，在下则导致大肠传导功能受限，出现便秘等症。

临床上可见患者咳嗽，少气不足以息，声低气怯，咳声短促，大便干结，舌质红、苔少等症。黄政德教授强调在治疗上应益气养阴、泻热通便，主方为新加黄龙汤。《温病条辨》："应下失下，正虚不能运药，不运药者死，新加黄龙汤主之。"以人参补正气，调味承气汤逐邪通腑，以海参、麦冬、元参养阴增液，生地黄清热养阴，当归养血通便，生姜汁防呕逆拒药，更借生姜以振胃气，此邪退正存一线。

（三）医案举隅

案一　林某，女，78岁，2012年10月29日初诊。主诉：咳嗽2年余。现病史：患者2年前无明显诱因下出现咳嗽，曾住院治疗，诊断为"慢性支气管炎"。现症见：咳嗽，咳吐黄痰，伴有咽痒，脘痞腹胀，饮食欠佳，睡眠一般，大便干燥，大便3日未解，小便正常。舌苔黄腻，脉滑数。西医诊断：慢性支气管炎。中医诊断：咳嗽。证型：痰热内蕴，肺气不降。治法：肃肺通腑，清热化痰。处方：宣白承气汤加减。处方：

生石膏 15 g	杏仁 10 g	瓜蒌 10 g	茯苓 10 g
桑白皮 10 g	桔梗 10 g	甘草 3 g	麦冬 10 g
生大黄（后下）10 g			

1日1剂，共5剂。

2012年11月5日二诊。服前方后，咳嗽明显缓解，偶在平躺睡觉时咳嗽，咯少量黄痰，饮食可，睡眠欠佳，大便1日1行，大便稍干燥，小便正常。舌苔腻稍黄，脉滑。方药：前方减大黄、茯苓，加知母10 g，火麻仁10 g，共7剂。

2012年11月12日三诊：服前方后，患者无明显咳嗽，饮食可，睡眠佳，大便稍干燥，小便正常。舌淡红苔白，脉弦。方药：继续予前方治疗，共7剂以善其后。

按语　患者咳嗽已2年余，咳嗽日久，痰饮蕴积日久而化热，故患者咳嗽，咳黄痰，气机升降失调，故脘痞腹胀，因肺气失于肃降，导致大肠传导功能失职，故大便干燥难解，舌脉均属痰热内蕴、肺气不降之证。因此在治疗上予宣白承气汤加减以宣肺通腑，生石膏清泄肺热；生大黄泻热通便；杏仁宣肺止咳；因"脾为生痰之源"，故予茯苓健脾燥湿化痰；瓜蒌润肺化痰；桑白皮、桔梗清热化痰止咳；麦冬、甘草养阴润肺。诸药合用，宣通肺气，腑气畅通，而咳嗽自愈。二诊时，患者咳嗽缓解，大便已通畅，但仍咳少量黄痰，大便仍干燥，且患者为老年人，正气亏虚，故在前方的基础上减大黄、茯苓，加知母清热养阴，火麻仁润肠通便。三诊则诸症均明显好转，故继续予前方以善其后。

案二　陶某，男，68岁，2012年6月25日初诊。主诉：咳嗽、咳痰6年余，加重半年。现病史：患者6年前出现咳嗽、咳痰症状，伴咽痒不适，于当地医院诊断为"支气管炎"，予以抗生素治疗后症状好转。后患者症状反复发作。半年前症状再发且加重，于当地住院治疗效果不佳，为求进一步治疗前来就诊。现症见：咳嗽，咳白色黏痰，有痰难以咯出伴咽痒不适，口干，活动后气促，平素易感冒。纳寐可，大便干燥，1日1行，小便调。舌苔薄白，脉弦细。西医诊断：慢性支气管炎。中医诊断：咳嗽。证型：痰浊壅肺，肺失润降。治法：润肺止咳，肃肺通腑。处方：贝母瓜蒌散加减。处方：

瓜蒌子15 g	川贝10 g	黄芪20 g	桔梗10 g
杏仁10 g	茯苓10 g	矮地茶10 g	甘草6 g
天花粉10 g			

1日1剂，共7剂。

2012年7月2日二诊。服前方后，患者咳嗽明显减轻，痰少易咳出，无明显口干。纳寐可，大便稍干，小便调。舌苔薄白，脉弦细。方药：继续服用前方7剂以善其后。

按语　患者咳嗽病程较长，咳嗽日久，易致肺阴亏耗，故出现咳嗽，咳白色黏痰，且难以咳出，因津液亏耗，故口干，肺失肃降，大肠失润，故大便干燥，舌脉均属此证。故予贝母瓜蒌散去橘红以润肺通腑；杏仁润肺止咳；矮地茶止咳祛痰；因患者活动后气促，平素易感冒，故予黄芪补气，益卫固表。二诊时患者咳嗽好转，且津液亏虚症状缓解，故继续予前方服用以善其后。

四、从肝论治眩晕的临床经验

眩晕在临床中非常常见，发病率也有逐年增高的趋势。据统计，眩晕人群发病率约为8%，多见于中老年人，亦可见于青年，因常反复发作，极大妨碍了正常的工作和生活，导致患者生活质量下降。黄政德教授从事医疗、教学、科研工作30余年，长期致力于中医药治疗心脑血管疾病的研究，擅长治疗心脑血管疾病及疑难杂症，积累了丰富的临床经验，治疗眩晕有其独到的经验，其辨证准确，立法妥帖，处方中肯，用药灵活，疗效显著。

（一）眩晕皆肝风作祟

一般认为眩晕的病位在脑，病机主要涉及肝肾脾。阴虚则肝阳上亢，肝风内动，上扰清窍，发为眩晕；气虚则清阳不展，血虚则脑失所养，发生眩晕；肾精亏耗，不能生髓，髓海不足，上下俱虚，发生眩晕；或嗜食肥甘，饥饱劳倦，伤于脾胃，健运失司，以致水谷不化精微，聚湿成痰，痰湿中阻，则清阳不升，浊阴不降，引发眩晕。《素问·至真要大论》提出"诸风掉眩，皆属于肝"，说明眩晕的发病与肝的关系密切。刘完素在《素问玄机原病式·诸风掉眩皆属肝木》中扩展道："风气甚而头目眩运者，由风木旺，必是金衰不能制木，而木复生火，风火皆属阳，多为兼化，阳主乎动，两动相搏，则为之旋转。"后世许多医家也认为眩晕与肝的病变关系密切，清代临床医家叶天士治疗眩晕亦从肝立论，《临证指南医案·眩晕》："所患眩晕者，非外来之邪，乃肝胆之阳风阳上冒耳，甚至有昏厥跌仆之虞。其症有夹痰、夹火、中虚、下虚、治胆、治胃、治肝之分……此症之原，本之肝风，当与肝风、中风、头风门合而参之。"黄政德教授从医30年来，苦研医理，训古不泥，在不断研习吸取前人的经验并融汇现代医学诊治方法的基础上，博采众长，化为己用，积累了丰富的临床经验，对眩晕的诊治进行了归纳总结，提出"眩晕以肝为中心，与风、痰、瘀、虚、火有关"的理论，以及"以疏肝为基础并结合他法"的治疗方法，临床收效甚好，患者赞誉颇丰。

（二）调肝则风熄晕定

黄政德教授治疗眩晕病遵"诸风掉眩，皆属于肝"理论，从肝论治，每获良效。其病位虽主要在肝，但由于患者体质因素与病机演变的不同，可表现肝阳上亢、肝风夹痰、肝风夹瘀、肝血亏虚、肝火上扰等不同证候。尽管眩晕证候多样，或因风，或因痰，或因瘀，或因虚，或因火，因现代人生活压力大，多有精神紧张压抑，情志不得抒发，故黄政德教授认为肝气郁结为眩晕的发病源头，临床用药多用柴胡、川芎、白芍、枳壳等疏肝理气之品，以调畅肝之气机，气机通畅则肝气疏，源头清，诸证消失，眩晕可解。临证用药时根据不同病机选用平肝潜阳、健脾化痰、活血化瘀、补益肝血、清泄肝火诸法，遣方用药标本兼治，故效如桴鼓。

1. 肝阳上亢证　本证多因素体阳盛，性急易怒，肝阳偏旺；或者长期恼怒焦虑，阳气偏亢，耗伤阴液；或平素肾阴亏虚，或房劳太过，年老阴亏，水不涵木，阴不制阳，以致肝阳亢于上。症见眩晕耳鸣，头痛且胀，遇劳加重，恼怒亦加重，面时潮红，少寐多梦，口苦。舌红苔黄，脉弦细数。治宜平肝潜阳，滋养肝肾。黄政德教授采用天麻钩藤饮加减，常用药物有天麻、牛膝、生龙骨、牡蛎、玄参、地黄、白芍、柴胡、川芎、枳壳。失眠多梦者加酸枣仁、柏子仁；虚火唇舌生疮者，加黄柏；两目昏暗，视物模糊不清者，加枸杞子、菊花等。

2. 肝风夹痰证　本证多因情志失调，致肝气郁结，气郁日久则化火伤阴，肝阴耗伤，风阳内动；肝郁横逆犯脾，导致脾虚不能运化水液，水湿停聚而生痰生饮；二者结合则肝风夹痰上扰清窍，冲犯清阳之地而致眩晕发作。症见发作性头晕，视物旋转，头重脚轻，每因情志刺激或烦劳恼怒而诱发或加重，伴有恶心、呕吐痰涎，胸闷脘痞，纳少神疲。苔白腻，脉弦滑。治宜祛风化痰，疏肝健脾。黄政德教授采用半夏白术天麻汤加减，常用药物有半夏、白术、天麻、陈皮、茯苓、甘草、黄芪、党参、柴胡、白芍、枳壳等。若眩晕较甚，呕吐频作者，可加赭石、竹茹；脘闷不食，腹胀较甚者，可加白蔻仁、砂仁；肢体沉重苔腻者，可加藿香、佩兰、石菖蒲等。

3. 肝风夹瘀证　本证多因情志失调，肝脏疏泄失职，一方面使气血运行不畅，气滞则血瘀，或肝气久郁化火，煎熬血液成瘀，另一方面肝气郁结可使肝阳上亢，肝风内动，肝风夹瘀上扰，而发眩晕。症见眩晕头痛，遇烦劳郁怒加重或急躁易怒，兼见健忘、失眠、心悸，精神不振，耳鸣耳聋，面唇紫暗。舌瘀点或瘀斑，脉弦涩或细涩。治宜疏肝化瘀通络。黄政德教授采用柴胡疏肝散合通窍活血汤加减，常用药物有柴胡、陈皮、香附、白芍、赤芍、川芎、桃仁、丹参、红花、天麻。胁肋痛甚者，酌加郁金、青皮、当归、乌药；病程日久者，酌加全蝎、穿山甲、地龙、三棱、莪术；伴经闭、痛经者，可加益母草、泽兰。

4. 肝血亏虚证　本证可因肝失疏泄，气滞血瘀，瘀血阻碍新血生成，则肝血不足，或因久病血虚，或急、慢性失血，而致肝血亏虚；或因先天不足，肾阴亏损，或年老肾亏，或房劳过度，耗伤肾精。因精血同源，肾精不足时，肝血亦可发生不足，最终导致肝血不能上荣于脑，脑失濡养，发为眩晕。症见头晕眼花、动则加剧，烦劳则发，肢体震颤、麻木，手足拘急，肌肉瞤动，皮肤瘙痒，爪甲不荣，面白无华，或伴有腰膝酸软、耳鸣耳聋。舌质淡，脉细或弱。治以补益肝血为主，兼疏肝祛瘀通窍。黄政德教授采用四物汤合左归丸加减，常用药物有熟地黄、山茱萸、山药、枸杞子、菟丝子、当归、川芎、柴胡、白芍、三七、丹参。面色㿠白无华者，可加阿胶、紫河车粉（冲服）。腰膝酸软、耳鸣较甚者可加川牛膝、龟甲胶、鹿角胶。急性失血引起眩晕者当及时输血，后期以中药补血止血。

5. 肝火上扰证　本证多因情志不遂，肝郁化火，或因火热之邪内侵，或他脏火热累及肝，肝火炽盛，循经上攻于头，发为眩晕。症见头晕胀痛、痛势剧烈，面红目赤，口苦口干，急躁易怒，耳鸣如潮，甚或突发耳聋，失眠多梦，小便短黄，大便干结。舌红苔黄，脉弦数。治宜调畅肝气，清泻肝火。黄政德教授采用龙胆泻肝汤加减，常用药物有龙胆、黄芩、栀子、泽泻、木通、车前子、当归、生地黄、柴胡、川芎、白芍。若肝胆实火较盛，可去木通、车前子，加黄连；若气滞较盛，可加陈皮、香附、枳壳。

（三）医案举隅

案一　张某，男，46岁，2012年5月7日初诊。主诉：头晕、头痛1个月余。现病史：患者1个月前无明显诱因出现头晕、头痛，呈后颈项部胀痛不适，伴恶心欲吐，时有加重伴视物旋转，走路欠稳。既往有高血压病史6年，今年1月份因脑梗死住院，查MRI示腔隙性脑梗死。现症见：阵发性头晕伴视物旋转，头痛，呈后颈项部胀痛不适，情志刺激或烦劳恼怒时常有胸胁疼痛，伴恶心欲吐，走路欠稳，纳食稍差，昏沉欲睡，夜梦多，二便尚可，舌苔白腻，脉濡缓。查血压160/90 mmHg，四肢肌力可。中医诊断：眩晕（肝风夹痰证）。治宜祛风化痰，疏肝健脾。方拟半夏白术天麻汤加减：

法半夏 10 g	白术 10 g	天麻 15 g	川芎 15 g
柴胡 6 g	白芍 10 g	蔓荆子 10 g	香附 10 g
丹参 15 g	三七 10 g	羌活 10 g	甘草 3 g

1日1剂，水煎服，共7剂，嘱其低盐低脂饮食，调畅情志，注意休息，适当运动。

2012年5月14日二诊。患者服药后症状基本缓解，为求进一步治疗前来就诊。症见偶有颈项部胀痛，甚时头晕，偶有恶心欲吐，活动无明显受限，无视物旋转，纳食可，夜梦多。舌淡红，腻苔已化，脉濡缓。查血压130/80 mmHg。继以原方加葛根10 g，7剂巩固疗效。服药后症状消失，随访半年未复发。

按语 初诊时患者昏沉欲睡、舌苔白腻、脉濡缓为痰浊内盛的表现，脾主运化水谷，若脾失健运，水谷不能化为精微，聚湿生痰，痰浊中阻，清阳不升，浊阴不降，蒙闭清窍，发为眩晕，情志刺激或烦劳恼怒时可加重，说明脾虚多由肝犯。治疗时除了遵循叶天士"治痰须健中，熄风可缓晕"之训，还要调畅肝气，使肝气条达，从根本上治疗导致脾虚的原因。治以半夏白术天麻汤化裁，方中半夏降逆止呕，白术燥湿利水，天麻熄风止眩；再加柴胡疏肝解郁，香附理气疏肝而止痛，川芎活血行气共解肝经之郁滞，白芍、甘草养血柔肝，蔓荆子、羌活祛风止头痛，丹参、三七活血通络。全方紧扣肝气郁结导致肝风夹痰这一病机，从肝论治，采用祛风化痰，疏肝健脾的方法，使肝木条达，脾气得健，痰浊得化，清窍得养，标本兼顾故疗效显著。二诊时患者症状已基本缓解，偶有颈项部胀痛，故予葛根解痉止痛。文献检索亦显示半夏白术天麻汤治疗辨证属肝风夹痰的高血压眩晕、颈性眩晕均具有良好的疗效。

案二 陈某，女，51岁，2012年6月4日初诊。主诉：阵发性头晕、耳鸣1年余，加重1周。患者诉1年来偶发头晕、耳鸣，劳累后或烦闷时症状较明显，伴视物旋转，急躁易怒，夜寐欠安，多梦，1周前眩晕、耳鸣较往常频繁，5月29日体检示轻度脑血管紧张度增高，可能颈椎病。现症见：头晕且胀、耳鸣时发，以午后为甚，左目红赤，口苦且干，烦躁易怒，夜寐欠安，大便干结，小便黄。舌质红，苔薄，脉弦滑。查血压150/84 mmHg。中医诊断：眩晕（肝阳上亢证）。治宜平肝潜阳，清火熄风。方拟天麻钩藤饮加减：

天麻 10 g	钩藤 10 g	柴胡 6 g	香附 10 g
川芎 15 g	白芍 15 g	甘草 6 g	合欢皮 10 g
茯神 10 g	黄芩 10 g	栀子 6 g	牛膝 15 g
玄参 10 g			

1日1剂，共7剂，并嘱其调畅情志。

2012年6月18日二诊。诉服上药后症状明显好转，现为求巩固治疗，遂来就诊。现症见：头晕、耳鸣发作频率较前减少，夜寐好转。继以原方7剂巩固疗效。

按语 患者长期忧郁恼怒，肝气郁结，郁久化火，使肝阴暗耗而阴虚阳亢，风阳升动，上扰清窍，而致眩晕。方中天麻祛风潜阳止眩，钩藤清热熄风降火，柴胡疏肝解郁，香附理气疏肝，川芎活血行气，白芍、甘草养血柔肝，黄芩、栀子清肝泻火，牛膝、生地黄补益肝肾，合欢皮、茯神解郁安神。二诊时患者症状明显好转，继以原方巩固疗效。

五、从"阴火理论"论治四肢烦热的临床经验

四肢烦热多见于热病之后、房事不节、情志失调所致阴精阴液耗损的阴虚火旺证，临床上可兼见五心烦热、潮热盗汗、尿黄便结、颧红、舌红少苔、脉细数等症状。亦有四肢烦热患者，表现为舌苔脉象及其他伴随症状均不典型的阴虚证，若仍用滋阴清热法治疗，其效往往南辕北辙。黄政德教授本着"审证查因，治病求本"的原则，对四肢烦热的复杂病证抓其本质，并运用"阴火"理论进行整体辨证分析，对症下药，往往收获奇效。

（一）病因病机

四肢烦热多见于阴虚火旺之证，兼见两颧泛红，舌红少苔，脉细数等症状，临床中四肢烦热者面黄不泽或㿠白少华者亦不在少数，脉细数者有之，脉浮大者亦有之。李东垣《内外伤辨惑论》曰"内伤及劳役饮食不节，病手心热，手背不热；外伤风寒，则手背热，手心不热"，以此为内伤与外感之鉴，并提出"阴火"论。《脾胃论·饮食劳倦所伤始为热中论》："若饮食失节，寒温不适，则脾胃乃伤；喜怒忧恐，损耗元气。既脾胃气衰，元气不足，而心火独盛。心火者，阴火也，起于下焦，其系系于心，心不主令，相火代之。相火，下焦包络之火，元气之贼也。火与元气不两立，一胜则一负。脾胃气虚，则下流于肾，阴火得以乘其土位。"明确指出由于内伤因素导致脾胃虚衰，元气不足而下焦包络之火盛，耗伤元气。又脾主四肢，脾胃虚衰则四肢不用，阴火得以乘其土位。《内外伤辨惑论》："夫四肢属脾，脾者土也，热伏地中……郁遏阳气于脾土之中。"故见四肢烦热而有气虚之象。《脾胃论》述其症状为："脾胃脉中见浮大而弦，其病或烦躁闷乱，或四肢发热，或口苦、口干、咽干。"因此，黄政德教授认为饮食劳倦损伤脾胃，脾胃气虚则清气不升，浊阴不降，谷气下流郁遏于下焦，郁而生热上冲，伏于四肢肌肉脾土之中而蒸蒸化热，从而出现四肢烦热之症状。

（二）治法方药

阴火与阴虚有别，其兼夹证往往不同，临证当四诊合参，辨证求因，审因论治，"观其脉证，知犯何逆，随症治之"。对于阴火内盛型四肢烦热患者

的治疗，黄政德教授秉承东垣"内伤不足之病，苟误认作外感有余之病而反泻之，则虚其虚也""惟当以辛甘温之剂，补其中而升其阳，甘寒以泻其火则愈矣"的治疗原则，以补中益气汤加减化裁，甘温补中，使中州健运，阳气得升，则阴火自息。

（三）治疗思路

阴火理论是李东垣学术思想的重要组成部分，对临床具有重要的指导意义，为后学者治疗内伤热病提供了宝贵的思路和方法。补中益气汤始见于李东垣《脾胃论·饮食劳倦所伤始为热中论》，是治疗脾胃不足，中气下陷的主方，症见体倦乏力，面色白，少气懒言，喜静恶动，脉虚软无力。该方由黄芪、炙甘草、人参、升麻、柴胡、陈皮、当归、白术8味药组成。黄芪性味甘微温，入肺、脾经，方中重用为君药，具补中益气、升阳固表之功；人参、白术、炙甘草以益气健脾为臣药，与君药合用，增强其补中益气之力；血为气之母，气虚日久则营血亦亏，故以当归养营和血，同黄芪、人参以补养气血，陈皮理气和胃，使诸药补而不滞，共以为佐；并入少量升麻、柴胡升阳举陷，协诸药以升提下陷之阳气，共为佐使；炙甘草调和诸药，亦为使药。诸药相合，方精药效，相得益彰，有补气升阳、甘温除热之功效，临床应用甚广。

黄政德教授运用其阴火理论于临床，亦屡试屡效，得心应手，亦欲为广大医者所重视。黄政德教授认为，临床中凡见到寒凉清宣不效之烦热，而症状舌苔脉象均属气虚阴火盛者，均可用甘温除热的方法，补其脾胃、升其清阳、复其元气、泻其阴火。补中益气汤以药少力专，药性平妥著称，以补为清，阴火得息则大热可除。凡是脾胃不足，阴火内生所变生之各种疾病，根据其侵袭脏腑、肢体的部位不同，审证求因，在该方基础上灵活加味，治疗中气不足所致阴火内生而产生的各种疾病，均疗效显著。但不可见体虚有热者即用甘温除热，须准确辨证，治病求本，明确为阴火内生者，才可以甘温之剂除之。

（四）医案举隅

谢某，男，36岁，2017年3月28日初诊。主诉：四肢烦热5年余，加重2年。患者5年前开始手脚发热，但不严重，近2年出现四肢烦热，热如火炙，躯干不热，但见于四肢。2017年起出现膝、肘关节疼痛，无法正常伸曲，不能用力，时重时轻。曾于某医院查风湿3项+免疫球蛋白，均为阴性，X线片及其他相关检查未发现明显病灶。现症见：四肢烦热，易疲劳，精神欠佳，语低气少，食纳尚可，夜寐欠安，大小便正常。舌淡，苔薄黄，脉细数。西医诊断：神经症。中医诊断：内伤发热。辨证：脾胃气虚，阴火内生。治拟益气健脾，甘温除热。处以补中益气汤加减：

黄芪 30 g	白术 10 g	当归 10 g	升麻 5 g
柴胡 10 g	白芍 10 g	木香 10 g	延胡索 10 g
茯苓 15 g	薏苡仁 20 g	陈皮 10 g	甘草 3 g

7剂，1日1剂，以水浸泡30分钟煎煮2次，兑和分早晚2次服用。

2017年4月10日二诊。患者诉服上药后，症状减轻，四肢有轻微热感，精神好转，唯多语后感气息不足，稍感乏力，余无不适，舌淡苔薄白，脉弱。药已中病，当前方继进14剂。

2017年5月8日三诊。患者诉服上药后诸症好转，精神见佳，因服西药后出现胃脘部胀痛不适，现改用六君子汤和胃除胀善后。随访至今未见复发，其精神佳，食纳可，睡眠好，收效甚著。

按语　临床上四肢烦热者，经西医各种实验室检查，机制不明，原因不清，诊断模糊，病历上不得不写"神经症"，这就给治疗带来了一定的困难。对这类患者，运用中医整体观念，依据辨证论治的原则，宗《黄帝内经》"有者求之，无者求之"之旨，亦可寻得中医治疗之法。李东垣《兰室秘藏·劳倦所伤》："脾胃既虚，不能升浮，为阴火伤其生发之气，营血大亏，是清气不升，浊气不降，清浊相干。"提出了脾胃不足，气血亏虚导致阴火内生的观点，为临床气虚型发热的诊治提供了思路。其认为"百病皆由脾胃衰而生也"，而尤以饮食、七情、劳倦为主。脾主运化水谷，为气血生化之源，脾气健运，清气得升，浊气得降，则精微物质得以源源不断供应脏腑器官、四肢百骸。若饮食不节、情志不畅或劳役过度，损伤脾胃，气机升降失常，清气不升，浊阴不降，蕴阻下焦，郁而化热引动肾间相火，循足少阴经和包络命门之脉上扰于心，而致心火独盛。由此得知，阴火源于中焦，起于下焦，系于上焦，通彻三焦，元气虚衰，阴火内盛，因而出现身热而烦，四肢烘热，口渴心烦，表热自汗诸症。

六、从"升降理论"论治内科杂病的临床经验

升降理论是从整体出发，阐述人体内在生理病理并指导临床的重要中医

学理论之一。而气机升降之中，脾胃为枢纽所在，黄政德教授临证时每每从脾胃着眼，以升为主，寓降于升，总理人身气机，尤喜运用李杲《内外伤辨惑论》中升阳益胃汤一方，每多灵巧变通，紧扣病机，辨证精准。

(一) 理论基础

1. 阴平阳秘，升降相因　人之所以能健康无疾，全在于人体阴阳始终处于动态平衡之中，这种阴阳之间动态的平衡依赖于人身整体气机的升降出入，是阴阳消长的具体径路。《素问·六微旨大论篇》："升已而降，降者谓天；降已而升，升者谓地。""出入废，则神机化灭；升降息，则气立孤危。"可见气机的升降出入对于人体之"神机""气立"的重要性。而升降之中，脾胃为人体气机升降之枢纽，是总理一身气机升降的关键脏腑。脾属阴脏，胃属阳腑，脾主升清，胃主降浊，两者互相协调气机的升降，共同完成饮食水谷的腐化、吸收及转输，且脾胃升降还总体掌管着其他四脏的升降，故有"脾宜升则健，胃宜降则和"之说。因各种缘由所致之清阳不升，浊阴不降，临床则常以脾升不及、胃降不及、脾虚下陷、胃气上逆为多见。

2. 喜静恶动，阳气不升　今人生活工作多喜静恶动，坐卧多而运动少，劳心多而劳力少，肥甘厚味多而粗谷杂粮少，避阳光多而日晒少，熬夜多而早起少。凡此种种，皆不利脾胃之运化，而犹以损伤脾阳为最，故临床中黄政德教授主张李东垣《脾胃论》之说，"脾胃不足之源，乃阳气不足"，非常注重脾胃升降中"生长与升发"，强调"内伤脾胃"则"百病由生"，认为其病变机制有三：一是虚，脾胃虚弱，运化乏力，气血亏少。二是塞，谷气下流，闭塞成浊。水谷不化精气，不得上输于肺，从而下流，以致变生湿浊，内蕴日久则又化热，即阴火。《脾胃论》："脾受胃禀，乃熏蒸腐熟五谷。"若清气不升，则水谷精气不能上输于肺，即"谷气闭塞而下流""脾胃气虚，下流于肾""肾间受脾胃下流之湿气，闭塞其下至阴火上冲"。三是滞，清气不升，伏化阴火。水谷精微之气无法向上向外布散，输脾归肺，心肺之气无所禀受，荣卫之气自然不足，皮肤腠理得不到阳气滋养，不能卫护其外，则"不任风寒，乃生寒热"。

(二) 用药特色

在具体组方遣药时，黄政德教授每每谨守病机，辨证论治，处处注意气机的升降协调，顾护脾胃。对于此类病证，黄政德教授善用升阳益胃汤加减，以取其益气升阳、清热除湿之效。该方出自李东垣《内外伤辨惑论·卷中·肺之脾胃虚方》："脾胃虚则怠惰嗜卧，四肢不收……乃阳气不伸故也，当升阳益气，名之曰升阳益胃汤。"原方由黄芪、人参、白术、白芍、炙甘草、羌活、独活、防风、柴胡、半夏、橘皮、茯苓、泽泻、黄连组成。方中人参、黄芪、白术、炙甘草益胃健脾，以补为升，脾胃健运则阳气自能生发；柴胡、羌活、独活、防风四味风药共用，既可升举清阳，又寓风能胜湿之意，且搜诸关节经络之湿；半夏燥湿，茯苓、泽泻渗湿，使浊阴降而清阳升；白芍酸敛以和荣气，而防柴胡、羌活、独活、防风等辛散之性太过而伤阴；黄连苦寒，可燥湿泄热。全方在甘温益气之六君子汤中佐以升阳祛风除湿药物，一补一升，使脾胃健运，升降有常，气机条畅，则升阳益胃之功乃成。

1. 升降协调，以升为主　黄政德教授认为脾胃若是升降逆乱，则清不升和浊不降两方面的症状均会有所体现。用药时若是唯有升清，恐浊难降；若单纯降逆，清气亦有不升之虞，唯有升降同调，方能脾胃和调，阴平阳秘。然升降之中，黄政德教授又强调以升为主，只因脾体阴用阳，以升为健，只有脾之阳气充足，才能正常生化，布散谷气，滋养元气，生机勃发。脾气一升，则胃气相对下降，阴阳得以升降协调。因此，对于脾胃升降失常者，黄政德教授喜用升麻、葛根、柴胡等具有升提阳气作用之药，并善用风药，其有走窜善行而助阳气升发之效，且风能胜湿，如荆芥、防风、桔梗、羌活、独活、薄荷等之品。

2. 燥湿互济，以燥为主　"脾燥则升"，即是指若使脾体保持干燥，则脾中清阳之气自能升转，湿浊自除。然与脾"喜燥勿湿"的特性相反，胃则"喜润勿燥"，故治疗脾胃病时，需注意燥湿互济。但黄政德教授认为对于此类脾虚有湿，升降失常者，在燥湿相济时，应以燥为主，可用苍术、白术、半夏、茯苓之品。然亦不可一味燥湿渗湿，需少佐滋润之品固护阴液，以避免化燥伤阴，且滋阴药又多滋腻，有滋阴太过而湿邪内生之虞，故主张少佐甘润之药，如生地黄、百合、石斛、麦冬、玉竹、沙参等。

3. 寒温并用，以温为主　脾为阴脏，太阴湿土，藏精气而不泄，得阳始运。因此，对于清阳不升，内有郁热者，黄政德教授主张寒温并用，以温为主。即是将寒凉药与温热药同处一方，取其相反之性而达相成之妙，以实现调升降、去性存用、反佐之目的。黄政德教授临床善用甘温药以补气生血除热，如人参、黄芪、白术、炙甘草之品。

4. 轻空灵活，量不宜多　黄政德教授认为脾胃因其每日进食受纳，相当于与外界接触，不似别脏，负担较重，故特别强调用药时需轻空灵活，且量不宜多。一者药物剂量不宜过大，如用黄连，非大实大热之象，一般仅用3～6 g；二者整体处方药味总数不宜过多，切忌虚实、寒热、表里、上下等面面俱到，见一症便加一药，不明病机，而成"大杂烩"，以为如此则必能收效，殊不知此乃舍本逐末，更添脾胃负担。黄政德教授亦强调慎用大寒大凉之药，如黄连、黄柏、黄芩、大黄、龙胆、败酱草、紫花地丁等，以防苦寒败胃；慎用矿物类药物，如石膏、滑石、炉甘石、寒水石、磁石、龙骨、芒硝等。

5. 将息调养，调情摄志　在运用汤药治疗的同时，黄政德教授每每反复告诫患者将息调养乃是根本，良好的生活方式可直接影响到治疗效果。如饮食需按时、定量，且不宜过饱，勿食生冷油腻、辛辣刺激之物，调畅情志，不宜悲伤忧愁，不要熬夜，适当运动（不可过劳），多晒温和太阳（非暴晒），以助阳气生发之力，使治疗事半功倍。"药补不如食补，食补不如神补"，此"神补"，即是指情绪。黄政德教授每诊一位患者，必会旁敲侧击，于细微处观察患者情绪是否异常，皆因脾胃气机升降，有赖于肝主疏泄的生理功能，若是肝失疏泄，气机不畅，横逆犯脾，必然影响脾胃气机升降，正如《血证论》："木之性，主于疏泄……而水谷乃化。"

（三）医案举隅

1. 不寐　田某，男，37 岁，2021 年 4 月 20 日初诊。主诉：失眠 3 月余。现病史：患者诉 3 月前因生活工作等压力过大出现失眠，夜间难以入睡，伴神疲乏力、口淡，稍感口干，不欲饮水，纳欠佳，进食油腻后易腹泻，小便正常。舌淡苔薄白微黄，边有齿痕，脉弱。平素长时间办公室工作，运动量少，经常饮酒应酬。辨病为不寐病，辨证属脾虚湿滞证，治以升阳益气除湿，方用升阳益胃汤加减：

黄芪 20 g	党参 15 g	黄连 3 g	炮姜 10 g
白术 10 g	升麻 10 g	茯苓 15 g	大枣 5 g
陈皮 9 g	法半夏 10 g	酸枣仁 15 g	川芎 10 g
炙甘草 5 g	木香 10 g		

14 剂，1 日 1 剂，水煎服，早晚分服。嘱其可适当增加户外活动，近期勿食肥甘厚味，尽量不饮酒。

2021 年 5 月 8 日复诊。患者诉睡眠较前改善，无明显神疲乏力，口干改善，纳食可，现已每日慢跑 0.5~1 小时，近 2 周未饮酒。舌淡红，苔薄白，脉细。患者症状好转，予前方继服 7 剂，后电话随访，诉睡眠基本正常，嘱其坚持运动。

按语 不寐病因虽多，但究其病机，或因阳盛，或因阴衰，以致阳不入阴，阴阳失交，心神失养或不安而发病。然此案虽为不寐，却非阳盛，乃是阳郁。患者工作压力大后出现失眠，此为多思多忧，思则气结，气机不畅，且久思伤脾；更兼患者平素久坐，不喜运动，则阳气久不伸展，以至内郁；应酬饮酒必多食肥甘厚味，宿食停滞，湿浊内蕴，脾胃受损。诸因相合，使脾胃更伤，清阳不升，水谷精微无法上奉于心，以至心失所养，夜不能寐。病程日久，清阳不升，内郁有化热之象，故苔白之中见微黄之象。本案用升阳益胃汤，乃取其健脾益气、升阳除湿之用，然患者湿浊尚未深厚，故去羌活、独活、防风等辛温燥湿之品，以防化燥伤阴；舍柴胡而加升麻，乃因升麻专入脾胃经，善引脾胃清阳之气上升；加用酸枣仁，以养心安神助眠；川芎秉性升散，上行头目，又可活血行气通滞；炮姜温中止泻，更与黄连一温一寒，以防苦寒败胃；木香气味芳香可醒脾，用之以理气健脾，可使补而不腻、不滞；更加大枣补中益气，养心安神。

2. 呃逆 杨某，女，21 岁，2021 年 4 月 20 日初诊。主诉：呃逆 1 周余。现病史：患者诉 1 周前因呃逆就诊于某县第一人民医院，行胃镜示：①胃体息肉切除术；②萎缩性胃炎伴糜烂。现症见：呃逆，进食后明显，伴食后胃脘胀满，口腔溃疡，无明显恶心呕吐、反酸烧心等不适，食纳欠佳，夜寐一般，二便调。舌淡，苔薄黄微腻，脉细弱。辨病为呃逆病，辨证属脾虚湿热证，治以升阳益气、清热除湿，方用升阳益胃汤加减：

黄芪 20 g	党参 15 g	升麻 5 g	柴胡 10 g
当归 10 g	白术 10 g	白芍 10 g	延胡索 10 g
陈皮 9 g	木香 10 g	荆芥 10 g	防风 10 g
蝉蜕 5 g	郁金 10 g	白鲜皮 10 g	地肤子 10 g
生姜 5 g	大枣 5 g	甘草 3 g	

14 剂，1 日 1 剂，水煎服，早晚温服。服药 1 周时电话随访，患者诉呃逆较前减少。

2021 年 5 月 10 日复诊。患者诉偶有食后呃逆，无明显食后胃胀，口腔溃疡已愈。予前方继服 7 剂，巩固疗效。

按语　呃逆之病机，乃胃失和降，膈间气机不利，胃气上逆动膈。然本案患者多于食后发作，且伴食后胃胀，乃脾虚失于运化之职，以致痰饮食浊内停，胃气被遏，气逆动膈所致，正如《素问·阴阳应象大论》："清气在下，则生飧泄；浊气在上，则生䐜胀。"脾虚失于运化，痰湿内蕴，清气不升，则相对的胃的和降功能也随之受到影响，进而出现呃逆、胃胀等症。患者口腔溃疡，乃脾虚清阳不升，以致浊阴郁阻中焦而化热，阴火上炽所致，实属郁火，故处之以升阳益胃汤。结合患者舌脉象，湿邪不甚，故在原方中舍半夏、茯苓、泽泻等祛湿之品；亦去羌活、独活二味风药，以防化燥，更伤胃阴；而加用升麻，取其善升脾胃清阳之气；加荆芥，盖因其药性较羌活之品平和，且能透散邪气，宣通壅结而达消疮之功；去原方中黄连，而改为白鲜皮、地肤子，此二味药除清热燥湿之外，尚可祛风，以助除湿之功，更加蝉蜕疏风散热，以疗口疮；加木香行气健脾消食；加延胡索、郁金，行气活血，既防黄芪、党参之品滋腻太过以致气滞，又可防止气滞日久瘀血内生，此即受仲景"见肝之病，知肝传脾，当先实脾"的启发，既病防变，先安未受邪之地；加当归、生姜、大枣以养血和血、调脾和胃，乃考虑女子以肝为先天，气血和顺则百病皆消。纵观全方，寓降于升，益气健脾，清热除湿，以使脾胃气机协调，脾能升清，胃能和降，则呃逆自除。

3. 周身疼痛　周某，男，57岁，2021年3月16日初诊。主诉：周身疼痛不适2年。现病史：患者诉周身疼痛不适，呈胀痛，白天明显，胃胀，疲倦，纳寐可，偶有便溏，小便正常。舌淡红，苔白腻，边有齿痕，脉弦细。既往慢性胃炎病史。辨病为痛痹，辨证属脾虚湿阻证，治以健脾益胃、升阳除湿，方用升阳益胃汤加减：

黄芪 30 g	党参 15 g	法半夏 10 g	防风 10 g
白芍 10 g	陈皮 9 g	茯苓 15 g	柴胡 10 g
白术 10 g	羌活 10 g	泽泻 10 g	独活 10 g
黄连 3 g	川芎 10 g	甘草 3 g	

7剂，1日1剂，水煎服，早晚温服。

2021年3月23日复诊。患者诉疼痛不适感减轻，白天疲倦感消失，近1周未有便溏，余未诉特殊不适。舌淡红，苔薄白微腻，脉细。予前方继服7剂，巩固疗效。嘱其适当运动，培养兴趣，移情易性。

按语　疼痛病机大体有二，一者"不通则痛"，属实证；二者"不荣则痛"，属虚证。此案患者周身疼痛不适已 2 年，且疼痛不甚，伴疲倦、便溏，再结合舌脉象，可知疼痛以"虚"为主。既往长期"慢性胃炎"，久则脾阳亏虚，运化乏力，气血乏源，而脾在体合肉，主四肢，气血无以充养肢体肌肉经络，失于濡养，不荣则痛，此痛必是隐隐作痛。又详询病史，得知患者 2 年前退休后整日在家无所事事，空闲日久必然多思多想，是故此痛白天明显，夜间入睡后则不甚明显，故嘱其可培养兴趣，移情易性。又因疼痛已达两年，病程日久，考虑到久病入络，气血虚少日久，有因虚致瘀之弊，故于原方中加一味血中气药"川芎"，以活血行气止痛，中开郁结。

黄政德教授用药经验荟萃

一、使用三拗汤经验

咳嗽是一种常见的中医疾病，黄政德教授运用三拗汤治疗风寒咳喘、感染后咳嗽、变异性咳嗽、慢性咳嗽等取得很好的疗效。

（一）病因病机

咳嗽病名最早见于《黄帝内经》，该书对咳嗽成因、症状、证候分类、病理转归及治疗等问题作了系统的论述。后世医家对咳嗽分类，除了五脏之外，尚有风咳、寒咳、胆咳、厥阴咳等，虽然体现了辨证思想，但名目繁多，临床难以掌握。明代张景岳执简驭繁，将咳嗽分为外感与内伤两大类。在咳嗽病因病机中，外感咳嗽为六淫外邪侵袭肺系；内邪咳嗽为脏腑功能失调，内邪干肺。《医学心悟》："微寒微咳，咳嗽之因，因风寒者十居其九。"

（二）治法方药

黄政德教授于长期临床中细心体察，发现导致咳嗽因素很多，如外感六淫（风、寒、暑、湿、燥、火）；酗酒吸烟，烟酒温燥，熏灼肺胃；过食肥甘，聚湿生痰，痰邪干肺；等等。临床治疗咳嗽，标实为主者，治以祛邪止咳；本虚为主者，治以扶正补虚。传统治疗咳嗽以止咳为主，犹如治水重在堵，黄政德教授摒弃传统治疗方法，认为治疗咳嗽在于宣降相通，寒热并治，本于阴阳，使脏腑调和，则阴阳平衡，诸症自愈。黄政德教授在临床中以经方三拗汤为主方加减运用，治疗咳嗽取得显著疗效。

三拗汤原名"还魂汤"，出自《金匮要略》，系由麻黄汤去桂枝而成，麻黄为君，杏仁为臣，甘草为佐使，主治风邪外感、鼻塞声重、咳嗽痰多等外感风寒咳嗽证。在《太平惠民和剂局方》中首次出现以"三拗汤"为名的成方，采用连节麻黄、连皮杏仁、连梢甘草，与常规炮制加工方法相拗，故名三拗汤。黄政德教授在麻黄、杏仁、甘草三味药基础上加入蝉蜕、川贝母成加味三拗汤，认为咳嗽后期往往寒热痰三者互结，治以散寒清热、化痰止咳，如有大便不通者，加大黄，因肺与大肠相表里，大便不通，则腑气不畅，肺宣降功能失常。咳嗽久治不愈，遇此类患者黄政德教授加入生大黄后疗效显著。此外，加味三拗汤在治疗哮喘、咳喘迁延、顿咳等也取得很好疗效，尤其在外感后期或内伤久咳患者，咳嗽不已，缠绵难治，唯以咳嗽为主症，寒热之象往往不显，常规治之，疗效不佳；然黄政德教授运用加味三拗汤治疗此类患者疗效甚佳。

（三）医案举隅

1. 风寒袭肺案　张某，男，25岁，2014年10月13日初诊。咳嗽1周余。患者诉1周前因受凉诱发咳嗽，自觉喉中有痰，初期咳白色泡沫痰，现晨起咳绿色浓痰，量多，鼻塞流清涕，咽痒，无发热头痛，纳寐可，二便调。舌淡苔薄白，脉略缓。证属风寒袭肺，肺气失宣。治宜疏风散寒，宣肺化痰止咳。处方：

| 麻黄9g | 苦杏仁10g | 甘草5g | 蝉蜕6g |
| 川贝母9g | 桔梗10g | 细辛3g | 黄芪6g |

5剂，1日1剂，水煎分2次服。5剂后咳止喘平。

按语　患者曾感寒受凉，现鼻塞流清涕，为风寒外束之象。咳白色泡沫痰，咽痒，为肺气失宣，兼见舌淡苔薄白，脉略缓，辨证为风寒闭肺，故黄政德教授拟以加味三拗汤疏表宣肺、化痰止咳，合桔梗辛散祛痰利气，细辛芳香透达通鼻窍、温肺化饮，黄芪甘温益肺气。诸药共奏，表寒得散，肺气得宣，则诸症可愈。全方有"启门驱贼"的功效，可使客邪外散，肺气安宁而咳止。正如《医学入门·咳嗽》："新咳有痰者外感，随时随散。"张景岳认为"外感咳嗽，无论四时，必皆因于寒邪，盖寒随时气入客肺中"，强调了风寒对导致外感咳嗽的重要性，故治时重在疏风散寒。

2. 痰热郁肺案　易某，男，62岁，2014年6月30日初诊。咳嗽10余年。患者诉近10余年来反复咳嗽，尤其感冒后咳嗽加重，胃口一直不佳。现症见：咳嗽剧烈，甚则上腹部牵扯痛，咳黄痰，量多质稀，偶见血丝，摄纳少，寐可，小便黄，大便偏稀。舌红苔薄黄，脉弦细。当日入院胸片示：考虑双肺支气管扩张并感染或肺囊肿并感染。证属痰热壅肺，肺失肃降。治宜清热肃肺，燥湿化痰止咳。处方：

麻黄6g	杏仁10g	蝉蜕5g	川贝母5g
甘草3g	法半夏5g	陈皮10g	前胡10g
茯苓10g			

7剂，1日1剂，水煎分2次服，服药后咳嗽症状基本痊愈。随访至今，从未复发。

按语 患者诉胃口不佳，摄纳少，主脾胃功能不调，脾虚易生痰。咳嗽剧烈，咳黄痰，量多质稀，偶见血丝，为痰郁日久化热，壅阻于肺，肺失肃降。兼见舌红苔薄黄，脉弦细，辨证为痰热郁肺证。故黄政德教授拟以加味三拗汤清热化痰止咳，合法半夏、陈皮理气燥湿化痰；前胡辛散苦降，清热化痰，助川贝母、杏仁止咳之力；茯苓健脾渗湿，使湿无所聚，痰无由生。诸药共奏，脾虚得健，热退痰祛咳止，标本兼顾，故诸症兼消。《医贯·论咳嗽》："故咳嗽者，必责之肺，而治之之法不在于肺，而在于脾。"因而很多久咳患者，可因脾土虚而生痰生饮上干于肺，痰郁日久化热，治疗时要求本溯源，从而标本兼治，则疾病自可痊愈。

3. 肺阴亏耗案 李某，女，40岁，2014年4月20日初诊。咳嗽2年余。患者诉自前年5月份开始干咳，于某医院诊断为咳嗽、变异性哮喘，服布地奈德治疗后情况基本痊愈，去年8月份复发，后服用布地奈德疗效不佳，反复咳嗽，严重时夜不能寐，特寻求中医治疗。现症见：咳嗽，无痰，咳声短促，夜间及晨起加重，神疲，夜寐差，饮食可，二便调，月经正常，舌红少苔，脉弦细。证属肺阴亏虚，虚热内灼，肺失润降。治宜滋阴润肺，化痰止咳。处方：

| 麻黄6g | 苦杏仁10g | 蝉蜕5g | 川贝母6g |
| 甘草3g | 百部10g | 桔梗10g | 麦冬10g |

7剂，1日1剂，水煎分2次服，服药后咳嗽基本痊愈，随访至今，未曾发病。

按语 患者干咳日久，咳声短促，神疲，主肺阴亏虚，兼舌红少苔，脉弦细，主虚热内灼，伤津耗液，肺失润降，故咳嗽拖延久不愈。辨证为肺阴亏耗证。黄政德教授拟以加味三拗汤清虚热，宣肺化痰止咳，合百部、麦冬养阴润肺止咳，桔梗开宣肺气，祛痰利气。诸药配伍，有养阴润燥，清热化痰止咳之功。药后迁延咳嗽得愈。《丹溪心法·咳嗽》中认为咳嗽属阴虚内热者，当用桔梗以开之，并用清热养阴之品。

（四）讨论

咳嗽既是一种病，又是最常见的症状，见于诸多疾病中，而不仅局限于肺系疾病，其病机复杂多变，临床准确辨治咳嗽尤其重要。《医门法律》：

"人身有外邪，有内邪，有内外合邪，有外邪已去而内邪不解，有内邪已除而外邪未尽。""盖暑湿之外邪内入，必与素蕴之热邪相合，增其烦咳。"喻嘉言认为痰湿多挟六淫之邪而致咳嗽。"至于湿痰内动为咳，又必因风因火因热因燥因寒，所挟各不相同，至其乘肺则一也"，喻氏将咳嗽病机高度概括为"内外合邪"。实际已经蕴含了"内伤基础上外感咳嗽"的思想，但却未引起后人的足够重视。

  黄政德教授认为现代久咳患者大多为"内伤基础上外感咳嗽"，提出上宣下通治法，上宣肺气，下通腑气，使肺气得降，阴平阳秘，则诸症自愈。临床运用加味三拗汤治疗咳嗽，其效甚佳。加味三拗汤功用疏风解表，宣肺清热化痰。方中麻黄为君药，轻宣肺气，疏风散寒止咳；杏仁为臣药利肺平喘，与麻黄配伍，一宣一降，恢复气机的升降出入，咳嗽自止；甘蝉蜕疏散风热、利咽，川贝母清热化痰，润肺止咳，一轻一重，质轻上浮，散肺经风热以宣肺，质重泄内热顽痰以润肺，热退痰消则咳嗽自止；甘草益气祛痰止咳为佐使，调和诸药。全方宣降互结，轻重相合，有启门驱贼的功效，可使客邪外散，内热清消，化痰止咳而肺气安宁，又麻黄、杏仁治寒，川贝母、蝉蜕治热，甘草调和诸药，全方阴阳调和，故每治咳嗽疗效显著。黄政德教授认为，痰症变幻莫测，随症加减尤为重要，《丹溪心法》认为"嗽动便有痰声，痰出嗽止"。寒痰重，以枳壳、陈皮利其气，以南星、半夏胜其痰；热痰重在胸膈，合小陷胸汤；痰湿互结干咳不爽者，用枳壳、茯苓、桑白皮、薏苡仁等以润化其痰；痰积嗽，则非青黛、瓜蒌不能除。《医贯·论咳嗽》："故咳嗽者，必责之肺，而治之之法不在于肺，而在于脾。"咳嗽证属脾虚湿盛而痰滑，宜皂荚灰、南星、半夏燥湿化痰。

  现代咳嗽病，随环境变化而变化，中医治疗咳嗽有其优势，且疗效甚佳，主要是中药复方的多靶点、多生物学作用，此为中医临床疗效特点和优势所在。但咳嗽的病因病机十分复杂，其证治规律不易掌握，即使名医也常感棘手。清代名医徐灵胎曰："诸病之中，惟咳嗽之病因各殊而最难愈，治或稍误，即遗害无穷。余以此证考求四十余年，而后始能措手。"可见，咳嗽决非一方一药所能解决，深入总结历代医家治疗咳嗽经验的基础上，结合对近年来所收集的有关咳嗽临床资料的分析，总结导师临床实践经验，探索论治咳嗽的诊疗规律，对提高中医治疗咳嗽的临床疗效具有重要意义。

二、使用甘麦大枣汤经验

本文总结黄政德教授运用甘麦大枣汤治疗失眠临床经验，以飨同道。

（一）病因病机

现代医学认为失眠表现为入睡困难（入睡时间超过30分钟）、睡眠维持障碍（整夜觉醒次数≥2次）、早醒、睡眠质量下降和总睡眠时间减少（通常少于6小时），同时伴有日间功能障碍。中医称"失眠"为"不寐""不得眠""不得卧""目不瞑"，临床上以不易入睡，睡而易醒，醒后不能再睡，时睡时醒，或彻夜不眠为其证候特点。历代医家对于失眠的病因病机认识总以《黄帝内经》中阳不入于阴、营卫失和、脏腑失衡为总病机而发挥。《素问·病能论》："人有卧而有所不安者，脏有所伤，及精有所乏，倚则不安。"由此可看出，失眠不仅与心神相关，而且与肝、脾、肺、肾四脏相关，五脏可以涵养五神，如果五脏功能失调，神机失养即可导致本病。

黄政德教授认为失眠是一种常见的生理心理疾患，失眠多与现代人过于焦虑有关，因为现代人来自工作、学习、生活的压力，以及难以适应快节奏的现代生活，直接导致本病的发生，其中情志致病占首要地位。黄政德教授根据前人理论结合自己临床实践归总失眠的病机主要是阴阳失交，五脏失调，其中尤以心、脾、肝三脏密切相关，黄政德教授认为卫气昼行于阳经，阳气盛则瞑；夜行于阴经，阴气盛则寐，如机体阴阳失调，阴盛阳虚，阳不入阴，神不守舍，心神不安则出现失眠。在病位上，黄政德教授尤为重视心、脾、肝三脏，由于肝藏魂，其魂随寐而出入游返于内外，如肝被邪热所扰，气机不发，则魂不入肝，反张于外，神不安居而致不寐。《类证治裁·不寐》："思虑伤脾，脾血亏虚，经年不寐。"可见心脾不足造成血虚，血不养心，神失其主而不寐。邓爱军通过对不寐的中医证型进行文献研究发现，临床上心脾两虚证出现的频次最高，达1 071次。

（二）甘麦大枣汤治疗失眠理论联系

甘麦大枣汤出自《金匮要略》，张仲景创该方治疗脏躁一证，类似现代之癔症，是神经症中的一种类型，多见于中老年妇女，男女均可发病，其证见"喜悲伤欲哭，象如神灵所作，数欠伸"。本方所治证系因忧思过度，心阴受损，肝气失和所致，《素问·藏气法时论》："脾欲缓，急食甘以缓之，以苦泻之，以甘补之。"甘麦大枣汤以甘入脾，养脾气，以调脾之情志变化来调节、平定异常的情绪变化。清代徐彬曰："小麦能和肝阴之客热，而养心液，且有消烦利溲止汗之功，故以为君；甘草泻心火而和胃，故以为臣；大枣调胃，而利其上壅之燥，故以为佐。盖病本于血，必为血主，肝之子也，心火泻而土气和，则胃气下达。肺脏润，肝气调，燥止而病自除也。补脾气者，火为土之母，心得所养，则火能生土也。"故本方主要作用于心脾两脏，且与肝、肺相关，临床上适宜于思郁损伤心脾之失眠。失眠的本质在于五神不能安舍于五脏，《灵枢·本神》："肝藏血，血舍魂……脾藏营，营舍意……心藏脉，脉舍神……肺藏气，气舍魄……肾藏精，精舍志……"五神安于其所舍之脏而得安卧。肺气不足，不能养魄，魄失所养，不能安舍于肺，则另惕惕然如惊，或易寤，或频寤，一点轻微的动静就易惊醒。该方虽然药少，但每味药却是互为关联，缺一不可，且对心、脾、肝、肺四脏均有作用，药性较为平和，故临床运用甚广。该方是以中医的情志理论为基础，用以补养心脾之虚，缓和肝苦之急，而达到调整心、肝、脾，稳定心神及脏腑气血的作用。"肝苦急，急食甘以缓之"，用本方旨在取其柔肝缓急之性，多作为心脾两虚加血虚肝郁型失眠的基础方，随证加减。黄政德教授根据失眠患者情况对该方灵活化裁应用，如果兼心气虚酌加黄芪、党参、太子参等；如果心脾血虚较重酌加归脾汤；如果肝血不足，虚热内扰明显酌加酸枣仁汤；如果顽固失眠酌加珍珠母、龙齿、磁石、龙骨、牡蛎等以重镇安神潜阳。黄政德教授师古而不泥古，用药灵活，配伍精妙，每每应用效如桴鼓。

（三）医案举隅

案一　彭某，女，35岁，2014年3月24日初诊。主诉：失眠4年。患者诉4年来因思虑太过致睡眠较差。现症见：难以入睡，易惊醒，多梦，心情易烦躁，时有头痛，纳可，口干，大便干结，2天解1次，小便可。方药组成：

浮小麦10 g	炙甘草10 g	大枣9枚	郁金10 g
五味子5 g	酸枣仁15 g	薄荷5 g	当归10 g
白术10 g	龙齿（先煎）30 g		

14剂，水煎服，1日1剂，分2次早晚服用。服药2周后诸症状明显改善。后期以益气养血，养心安神之归脾汤调理以收全功。

按语　本案患者由于思虑太过损伤心脾而致失眠，故治疗以甘麦大枣汤养心补脾安神为主；入睡困难且易惊醒是心肺气虚的表现，故加五味子敛肺气养肺阴，龙齿重镇安神以定魄；多梦由肝血不足引起，"女子以肝为先天"，肝血不足则魂失所养，故见寐中多梦，取酸枣仁汤之意，以酸枣仁补肝血养心神，加当归养血活血，使得新血得养，瘀血得化，用少量薄荷取其芳香辛散，疏肝解郁，加白术健脾以益血之源；心烦躁，大便干结是心火郁于内的表现，故加郁金清心活血，行气解郁。

案二　徐某，女，53岁，2013年7月1日初诊。主诉：反复失眠3个月。患者诉近3个月来睡眠欠佳，每晚难以入睡，极易惊醒，多梦，偶右耳耳鸣，血压曾有升高，自服谷维素、维生素B_1后，血压恢复平稳，故前来就诊，现症见：难以入睡，极易惊醒，多梦，纳可，二便调。舌暗，脉弦无力。方药组成：

炙甘草 10 g	大枣 10 g	麦冬 10 g	浮小麦 10 g
酸枣仁 15 g	丹参 15 g	茯神 10 g	五味子 5 g
龙齿（先煎）30 g			

14剂，水煎服，1日1剂，分2次早晚服用。

2013年12月23日复诊。患者诉失眠已明显好转，口干，尿液浓茶样，情绪紧张时尿频，无尿痛，血压升高，予口服谷维素、维生素B_1后可缓解，纳一般，大便可，舌苔薄黄，脉细数。予当归六黄汤，方药组成：

当归 10 g	熟地黄 20 g	生地黄 15 g	黄柏 10 g
知母 10 g	川楝子 10 g	泽泻 10 g	山茱萸 15 g
甘草 3 g			

7剂，基本痊愈，随访6个月未见复发。

按语　本案患者失眠伴有血压升高，《灵枢·营卫生会》："老者之气血衰，其肌肉枯，气道涩，五脏之气相搏，其营气衰少而卫气内伐，故昼不精，夜不瞑。"患者已过七七之年，天癸竭，精血衰少，易致失眠，多梦耳鸣均为精血虚所致，舌暗，脉弦无力是肝血虚之象，难以入睡，极易惊醒为使用甘麦大枣汤之征。何任认为本方有益血养血之作用，现代药理研究证明此方对血常规偏低者有调益作用，而且无任何不良副作用。本案治疗以补心阴，养心血，安心神为主，佐以五味子、酸枣仁、麦冬敛肺养阴安神，龙齿镇心定魄安神，茯神补养心脾阴血安神，丹参养血安神。约经过半年患者前来复诊，入睡困难、易惊醒症状已得到明显改善，口干，舌苔薄黄，脉细数为阴虚火旺之象，证型已变，"同病异治"，改变处方，以当归六黄汤滋阴降火，养阴安神为主，金元四大家称当归六黄汤为"治盗汗之圣药"，黄政德教授运用此方治疗失眠，可谓"异病同治"。川楝子、泽泻清肝经之热，山茱萸、知母养肝阴，甘草调和诸药。

（四）小结

黄政德教授辨治失眠依据中医"天人相应"的理论和阴阳理论，在辨证上强调阴阳平衡，五脏相关，在用药上灵活运用经方，选用甘麦大枣汤随证化裁，在临床疗效上收到了非常好的效果。现代药理研究发现，甘麦大枣汤在镇静、催眠、抗惊厥，促进离体平滑肌收缩等方面具有优势，且无毒副作用。该方是古今医家临床常用的治疗情志病的代表经方之一，对于亚健康失眠及情志原因导致的失眠具有显著的临床疗效。

三、使用左金丸经验

溃疡性结肠炎是一种消化系统的慢性炎症性疾病，病变主要累及结肠黏膜层，以溃疡病变为主，呈连续性非节段分布。临床以反复发作的腹泻、黏液脓血便、腹痛为主要表现，常伴有腹胀、食欲不振、恶心呕吐等，本病可发生于任何年龄，多见于20~40岁，男女发病率无明显差别。本病西医发病机制尚未完全明确，目前普遍被认可的假说是遗传易感性个体对自身的肠道微生物菌群产生病理性免疫反应，而感染和精神因素是常见诱发因素。其病程呈慢性经过，发作与缓解交替，少数患者呈持续性并逐渐加重。故溃疡性结肠炎是一种反复发作的难治性疾病，属于中医学"泄泻""痢疾""肠风"等病证范畴。由于本病的发病机制尚未完全阐明，故西医缺乏针对性的对因治疗，而以对症支持治疗为主，其目的主要是控制急性发作，维持缓解，减少复发。现临床较为有效的方法是使用糖皮质激素、柳氮磺胺吡啶等药物，但因其能引起感染、电解质紊乱、葡萄糖不能耐受、高血压、骨质疏松症等常见的不良反应，故不适于患者的长期服用。而中医学以辨证论治为主，在治疗溃疡性结肠炎上有着较大的疗效优势，能迅速控制症状，并避免长期服用激素等带来的毒副反应。黄政德教授善于运用左金丸加减治疗辨证为寒热错杂的溃疡性结肠炎，临床疗效颇佳。

（一）溃疡性结肠炎的中医病机特点

溃疡性结肠炎与中医学"大瘕泄"相似，最早见于《难经》，因其以泄泻为主症，似痢而非痢，故名为"大瘕泄"。本病病机特点为：①其虚者，脾肾虚也。溃疡性结肠炎以反复腹泻、腹痛为主症，因素体脾胃气弱，或过用苦寒之品，脾虚中寒，日久化源不足，继而累及肾阳，命门火衰，遂发本病。因此，脾虚为本病的发病之本，又易发展成脾肾两虚证。②其实者，湿困中焦也。脾喜燥而恶湿，湿邪伤脾，气机失调，多发展为泄利，且湿性黏滞，故迁延难愈。③其寒者，中焦虚寒也。泻下日久，或失治误治，戕伐中阳，中阳必损，则脾不运化，寒邪内生，发为腹泻。④其热者，湿热壅滞也。平素嗜食肥甘厚味，或误食馊腐不洁之物，酿生湿热，蕴于肠道，壅滞气血，血肉腐败而成脓血。溃疡性结肠炎常因素体虚弱或误治，加之摄食不慎导致中焦气机紊乱，功能失常，继而邪气乘机内陷，发为湿热，蕴于肠道，加之病程日久，伤及脾阳，由脾及肾，发为寒热错杂、虚实夹杂之证。故本病是以脾胃虚弱为本，寒热错杂为病机特点的病症。

（二）以寒热并用配伍为治疗纲要

寒热并用，是中医方剂常见配伍形式，即将性能相反的药物配伍同用。在相反配伍中，双方一方面通过相互牵制而制约药物的某种偏性，另一方面又通过互补以增强其疗效。寒热并用的治疗思想源自《黄帝内经》，《素问·至真要大论》首先确立了"寒者热之，热者寒之"的治疗原则，并在此基础上提出："奇之不去则偶之，是谓重方，偶之不去则反佐以取之，所谓寒热温凉，反从其病也。"将寒热并用法运用于临床的医家首推张仲景，如泻心汤类治疗痞证，大青龙汤治疗太阳表实证，温脾汤治疗冷积证，乌梅丸治疗厥阴病、蛔厥，干姜黄芩黄连人参汤治疗上热下寒相格拒证，皆是张仲景应用寒热并用法治疗临床病证的实例，体现了方药配合的重要意义及中医辨证论治的独特之处。各个脏腑都有寒热可分，而在脏腑相互之间的关系中更要注意寒热错杂问题，尤以脾胃病多见，故以寒热并用法为治疗本病的基本治疗方法。

（三）选用左金丸为治疗代表方剂

左金丸出自《丹溪心法·火六》，主治肝经火旺之证，后世医家多用于肝火犯胃、胃气上逆之胁肋胀痛、呕吐吞酸、嗳气口干、舌红苔黄、脉弦数等症。黄政德教授临证时并不拘泥于古方，取其"寒温并用、辛开苦降"的组方配伍特点，广泛应用于临床诸多胃肠寒热错杂之证。溃疡性结肠炎属寒热错杂之证，病情复杂，若纯用苦寒清热之品治疗热证，然火因寒郁，故于寒凉药中少佐辛热之品，以行散之，以防凝闭郁遏之患；若单用辛温芳香之品治疗寒证，然热性上升，且有化燥之弊，故于清热药中少佐沉寒之品，以引热下行。方中黄连味苦性寒主泄降，能清胃热、郁火，苦味又能泻痞和健胃；吴茱萸味辛性热主宣通，能开脾气，温脾阳。两药相伍，一方面取其黄连苦寒太过，寒凉冰伏之性，每易伤脾胃阳气，少佐辛温之吴茱萸，可制其偏弊；另一方面，苦寒药能制约辛温燥烈之性，可免吴茱萸助热生火，其治法在于辛温开郁不破气，苦辛泄热不伤中，使清气得升，从而升降有序。二药合用，寒热并用，辛开苦降，阴阳并调，俾寒热去，脾胃健，中焦气机调畅，切中病机，再临证加减，故能获效。黄政德教授指出，在治疗时，不但要掌握药性的寒热，以适当配伍，还要注意寒性药与温性药分量的轻重配合，不必拘泥于黄连、吴茱萸6∶1的药量比例，应视病情的寒热轻重而变化用药。

（四）随证变化

导师运用左金丸治疗本病，取其组方立法之意，即寒热并用，补泻兼施，根据不同证候特点和临床表现进行化裁，强调用方时不能一成不变，临证治病必须量体裁衣，各求其是。重点在于把握虚实、寒热的主次及其变化，随机调配药味和用量以助提高疗效。脾虚盛见胸闷如痞，少食小安，多食胀满，不喜生冷，便溏，舌质淡胖或边有齿痕，脉细弱或濡缓者，加党参、麦芽、白术、茯苓、陈皮等；肝郁见嗳气不畅，干呕，胃中灼热，嘈杂吐酸，口干口苦，胸胁胀痛，脉弦者，加柴胡、栀子、香附、川楝子、炒瓦楞子；热毒重见脓血便，心中烦热，里急后重，肛门灼热，舌红苔黄腻，脉滑数者，加白头翁、败酱草、蒲公英、槟榔等；湿邪盛见胃脘胀满，口舌黏腻，恶心，泻下不爽，粪便黏液多，苔腻，脉滑数或濡数者，加苍术、厚朴、薏苡仁、竹茹等；阳虚甚见胃冷喜暖，遇冷加重，口渗清水，腰酸膝软，舌质淡嫩，或有齿痕苔白润，脉沉细者，加附子、乌药、干姜等。

（五）医案举隅

周某，男，35岁。2020年3月20日初诊，主诉：反复黏液脓血便3年余，再发加重5日。患者平素嗜食辛辣油腻之品，于3年前出现黏液脓血便，1日2～3次，常伴左下腹隐痛。患者遂就诊于岳阳市某医院，行电子胃镜检查，诊断为溃疡性结肠炎，予以美沙拉嗪、柳氮磺吡啶等药物对症支持治疗。患者服药后诉一般症状有所缓解，但每因饮食不慎后相关症状再发加重。5日前，患者因进食辛辣食物后再次出现黏液脓血便，自服原有口服药物无明显好转。现症见：黏液脓血便，刻下大便1日3～4次，尚通畅，大便夹有未消化食物，伴左下腹隐痛，肠鸣，里急后重感，肛门坠胀，纳食一般，口干不苦，夜寐欠佳。舌淡红边有齿痕，苔薄黄，脉弦小。处方：

黄连 5 g	吴茱萸 10 g	木香 10 g	防风 8 g
白头翁 10 g	地榆 10 g	苍术 10 g	炒麦芽 15 g
白芍 10 g	茯苓 10 g	党参 10 g	甘草 3 g

7剂，水煎，分早晚温服。

二诊。服后患者诉腹痛较前减轻，微肠鸣，大便次数1日2～3次，仍有黏液脓血便，纳、寐较前改善。上方加槟榔10 g、仙鹤草10 g，再服7剂，病情明显好转。1个月后随诊，患者情况稳定，大便次数1日1～2次，便已成形，无腹痛，便血已除。

按语　本案患者久病，大便夹有未消化食物，舌苔边有齿痕，示脾胃虚弱之象；以黏液脓血便为主要症状，观其舌脉症，示寒热错杂之证。本案选用左金丸加减，体现寒热并用法之宗旨，故取黄连苦寒泄降胃热，吴茱萸辛热疏肝温胃降气，辛开苦降，调畅中焦气机，和胃降逆；加防风调和肝脾，抑木扶土；加木香、槟榔调和气血，清热导滞，有"行血则便脓自愈，调气则后重自除"之意；加党参、茯苓、炒麦芽健脾益气和胃，配伍苍术降浊祛湿，使湿浊得化；加白头翁、地榆清热凉血止痢；甘草调和诸药。全方寒热并用，辛开苦降，通过调畅中焦枢机，使机体升降有序、补泻适当，诸药发挥最佳效用，故痢疾可除。

四、使用四妙丸经验

（一）经验一

遗精，在临床上有生理性和病理性的区别。生理性遗精是指单身成年男子或虽结婚但长时间两地分居者，平均每月遗精1～2次或偶然次数增多但不伴有其他不适感，是精液累积至一定量，而通过遗精方式排泄体外的一种生理表现，亦即精满自溢。病理性遗精是指成年男子遗精次数过于频繁，达到每周2次及以上，或者有正常的性生活仍然频繁遗精，甚至清醒状态下出现性冲动发生射精，且均伴随头晕头昏、腰酸腿软、耳鸣耳聋、失眠健忘等症状的病症。

1. 病因病机　　中医所论及之遗精，泛指病理性遗精，辨证施治方法丰富多样。本病首次记载于《黄帝内经》，书中并没有遗精的病名，其称遗精为"精自下"，并详细论述遗精与情志内伤关系密切，认为肾失封藏，淫邪客于阴器，心下惕怵，思虑过度伤神而成。张仲景《金匮要略》中称"失精"，认为遗精由虚劳所致，而设桂枝龙骨牡蛎汤治疗之。许叔微的《普济本事方》中正式有遗精和梦遗的病名。到金元时期，朱丹溪《丹溪心法·梦遗》："用心过度，疏不摄肾，以致失精者；有因思色欲不遂，精乃失位，输精而出者，有欲太过，滑泄不禁者。"认为心肾不交，思欲过度，精失其位，遗精乃作，欲念甚者，滑精遗泄。《明医杂著》："殊不知此症多属脾胃，饮酒厚味痰火湿热之人多有之。"嗜食肥甘厚物，日久生痰成火，湿与热结，饱暖淫欲，则作遗精。《景岳全书·遗精》："有所注恋而梦者，此精为神动也，其因在心，有欲事不遂而梦者，此精失其位也，其因在肾；有值劳倦即遗者，此筋力有不胜，肝脾之气弱也，有因用心思索过度辄遗者，此中气有不足，心脾之虚陷也；有素禀不足而精易滑者，此先天元气之单薄也；有久服冷利等剂，以致元阳失守而滑泄者，此误药所致也。"张景岳认为，本病或策责五脏，或素体禀赋不足，元气薄弱，或误服寒凉峻利药物，均可诱发而为病。而《证治准绳·遗精》中"独肾泄者，治其肾。由他藏而致肾之泄者，则两治之。在他藏自泄者治其本藏，必察四属以求其治"的表述亦即治遗精不唯独肾，若他脏为患，责之五脏此理也。

2. 治法方药　　黄政德教授于长期临床中细心体察，发现青少年中导致遗精的原因有很多，如精神刺激，不明原因的紧张、温热性的食物（如狗肉、羊肉、驴肉等）、包皮过长（敏感性增加）、前列腺炎等，故辨治准确，当药到病除。黄政德教授在临床上摒弃专补肾涩遗的常规治法，认为治疗遗精，当审证求因，本于阴阳，辨证施法，常效若桴鼓。

遗精一病，因与肾和精的关系密切，观之临床多用六味地黄丸、肾气丸之属。《明医杂著·梦遗滑精》："梦遗滑精，世人多作肾虚治，而为补肾涩精之剂不效，殊不知此证多由脾虚，饮酒厚味，痰火湿热之人多有之。"历代医家已有论及遗精，有阳气郁滞与痰火湿热蕴结所致者众，如《古今医案按·卷六》："震按：向来医书咸云有梦而遗者，责之心火；无梦而遗者，责之肾虚，二语诚为括要。以予验之，有梦无梦，皆虚也……惟湿热郁滞二项，勿以虚治。"

故临床上,受到心主神、肾主精的思想影响,多从心肾相交、水火既济来论治遗精,于湿热一证,虽有论述,实际运用者恐少之又少。黄政德教授于临床上见一例群医补肾涩遗罔效患者,用四妙丸,清利湿热,获得良效。嘱吾辈不应随大流,而要运用中医思维于临床,细致入微,四诊合参,方能取效。

3. 医案举隅　刘某,男,23岁,2014年9月29日初诊。主诉:患者近1年来遗精频繁,每周发生1～2次,苦不堪言,虽遍访名医罔效。现症见:尿余沥不尽,神疲乏力,头昏困重,精神萎靡不振,自觉学习能力下降、记忆力下降,夜寐不安,失眠多梦,形瘦,纳食差,曾患有慢性非萎缩性胃炎,胃部刺痛、胀痛,肠鸣,舌苔黄腻,脉濡弱。有手淫史,慢性前列腺炎病史。西医诊断:遗精,慢性前列腺炎。中医诊断:遗精。中医辨证:湿热困阻,扰动精室。治法:清热利湿止遗。处方:四妙丸加减。

黄柏 10 g	苍术 10 g	牛膝 15 g	薏苡仁 20 g
西党参 20 g	法半夏 10 g	陈皮 10 g	延胡索 10 g
茯苓 15 g	白芍 10 g	木香 10 g	生姜 5 g
大枣 6 枚	甘草 3 g		

7剂,1日1剂,以水浸泡30分钟煎煮两次,兑和,分2次服。并嘱少进刺激性食物,用温水洗澡不宜过热,睡觉取屈膝侧卧位,穿宽松内裤,睡前不看刺激精神的书刊及影像,平时注意加强锻炼,不要胡思乱想。

2014年10月13日二诊。患者诉服上药后诸症好转,现症见遗精,近月只一次。舌苔淡白,脉弱缓。药已中病,当前方继进14剂。

2014年10月20日三诊。患者诉服上药后明显好转,精神见佳,因服西药后出现胃脘部胀痛不适,现症见遗精,1月1次,胃胀无反酸。舌苔淡白,脉弱。诸症悉除,改六君子汤和胃除胀善后。随访至今未见遗精、尿频、尿余沥不尽,且其精神佳,饮食可,睡眠好,未见复发,获得良效。

按语　临床上湿热下注者,常见饮食失节,嗜食醇肥厚味,致痰火内生,湿热互结,下注阴位,扰动精室,而致遗精,或因思虑无穷,欲遂不得,肝气郁结,相火亢盛,炼精成痰,上迷心窍,导致遗精。古人虽有"有梦治心,无梦治肾"之说,但不可机械划分。本例患者,以临证所见,有梦而遗者,当以阴虚火旺,湿热痰火郁滞为多见,而无梦而遗,当以肾气不固,过劳伤脾,心神失养,或先天禀赋不足,元气单薄为多见。因此,治疗遗精，不可徒持固肾涩精一法。一般而言，纯虚无热象者，多肾虚不固，当以补肾固精为要；有虚有热者，多阴虚火旺，当以养阴清火为要；若为湿热痰火郁滞，又当清热除湿化痰为要。总之，治遗精之法，应如《景岳全书·杂证谟·遗精》所曰："凡心火盛者，当清心降火；相火盛者，当壮水滋阴；气陷者，当升举，滑泄者，当固涩，湿热相乘者，当分利；虚寒冷利者，当温补。下元元阳不足、精气两虚者，当专培根本。"

若是因手淫自戕，而成遗泄，出现头晕头昏，体瘦乏力，神疲困倦者，必须戒除手淫陋习，不能专恃药物，需锻炼静养。本案患者有手淫史，戕伐身体，故形瘦，体质下降，肾精匮乏，不能荣养脑髓，髓海空虚，学习及记忆力均下降，还导致了精神状况每况愈下，严重影响学习及生活，此外还会诱发慢性前列腺炎，造成恶性循环。在对症治疗的同时，还要加强遗精的预防：①加强精神调养，静心养性；②避免过度用脑，劳逸结合；③要注意规律的生活起居，还需节房事，少欲念，还有宜温水洗浴，睡觉取屈膝侧卧位，着宽松内裤。

4. 讨论　黄政德教授认为对于湿热所致遗精，四妙丸可契合病因病机，并验证临床。《济生方》中有关于遗精病机的表述，即"心火炎上而不息，肾水散漫而无归，上下不得交养"，认为治疗原则在于"肾病者当禁固之，心病者当安宁之"。肾主藏精，精之所在肾，故而历代医家认为肾虚不藏或相火妄动是其主因。而明代方隅在《医林绳墨·梦遗精滑》中指出，梦遗精滑，是湿热乘于下焦的结果。王纶强调痰火湿热，治疗兼顾脾胃。四妙丸见于朱丹溪的《丹溪心法》，是湿热下注的主方，症见双下肢红肿麻痹疼痛。方中仅仅由黄柏、苍术、薏苡仁、牛膝四药组成。黄柏主入下焦，清热燥湿，苦寒坚阴，尤善祛下焦肾与膀胱之湿热。《主治秘决》："黄柏之用有六：泻膀胱龙火，一也；利小便热结，二也；除下焦湿肿，三也；痢疾先见血，四也；去脐下痛，五也；补肾不足，壮骨髓，六也。"苍术辛苦而温，芳香而燥，可直达中州，为燥湿强脾的要药。《本草纲目》："薏苡仁，阳明药也，能健脾益胃……筋骨之病，以治阳明为本，故拘挛筋急、风痹者用之，土能胜水除湿，故泄泻、水肿用之。"故方中取薏苡仁以渗湿除痹，舒筋活络，缓和拘挛。其气微凉，清热无耗气之流弊，味甘能健脾，去除中焦湿邪，功能益气，无损脾阳；淡渗利湿，不耗真阴。为上中下三焦通利之品，然若乃虚寒甚，恐不宜久用重用。至于牛膝，补益肝肾兼治五淋，此暗合叶天士

"久病血伤入络"的思想，久病遗精，精血亏损，络脉空虚，湿热邪气，乘虚内扰，下乘阴位，湿热内陷，扰动精室，损伤任督。此外，怀牛膝尚可领黄柏、苍术入下焦而祛湿热。诸药相合，药专方精，相得益彰，有清热利湿健脾之功效，临床应用广泛。

黄政德教授在临床应用中但凡见到补肾收涩不效之遗精，而症状、舌苔、脉象均属湿热者，可用清利湿热的方法，湿邪在里，时聚时散，湿聚则热难透，散则热外达，四妙散以药少力专，药性平妥而著称，能散能利，兼收并蓄。故临床上见湿热一证，用四妙散清利湿热，湿热除，则诸症解，病自痊。凡是湿热互结所变生之各种疾病，根据其侵袭的脏腑或肢体的不同部位，进行审证求因，在该方基础上灵活加味，治疗湿热下注所致遗精疗效确著。湿热痰滞遗精，症见嗜好饮酒厚味，肥甘过度，凡欲精泄，无梦自遗，遗泄频频，或入夜背脊蒸热烙手，口苦咽干，溺赤白浊，舌苔黄腻，脉濡滑数。若热剂入口，遗泄增剧，此乃痰火湿热，下注精室，精室被扰，导致遗精。治当清热化湿止遗，方用四妙散加减。若兼杂他证，当审证求因。

此外，因先天素禀不足，元气单薄，遗泄频频者，呈一派久虚之象，当培本固原为要；因设寒凉汤剂导致遗精，庸医错药误病者，当立即停服，随证救治。其他的如太极拳、五禽戏、八段锦、针灸推拿等对遗精的辅助治疗有确切疗效者，当配合予以施用。

（二）经验二

四妙散出自张秉承的《成方便读》，由黄柏、苍术、牛膝、薏苡仁四味药组成。方中苍术辛苦而温，芳香而燥，为燥湿健脾之主药；黄柏为苦寒下降之品，入肝肾而清下焦湿热；牛膝补肝肾强筋骨，领苍术、黄柏入下焦而祛湿热；薏苡仁入阳明，祛湿热而利经络；诸药合用，可用于治疗湿热下注、两足麻木、痿软、肿痛诸证。黄政德教授根据"辨证论治"和"异病同治"的原则，随证加减，灵活运用四妙散加减治疗临床上的多种病症，效果显著。

1.痛风性关节炎　痛风性关节炎是指嘌呤代谢紊乱和（或）尿酸排泄减少所致尿酸盐沉积，从而引发的急、慢性炎症和组织损伤，可表现为无症状的高尿酸血症、反复发作的关节红肿热痛以及痛风石的形成，严重者可致关节畸形。高尿酸血症是痛风发病的生化基础。痛风性关节炎属于中医学"痹证"范畴，临床上以湿热蕴结型多见，其发病常因饮食不节，嗜食肥甘厚味，以致湿热内蕴，壅滞经络，气血痹阻不通，而发生肢体关节肿胀疼痛，活动不利。治疗上应以清热利湿、活血止痛为法，黄政德教授选用四妙散为基本方加减，取其清热利湿活血之功效。临床上黄政德教授还发现四妙散能明显降低血尿酸水平，有促进尿酸排泄之功用。

医案举隅　陆某，女，68岁，2017年11月7日初诊。主诉：反复全身多关节疼痛2年。患者诉2年前无明显诱因出现全身多关节疼痛，查尿酸为587 mmol/L，曾服用非布司他治疗后出现全身乏力等不适，现患者未规律服用药物治疗。现症见：全身多关节红肿疼痛，以膝关节、踝关节及第一趾指关节为主，夜间疼痛尤甚，活动受限，皮温升高，时有口干口苦，纳寐可，二便调。舌苔黄，脉弦小紧。西医诊断：痛风；中医诊断：痹证，辨证为湿热蕴结证。方用四妙散加减，处方如下：

黄柏 5 g	苍术 10 g	薏苡仁 20 g	牛膝 15 g
地龙 10 g	草薢 10 g	蚕沙 10 g	威灵仙 15 g
茯苓 10 g	车前子 10 g	白芷 10 g	丹参 15 g
栀子 5 g	甘草 3 g		

14剂，1日1剂，水煎服，分早晚服。2周后复诊，患者诉症状较前明显改善，效不更方，继续当前药物再服用1周，诸证消失，复查尿酸为330 mmol/L。嘱患者注意饮食，禁酒，少食动物内脏、海产品、豆制品等嘌呤含量高的食物。随访患者未复发。

按语　患者多关节红肿疼痛，皮温升高，由湿热阻滞经络关节所致；时有口干口苦，因热邪伤津及湿邪困阻，津液不能正常输布所致；患者病情日久，湿热阻滞，血运不畅，瘀热互结，故见疼痛夜间为甚；兼见舌苔黄，脉弦小紧，辨证为湿热蕴结证，故黄政德教授拟用四妙散为基础方以清热利湿，合地龙、草薢、晚蚕沙、威灵仙、白芷、栀子加强祛风除湿、通络止痛之功，茯苓、车前子利水渗湿，丹参活血化瘀，甘草调和诸药。诸药共用，湿热得清，瘀热得散，经络得畅，则诸症可愈。

2.慢性宫颈炎　宫颈炎是女性生殖系统炎症中最常见的疾病，也是宫颈癌的高危因素。中医里没有慢性宫颈炎的病名，但根据其症状可以归于"带下病"。"带下"一词首见于《素问·骨空论》："任脉为病，男子内结七疝，女子带下瘕聚。"《傅青主女科》："夫带下俱是湿证，黄带为湿与热合。"湿邪伤及任带二脉，引起任脉不固，带脉失约为其主要病机。临床以湿热型带下居多，可见带下色黄或黄白相兼，气腥秽，质黏稠，或见阴痒难忍，或见带下量多，小腹隐痛，缠绵难愈。治疗上宜清热利湿止带，选用四妙散加减。

验案举隅 刘某，女，33岁，2017年12月25日初诊。主诉：外阴瘙痒2年余。患者2年前出现外阴瘙痒，伴白带量多，于外院行相关妇科检查后，西医诊断为"宫颈糜烂"，予以西药治疗后效果不佳。现症见：外阴瘙痒，白带量多色黄，有腥味，伴有神疲乏力，腰部酸痛不适。舌淡红，苔黄腻，脉弦。平素月经周期不规律，月经量多，有痛经。西医诊断：慢性宫颈炎症；中医诊断：带下病，辨证为湿热下注证。选用四妙散加减，处方如下：

黄柏5 g	苍术10 g	薏苡仁20 g	牛膝15 g
益母草15 g	车前子10 g	赤芍10 g	丹参15 g
当归10 g	地肤子10 g	土茯苓15 g	艾叶10 g
甘草3 g			

15剂，1日1剂，水煎服，分早晚服。3周后复诊，患者诉服药10日后月经来潮，遂停药5日，月经结束后继续服用。患者诉外阴瘙痒明显好转，带下色、质、量明显改善，但此次月经仍有痛经，伴有神疲乏力，夜寐欠佳，夜间梦多，时有头痛，舌淡红，苔薄黄，边有齿痕，脉沉细。患者湿热渐清，伴有气虚表现，选用四妙散加减，处方如下：前方加泽兰10 g，山药15 g，黄芪20 g，7剂，1日1剂，水煎服，分早晚服。1周后随诊，患者诸症消失，临床治愈。

按语 患者初诊时见外阴瘙痒，带下色黄味腥，属湿热蕴积于下，伤及任带，任脉不固，带脉失约所致；湿热阻滞气机，则见神疲乏力；湿热与血相搏，阻滞气血，则出现月经量多，痛经；兼见舌淡红，苔黄腻，脉弦，辨证为湿热下注证。故黄政德教授拟选用四妙散以清热利湿，合益母草、赤芍、丹参、当归、艾叶活血调经止痛，车前子、地肤子、土茯苓加强清热利湿止痒之功，甘草调和诸药。诸药合用，共奏清热利湿、活血调经之功。二诊时患者症状好转，湿热渐清。但见神疲乏力，夜寐欠佳，夜间梦多，时有头痛，为湿邪伤脾，阻滞气机，气机不畅所致。故黄政德教授在前方的基础上加用泽兰活血调经，山药、黄芪补气健脾。

3. 弱精症　弱精症是指成年男子的精子活动能力降低或数量减少。本病属于中医学"不育""精少""精冷"之范畴，认为其病位在肾脏，与心、肝、脾相关。本病的病因病机不外乎虚实两端，虚者多由先天禀赋不足，或房劳过多、损耗肾精引起，实者多因嗜食辛辣炙煿之品，湿热内生，或外感湿热所致。虚则生精不足，实则湿热灼精，或湿浊阻络致精少不育。临床上针对本病的治疗常以补肾填精为主。但对于湿热郁滞型患者，如仅用滋肾阴、补肾阳之药物，无异于闭门留寇，使湿热更甚，故应清利湿热，兼益肾补虚。且随着社会的发展，人们生活水平的不断提高，湿热体质在当今人群中呈现出愈来愈多的趋势，故清利湿热、补肾益精成为治疗弱精症的重点。

医案举隅　杨某，男，24岁，2018年3月5日初诊。主诉：发现精子活力下降半年余。患者诉结婚1年不育，半年前在某人民医院检查发现精子活力下降，于当地多家医院治疗（具体不详）后，效果不佳，欲寻求中医治疗，遂来我院就诊。现症见：晨勃不明显，腰酸腰痛，伴有神疲乏力，时有口干口苦，夫妻生活正常，偶有早泄，食纳可，夜寐安，二便调。舌淡红，苔黄腻，边有齿痕，脉弦滑。西医诊断：弱精症；中医诊断：精少，辨证为湿热郁滞证。选用四妙散加减，处方如下：

黄柏 5 g	苍术 10 g	牛膝 15 g	当归 10 g
菟丝子 15 g	五味子 5 g	党参 10 g	白术 10 g
茯苓 15 g	淫羊藿 15 g	白芍 10 g	金樱子 10 g

14剂，1日1剂，水煎服，分早晚服。

2周后复诊，患者诉精神状态较前好转，已无明显腰部酸痛，晨勃较前明显，食纳可，夜寐安，二便调，舌体胖大，边有齿痕，苔薄黄，脉沉细。患者湿热已清大半，现患者以肝脾肾虚为主，遂治以健脾利湿、益肾助阳，处方如下：

黄芪 30 g	红参 15 g	白芍 10 g	当归 10 g
白术 10 g	茯苓 15 g	菟丝子 10 g	五味子 5 g
淫羊藿 15 g	巴戟天 10 g	枸杞子 10 g	甘草 3 g
熟地黄 10 g	车前子 10 g		

21剂，1日1剂，水煎服，分早晚服。3周后复诊，患者诉诸症明显好转，效不更方，继续当前治疗。2个月后随诊，患者诉其妻已妊娠3周。

按语 肾为先天之本，人体的生殖功能依赖于肾精肾气的充盈及肝的疏泄功能。湿热蕴结下焦，耗伤精室，且湿性黏滞，病情迁延难愈，久病易伤及肝肾。再者，肾气虚气化无权，肝失疏泄，水液不能正常输布，水湿泛溢，湿邪日久化热，湿热下注。故湿热与肝肾亏虚互为因果。患者初诊时湿热之象明显，兼有气虚之象，黄政德教授选用四妙散加减，方中黄柏、苍术清热燥湿健脾，牛膝补肝肾强筋骨、引药下行，当归、白芍养血柔肝，菟丝子、淫羊藿补肝肾固精，五味子、金樱子收敛固涩，党参、白术燥湿健脾益气，诸药合用清利湿热、补益肝肾。复诊时患者症状明显好转，舌体胖大，边有齿痕，苔薄黄，脉沉细，提示患者湿热已清大半，现以肝脾肾虚为主，治疗上黄芪健脾益气，红参大补元气，当归、白芍养血柔肝，白术、茯苓、车前子燥湿健脾，菟丝子、淫羊藿、巴戟天、枸杞子、熟地黄补肝肾固精，五味子收敛固涩，甘草调和诸药。诸药并用，共奏补益肝肾、燥湿健脾之效。

4. 脑梗死后遗症 脑梗死又称缺血性脑卒中，是指脑部血液供应障碍，所引起的脑组织缺血缺氧性坏死，属于中医学"中风"范畴。目前，中医在治疗中风后遗症方面，大多数医家主张"气虚血瘀"之说，治当益气活血，多选用补阳还五汤加减治疗，然此病病因病机错综复杂，临床上不可仅一方统治，应当辨证求因，审因论治。临证时，部分患者因久病多虚，阳虚则卫外不固，风寒湿邪侵袭人体，与气血相搏结，致津液运行不畅，郁久化热，湿热痹阻经络，血脉滞涩不通，而致患侧肢体肿胀、麻木等症状。此时本虚标实，需先清热利湿，活血祛瘀，方选四妙散加减。

医案举隅 马某，女，83岁，2018年3月19日初诊。主诉：四肢麻木半年余。患者诉半年前无明显诱因出现四肢麻木，遂就诊于当地医院，行MRI显示：多发腔隙性脑梗死灶；脑白质变性。予以护脑、营养神经等对症支持治疗后症状未见明显好转，为进一步治疗，遂来我院就诊。现症见：四肢麻木不适，行走不利，晨起时麻木尤甚，伴有头晕、胸闷气促，时有咳嗽咳痰，口干；纳寐可，小便量少，不易解出，大便可。舌苔黄腻，脉弦数。血压：136/84 mmHg。既往有"高血压"病史，规律服用"施慧达2.5 mg，qd"降压，自诉平素血压控制在135～145/80～90 mmHg。西医诊断：腔隙性脑梗死；中医诊断：中风，辨证为湿热内阻证。选用四妙散加减，处方如下：

黄柏 10 g	苍术 10 g	薏苡仁 20 g	牛膝 20 g
独活 10 g	当归 10 g	地龙 10 g	赤芍 15 g
车前子 10 g	牡丹皮 10 g	生地黄 15 g	甘草 3 g
柴胡 10 g			

7剂，1日1剂，水煎服，分早晚服。2周后复诊，患者诉上药效果较好，遂自行加用此方7剂。现症见：四肢麻木较前好转，麻木以下肢为甚，有发热感，无胸闷气促，夜间仍有咳嗽咳痰，纳寐可，二便调，舌暗红，苔薄黄，脉弦稍数。前方去车前子、柴胡、甘草，加熟地黄 15 g，桑枝 10 g，大血藤 15 g。14剂，1日1剂，水煎服，分早晚服。1个月后随诊，患者诉四肢麻木症状基本消失。

按语　初诊时患者四肢麻木，盖因湿热阻滞经络，气血运行不畅所致；头晕、胸闷气促，皆因湿邪阻遏气机，损伤阳气所致；湿热困阻，津液输布失常，致口干，小便量少；兼见舌苔黄腻，脉弦数，辨证为湿热内阻证。黄政德教授拟选用四妙散以清热利湿，加用独活、车前子利湿除痹，当归、赤芍、牡丹皮、生地黄清热凉血、活血散瘀，地龙清热通络，柴胡升举阳气，甘草调和诸药。诸药合用，共奏清热利湿、活血祛瘀之功。复诊时患者麻木症状较前好转，已无胸闷气促，故去车前子、柴胡、甘草，加用熟地黄补肾益精，桑枝利湿除痹，大血藤清热活血。诸药共用，共奏清热利湿、补肾活血之功。

5. 小结　整体观念和辨证论治是中医临床治疗中的基本原则，今述四妙丸之临床应用即体现了上述原则。四妙丸可应用于治疗不同系统的疾病，看似并无关联，但因其均处于人体这个有机整体中，便均可选择清热利湿之四妙丸加减以对症治疗，这体现了整体观念的思维。辨证论治是指通过对患者疾病有关资料的收集，明确患者的证候，以确立相应的治法方药，包括同病异治和异病同治。异病同治是指在不同疾病的发生发展过程中，出现了相同的病机或证候，可使用相同的治法方药。四妙散是清热利湿的经典方剂，痛风性关节炎、慢性宫颈炎、弱精症及脑梗死后遗症虽均有其各自的临床表现及常规治法，但黄政德教授在辨证时紧扣湿热内蕴的病机，运用四妙散加减治疗，取得了良好的疗效。

五、使用固本止崩汤经验

黄政德教授治疗妇科常见病之崩漏，本着"急则治其标，缓则治其本"的原则，不离"塞流、澄源、复旧"崩漏大法，却有其独到之处。近来收治崩漏患者，多各地遍访名医，久治不愈，黄政德教授检视，似前医多认为"久病多瘀"，多祛瘀为主，采活血祛瘀，期生新复旧，然无疗效，黄政德教授指出除"久病多瘀"外，还有"久病多虚"的病机存在。患者崩漏，经久不愈，若久服祛瘀等徒伤正气之品，药石无灵，虚者愈虚，崩漏不止，阴血亦亏，故而祛瘀不效，当补虚益气血止崩漏，恰合傅青主所立固本止崩法，用固本止崩汤治疗之，一剂知，二剂已。

功能失调性子宫出血简称功血，是因为下丘脑-垂体-卵巢轴功能失调而引起的异常子宫出血，临床症状为月经周期紊乱、经量过多、经期延长，属妇科临床常见病。依据其发病机制可分为无排卵性功血和排卵性功血两类，前者占多数，好发于青春期和绝经过渡期女性；后者则少发，常见于生育期女性。功血无器质性病变，只是因为排卵障碍导致无规律的阴道异常出血，是失去正常月经生理周期和出血自限性的疾患，其诊断最重要的临床表现是子宫不规则出血；出血时间间隔无规律性，短则三五日，长则可达数月之久；而出血量大多数多少不定，少则点滴而出，多者出血不能自止，量大者甚至导致贫血乃至休克。发病期间多不伴有痛经及其他特殊不适。本病的发生是由于卵巢功能逐步衰退导致对雌激素的敏感度下降所致，其治疗上以激素、刮宫手术和对症处理为主，若单纯西医保守疗法，极易导致本病的复发与不可彻底治愈，现今已成为临床广泛共识。

崩漏是以经血非时暴下或淋沥不尽为主要表现的一种月经周期、经期、经量严重失常的病症。宋代严用和《严氏济生方》："崩漏之病，本乎一症，轻者谓之漏下，甚者谓之崩中。"其发病特点是经血非时而下，阴道不规则出血，如量多气势若山洪之崩，称为"崩"，或作"崩中"；如势缓量少，出血淋漓，缠绵数月难净，称为"漏"，或作"漏下"。两者相互转化，若下血崩中日久，气随血脱，气血衰微，可转变为"漏"；若久漏不止，病势缠绵，气不摄血，病进成"崩"，崩和漏常并见，故统称"崩漏"。崩漏的病机主要是冲任受损，无法约束经血，经血不固，非时由胞中妄行而下，其在脏常见于肾、脾、肝的虚郁，在气血津液方面和气虚、血热、血瘀相关。故临床辨证时，应当根据患者出血的量、色、质情况，四诊合参，分清虚、实、寒、热。故清代傅山《傅青主女科》："经水出诸肾。""冲脉太热而血即沸。血崩之为病，正冲脉之太热也。"

傅山，字青主，又号石道人，山西阳曲（今太原）人，是明末清初时期著名的医学大家。傅青主精通医道，不拘一格，效如桴鼓。著有《傅青主女科》等医学书籍。《傅青主女科》是专门论述妇女经、带、胎、产、崩等医理治验的书籍。傅青主在探讨崩漏的成因时候提到"妇人有一时血崩，两目黑暗，昏晕在地，不省人事者，人莫不谓火盛动血也。然此火非实火，乃虚火耳。"此傅青主认为是虚火为患，不宜用收敛固涩之品，需加入补阴药物，滋阴血之源，因止涩药效虽速，只一时耳，若虚火不除，攻冲任带，恐立止立发，终致经年不愈。同时，傅青主认为崩漏当重补气固本，止崩固漏之药物，务须加入补阴药物之中，方可行之有效。《傅青主女科·血崩·血崩昏暗》："世人一见血崩，往往用止涩之品，虽亦能取效于一时，但不用补阴之药，则虚火易于冲击，恐随止随发，以致经年累月不能全愈者有之。是止崩之药，不可独用，必须于补阴之中行止崩之法。"故立补气固本止崩之法，方用固本止崩汤。原方药用大熟地（一两，九蒸）白术（一两，土炒焦）黄芪（三钱，生用）当归（五钱，酒洗）黑姜（二钱）人参（三钱），水煎服。一剂崩止，十剂不再发。对于因虚火冲击导致之崩漏，傅青主认为本方妙用在于不去止血而唯补血，又不止补血而更补气，非唯补气而更补火。盖血崩而至于黑暗昏晕，则血已尽去，仅存一线之气，以为护持，若不急补其气以生血，而先补其血而遗气，则有形之血，恐不能遽生，而无形之气，必且至尽散，此所以不先补血而先补气也。然单补气则血又不易生，单补血而不补火，则血又必凝滞，而不能随气而速生。而方中黑姜乃是收敛之品，取其引血归经，补中有收，是补气补血并用之妙也。

傅青主在女科方面的成就是巨大的，后世医家于妇科临床运用多采傅青主的方药理论，常取得覆杯之效，黄政德教授运用傅青主固本止崩汤治疗无排卵性功能失调性子宫出血患者，疗效满意。

（一）医案举例

验案1 谭某，女，39岁，2015年5月18日初诊。主诉：反复阴道不规则流血10余年，加重1个月。曾于各大医院就诊，遍访群医乏效，曾诊断为功血，输液服药无效，药石无灵，仍反复出血不止，体亏乏力，难以自已，故前来就诊，现病史：患者于10余年前生产后，护理不当，致产后阴道下血不止，10余年间，月经周期紊乱，时常下血不止，淋漓不净，持续十余日方暂缓，每次月经量多，颜色淡红，质稀无血块，持续不断，兼有气短乏力，面色㿠白，食欲尚可，大小便正常。舌淡，脉弱。西医诊断：功血。中医诊断：崩漏。辨证：气不摄血，气血两亏，冲任不固。治拟补气摄血，固冲止崩。处以固本止崩汤加减：

西洋参 15 g	黄芪 30 g	熟地黄 30 g	白芍 10 g
白术 10 g	山药 15 g	升麻 3 g	仙鹤草 10 g
酸枣仁 15 g	五味子 5 g	姜炭 10 g	甘草 3 g

7剂，1日1剂，以水浸泡30分钟后煎煮2次，兑和，分2次服。

2015年6月8日复诊。患者诉服上药后，诸症皆明显好转，下血已止，持续时间恢复正常，月经量可，唯语多则感气息不足，稍感乏力，余无不适。舌淡苔薄白，脉弱。上方已效，调整善后，仍固本止崩汤加减，药用：

当归 10 g	白芍 10 g	熟地黄 30 g	川芎 5 g
白术 15 g	山药 15 g	黄芪 15 g	茯苓 10 g
香附 10 g	西洋参 10 g	姜炭 10 g	甘草 3 g

7剂继服，随访至今未见复发。

验案2　石某，女，35岁，2015年3月9日初诊。主诉：月经经期延长，反复阴道不规则出血半年余。患者近半年无明显诱因出现月经经期延长，月经淋漓时常半月不间断发。现症见：月经量多呈咖啡色，伴有左上肢麻木不仁，左侧乳房胀痛。纳差，二便调，寐差。舌淡紫略暗，脉弦小。西医诊断：功血。中医诊断：崩漏。辨证：脾虚不摄，肝郁气滞。治拟补脾摄血，疏肝理气。方用固本止崩汤合四逆散加减，药用：

熟地黄 30 g	白术 15 g	黄芪 30 g	当归 10 g
人参 10 g	姜黄 10 g	延胡索 10 g	柴胡 10 g
白芍 10 g	甘草 3 g		

7剂，1日1剂，以水浸泡30分钟后，煎煮2次，兑和，分2次服。

2015年3月16日复诊。述服上药后，月经下血已止，他症同前，嘱继服以观后效。随访至今，患者月经周期已回复正常，量可，他症减轻，疗效满意。

按语　黄政德教授依据"急则治其标，缓则治其本"的治疗原则，认为应该灵活运用方药处理，一般分塞流、澄源、复旧三个步骤。崩漏本证以虚多而实少，有久崩常虚、久漏多瘀的规律，故临床上应遵循升提固涩、养血益气大法。《傅青主女科》中固本止崩汤是治疗崩漏的代表方。黄政德教授根据患者情况略做调整，验案1的患者经血淋漓，崩漏不止日久，其根本原因为胎产之后，失于调理，脾气不固，气虚固摄无权，冲任失守，又禀赋不足，肾精暗耗，肝肾阴亏，发为崩漏。方中选用熟地黄补肾阴，充督脉，补先天肾气；西洋参、白术、黄芪、山药益气摄血、健脾助运，调理后天之脾气；仙鹤草收敛止血；白芍疏肝解郁；五味子、酸枣仁，补血安神；升麻升提子宫。共奏健脾益气，补阴摄血，固本止本之功。验案2的患者无诱因发病，月事无规律，久漏不止，崩中日短，稍兼夹气滞，故在基础方上合四逆散调和肝脾。

（二）体会

功血是妇科的常见病，患者经各种检查确系由内分泌失调引发异常性的子宫出血，以不规则阴道出血为主要临床表现。中医学中并没有此病名，从其临床表现上看，应归属于"崩漏"范畴。在临床上，较多的患者是因为生理、病理上的改变以及特定的刺激，如生产、流产、丧偶等而引起月经紊乱失调。其病理机制，《黄帝内经》中有悲哀而致阳气动者，有热气在中者，有阴虚阳搏以及劳力所伤等；《金匮要略》中有三焦绝经及虚寒相搏之说。《诸病源候论》："非时而下淋漓不断谓之漏下。""忽然暴下谓之崩中。"后世医家或言脏腑损伤，冲任失调；或言气血两虚，阳虚不摄，阴虚火逼；或言痰扰胸膈，清阳被郁，经络壅滞；或言火旺乘土，脾阴亏损，虚不能摄；或言脾胃虚衰，清气不升，运化乏源；抑或水火虚衰，真气不足；更有败血蓄血瘀碍或寒邪客络者。治疗原则为调控月经周期和恢复气血阴阳平衡，以促进卵巢排卵的功能。

《傅青主女科》："止崩之药，不可独用，必须于补阴之中行止崩之法。"傅山创制"固本止崩汤"治疗气虚血崩，为后世治疗崩漏的常用方剂。固本止崩汤治疗崩漏属于气阴两伤，症见体倦乏力，气短懒言，脉虚小，有摄血固冲的功效。总因气能摄血，脾主统血。久病脾气虚衰则不能统血，气为血帅，气少摄血不得，则血无所主，因而妄行脉管。《济阴纲目》："血犹水也，气尤堤也，堤坚则水不横决，气固则血不妄行。"黄政德教授认为妇女绝经前后时期，若发崩漏，则多脾气虚弱，气不摄血所致，古人有言"治崩以治中州也"。固本止崩汤全方以健脾益胃，益肝补肾、止血调经为组方原则，故其益气摄血乃是侧重补脾气，脾气健旺，摄血归经，崩漏自愈。

黄政德教授指出原书方中白术一味用至 30 g，临床应用本方治疗时，白术当重用，于此处治疗崩漏止血效果尤佳，实乃多年临床经验之谈。罗璐等研究表明，无排卵性功血子宫内膜上皮血管内皮生长因子（VEGF）的减少进一步导致内膜微血管形成减少和结构不良，临床表现为子宫不规则出血。使不良增生的子宫内膜逆转，就能达到止血、调经、减少月经量的目的。这样的不良增生似死肌，而白术气味甘温，除补气健脾外，在《神农本草经》中提及白术有疗死肌的功效，白术提取物白术内酯Ⅰ具有抗炎、抗肿瘤、促凋亡等作用，能诱导分泌白细胞介素-6（IL-6）、VEGF、存活蛋白。故而认为白术疗死肌的功效，正是在于白术中此成分减少了功血患者子宫内膜微血管和不良结构的形成，"祛死肌生新肉"，促进了其子宫内膜的修复，使得不良增生的子宫内膜发生逆转，达到良好的止血复旧的目的。再塞流和澄源分步进行，结合临床辨证加味，收到较好的止血效果。

黄政德教授灵活运用中医辨证论治思维进行有效的加减，促进调经止血的疗效，纯中医药治疗本病，避免了应用激素类药物治疗带来的毒副作用，深得中医药治疗中灵活变通，简便效廉的精髓。其根据患者兼次症进行药物加减，若是心悸怔忡，可用归脾丸以补益心脾、养血安神；若是痛经，兼夹瘀血结块，酌加五灵脂、蒲黄、萱草等以活血定痛；若是盗汗，兼以二至丸以滋肝肾阴；若是失眠，兼以酸枣仁汤以安神；若是纳运不佳，酌增焦三仙以开胃消食；若是经血量多，加三七粉以补血止血。

此外，治疗本病的关键在于黄政德教授临证辨证准确，灵活使用傅山的固本止崩汤，而傅山在女科方面的造诣颇深，傅山的女科经验是其长期从事妇科临床实践摸索出来的，极其宝贵，在崩漏一证上提出了与前人不同的观点，认为此乃虚火而非实火，告诫世人止涩仅仅得效一时，不能长久。提出补阴药与止崩药要同时运用，使易于冲击的虚火得平复，终年不愈之崩漏得摄止。黄政德教授在临证中灵活应用傅山的固本止崩汤，并且审证求因，辨证与辨病相结合，灵活化裁。因气血损耗，脏腑薄脆，容易再发，崩漏发生后经过治疗虽然症状消失但阴阳尚未完全平衡，必须调理方能渐趋康复。无论是西医人工周期还是中药复方调周法都强调疗效的巩固,所以此时更应注意调摄。故崩漏止血易,而巩固难,即使月经周期恢复正常,不可掉以轻心,仍应继服巩固疗效。为防出血再作,黄政德教授喜用补虚药安抚善后,因出血后期,气血亏虚者,"以补虚为收功之法"治疗之。归脾汤有健脾固肾,以后天养先天作用,其用于止血后,固本培元复旧,达固摄冲任之效,能防止崩漏复发。故此给后学者临床实践提供了宝贵的经验。

10 基于多种方法的黄政德教授学术研究可视化图谱分析

黄政德教授从事医疗、教学、科研工作40余年，在心血管疾病研究领域颇有建树，有很强的学术影响力。通过工具能够对黄政德教授的科研方向、研究内容、科研脉络等有更全面而深刻的认识。所以本文利用bibliometrix及CiteSpace，对黄政德教授的学术研究结果从年发文量、合作网络、关键词等方面进行了解析，以期为了解和学习黄政德教授的学术思想提供借鉴和参考。

（一）方法和数据

1. 研究工具　主要采用了可视化工具bibliometrix和CiteSpace，bibliometrix是基于R语言4.4.4搭建的程序包biblioshiny来实现其数据的处理及可视化分析功能，经过其处理的数据可利用R语言其他程序包，进行多种分析，有灵活、全面、易操作的特点，由Massimo Aria与Corrado Cuccurullo共同开发和维护，而目前国内学者利用bibliometrix进行的研究较少存在较大的研究空间；CiteSpace是陈超美博士采用JAVA语言设计的信息可视化软件系统，本次使用的版本为6.1.R6。CiteSpace能把数量众多的信息用可视化的语言表达，把数据的趋势、发展、重要性等清晰地描绘出来，能达到一图胜万言的效果。

2. 数据来源及检索策略　本次研究选取的数据库是CNKI、VIP及万方数据，在CNKI及万方数据库中以"作者发文检索"的方式进行检索，限定作者"黄政德"，限制单位"湖南中医药大学"，VIP使用高级检索方式，检索式为：A=黄政德　AND S=湖南中医药大学，时间范围皆选择1980年1月1日—2023年6月19日，三大数据库累计检索相关论文465篇，对目标文献进行查重及人工筛选与主题相符的文献，共纳入178篇文献。

3. 文献筛选标准

（1）纳入标准：文献作者包含黄政德教授的文献，包括学位论文、期刊论文等。

（2）排除标准：与研究主题无关的文献；重复发表的文献；成果文献、专利文献、报纸文献；无法搜索到全文的文献；同名作者文献。

4. 分析方法　bibliometrix无法对获得的中文数据直接分析，利用软件NoteExpress 3.6.0将187篇论文数据转换为Web of Science及Refworks格式，分别导入bibliometrix和CiteSpace中进行数据分析，具体分析思路见图10-1。

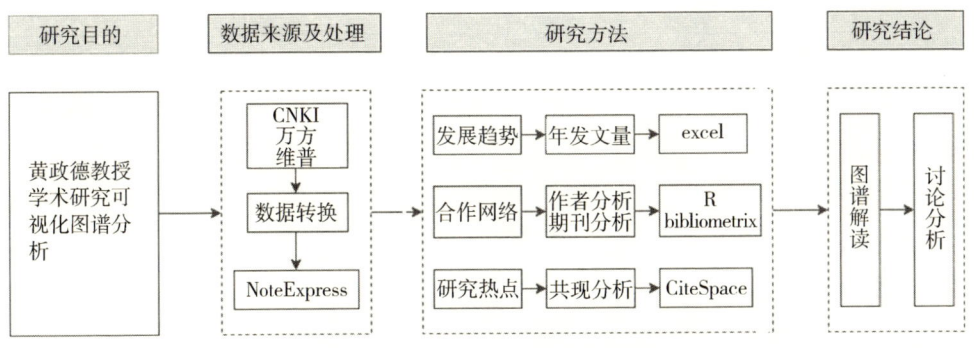

图10-1　研究思路框架流程图

（二）结果分析

1. 作者发文量分析　图10-2为黄政德教授年发文总量统计折线图，横坐标是论文发表的年份，纵坐标是发文总量，可按发文量的多少划分出3个发展时期：起步期、增长期及回落期。1989—2004年的年发文量均在7篇以下，且处于小范围的波动，处于起步期；2004—2017的发文量在10～25篇之间，并呈稳定增长态势，处于增长期；发文量逐渐减少是从2018年以后开始的，处于一个回落期。

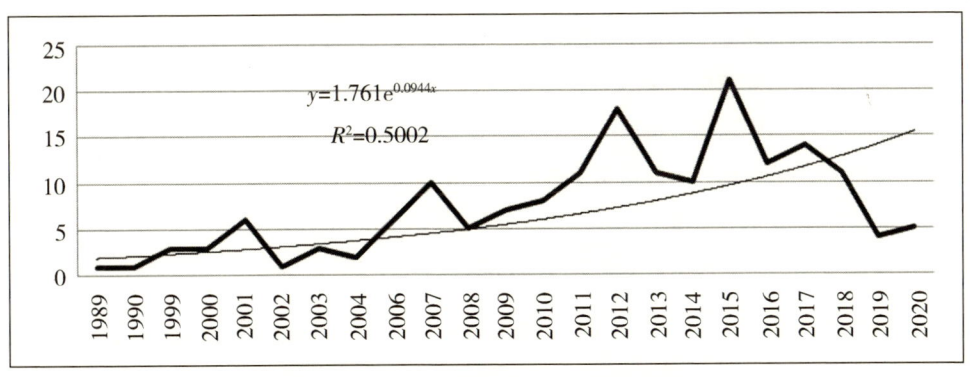

图10-2　黄政德教授年发文量折线图

2. 合作作者分析　由普赖斯公式可以确定核心作者的最少发文数，公式

为 $N=0.749\sqrt{M}$，其中 N 为所求最少发文数，M 所代表的是最多发文数，由图 10-3 为黄政德教授合作作者频次分析图可知 $M=178$，因此 $N=0.749\sqrt{178}=0.749\times 13.34=9.99$，得出核心作者的发文数至少大于 9 篇，与核心作者合作次数由多到少依次是：谢雪姣（33 篇）、李鑫辉（32 篇）、吴若霞（22 篇）、任婷（21 篇）、廖菁（17 篇）、陈聪（13 篇）、葛金文（12 篇）、胡华（10 篇）。

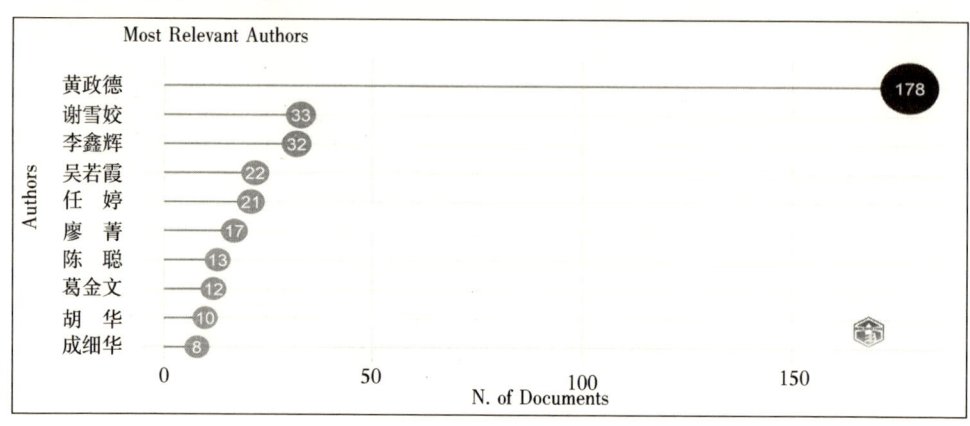

图 10-3 黄政德教授合作作者频次分析图

3. 发文期刊来源分析　经过数据统计后，共发现 48 种期刊以及 1 篇会议论文，表 10-1 是发表量居前十的刊物。发文量较多的期刊为：《湖南中医药大学学报》（52）《湖南中医杂志》（20）《中医药导报》（11）《中国中医

表 10-1　　　　　　　　发文期刊来源统计表

期刊	发文量
《湖南中医药大学学报》	52
《湖南中医杂志》	20
《中医药导报》	11
《中国中医药信息杂志》	10
《中医杂志》	5
《中西医结合心脑血管病杂志》	4
《中国老年学杂志》	3
《中国中医急症》	3
《中华中医药杂志》	3
《中国高等医学教育》	3

药信息杂志》(10)、《中医杂志》(5)。其中核心期刊有 37 种,发文数占所研究期刊论文及会议论文的 74%。发文量前四的期刊为《湖南中医药大学学报》《湖南中医杂志》《中医药导报》《中国中医药信息杂志》,占所研究期刊论文及会议论文的 52.2%,表明这几种期刊是获取黄政德教授研究内容的重要渠道。

4. 关键词分析

(1) 关键词词频分析:图 10-4 为黄政德教授学术研究的关键词树图,选取了词频前 50 的关键词组成树图,模块的大小可以展现关键词出现的次数与占比,由图可知,排名前十的关键词及占比分别是加味丹参饮(12%)、心肌缺血再灌注损伤(8%)、丹参(6%)、黄政德(4%)、大鼠(4%)、骨髓间充质干细胞(3%)、心肌细胞 3%)、血瘀证(3%)、檀香(3%)、骨髓干细胞(2%)。

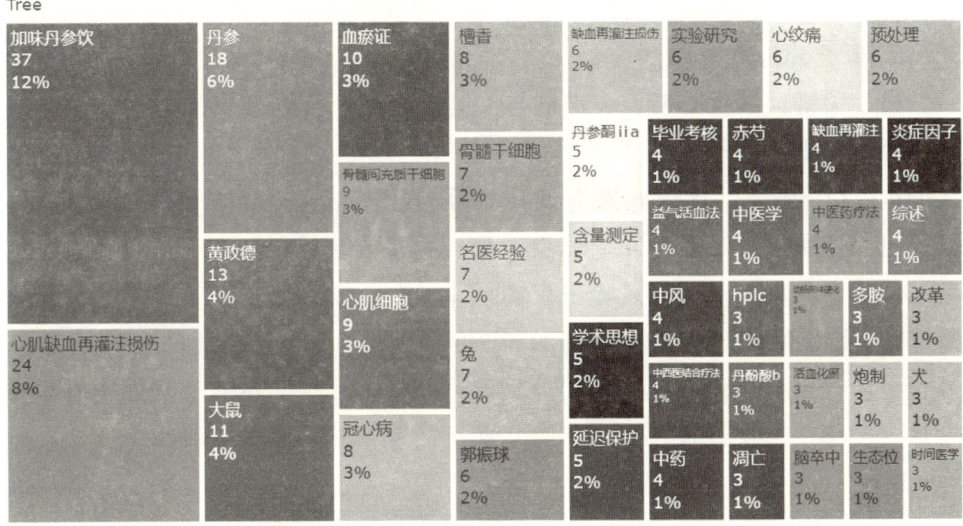

图 10-4 黄政德教授学术研究的关键词树图

(2) 关键词突现分析:图 10-5 为黄政德教授学术研究关键词突现性信息表,共得到 9 个关键词的突现信息,Strongest 代表突现强度,其中突现强度较高的关键词是黄政德、丹参、预处理、延迟保护。关键词"黄政德"的突现强度最高,首次出现时间是 2015 年,2017—2023 年其发展速度迅猛;其次是"丹参",首次出现时间是 2000 年,突现从 2000 年开始,2008 年结束;"预处理"的研究在 2003 年至 2009 年发展迅速。从整张图表综合来看,早期研究集中在医学流派。冠心病虽然在2015年停止突现,但仍然具有一定的研究潜力,活血化瘀药物治疗心脑血管疾病有较好疗效,但是临床应用中仍存在很多问题亟待解决。近年来研究潜力较强的研究方向是冠心病、血瘀证、黄政德教授临床经验总结。

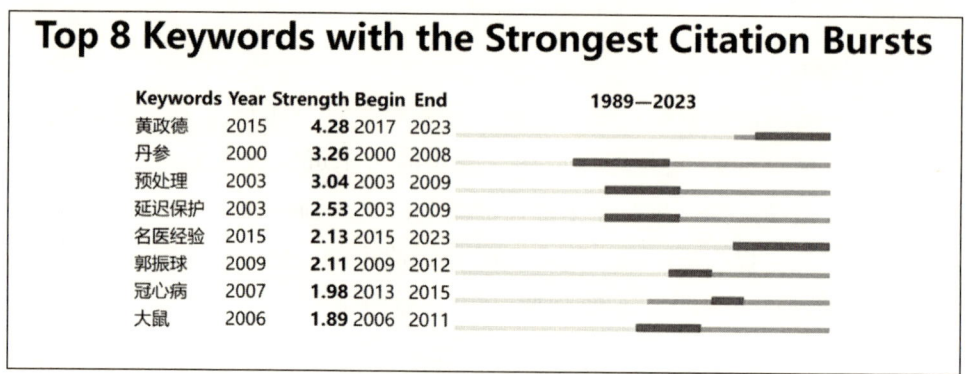

图10-5 黄政德教授学术研究的关键词突现性分析

5. 聚类分析

(1) 关键词聚类分析:关键词与关键词之间产生联系,许多关键词形成一个团体,即为一个聚类,一个研究主题。一般而言,Q值一般在$[0,1)$区间内,$Q>0.3$就意味着聚类具有显著的社团结构,当S值大于0.7时,聚类是有说服性的,若在0.5以上,聚类是有合理性的。图10-6中,$Q=0.7991$,$S=0.9282$,可以看出聚类效果较好。节点数$N=272$,连线数$E=562$,密度0.0152。聚类分析的结果可以看出不同类别之间存在明显差异,最后得出7个代表性聚类,分别是丹参(42篇)、黄政德(24篇)、郭振球(22篇)、冠心病(21篇)、大鼠(19篇)、学术思想(18篇)、综述(16篇)。

(2) 作者聚类分析:分析作者类群,将作者进行聚类,聚类的标记依据为关键词,得到如图10-7所示作者聚类分析图,得到三大聚类。蓝色聚类的关键词包含加味丹参饮、缺血再灌注损伤及骨髓间充质干细胞,以黄政德教授为中心的任婷、葛金文、陈聪等人对丹参及加味丹参饮的研究主要归纳为如下4个方面:①丹参的炮制方法及成分提取;②加味丹参饮的药理研究及作用机制,包括了基因、炎症因子、肿瘤坏死因子、细胞通路、高效液相色谱等方面;③加味丹参饮的临床应用,例如对原发性高脂血症合并颈动脉粥样硬化斑块的临床治疗效果研究;④加味丹参饮对临床指标的影响,例如

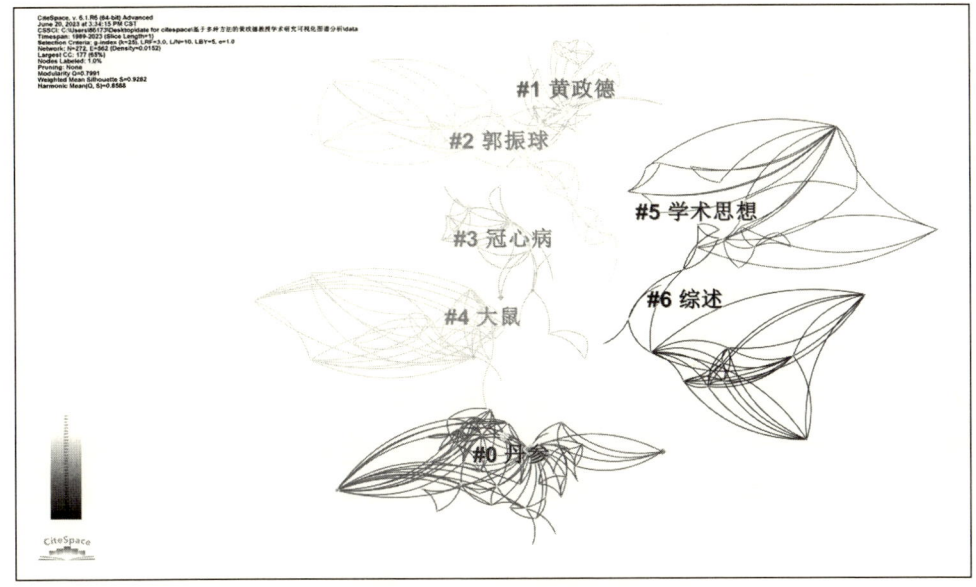

图 10-6 关键词聚类信息图

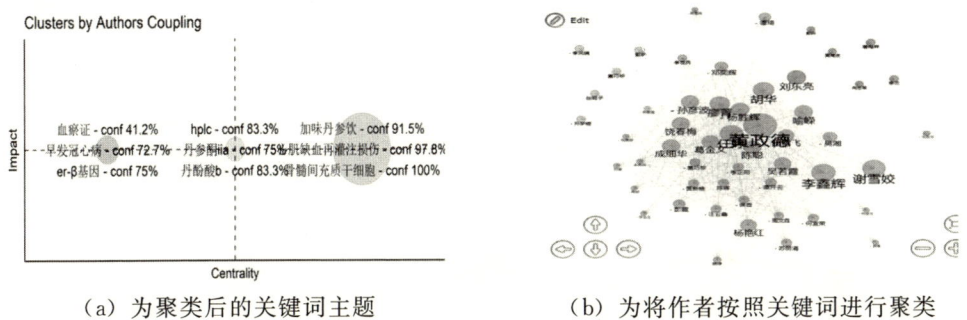

（a）为聚类后的关键词主题　　　　（b）为将作者按照关键词进行聚类

图 10-7 作者聚类分析图

动脉血流量、心电图及动静脉血氧饱和度等。红色聚类所代表的关键词为血瘀证、早发冠心病等，研究作者为刘东亮、李杰等人。绿色聚类代表的关键词为 HPLC、丹参酮、丹酚酸等，研究作者为童巧珍、郭婷等人。

6. 研究主题的发展　图 10-8 展现的是主题发展演变，横坐标代表中心性，纵坐标代表密度，图中四个象限分别代表的含义不同，第一象限具有高中心性高密度，是一个领域重要专题的代表，这个象限的关键词包括加味丹参饮、骨髓间充质干细胞、经验总结。第二象限的特点是高密度低中心性，表示虽然此主题开发程度较高但不是主要研究主题，关键词有中医教育、古代医学、黄帝内经等。第三象限具有低中心性低密度的特点，表明这类主题刚刚兴起或已经衰落，代表的关键词有中医药疗法活血化瘀、用药规律。第四象限中心性高密度低，代表此类主题已经成为该领域的基础专题，代表的关键词为中西医结合疗法、中医各家学说、中医药医案。

（三）讨论

1. 发文趋势　由发文量分析，按照作者发文量的多少分为3个时期：起步期（1989—2004年）、增长期（2004—2017年）、回落期（2018—2022年）。通过对论文数量及被引频次进行统计与对比分析，发现前二个时间段内发文量都呈现上升趋势，但上升幅度不同。可以看出2013年至2018年发文量较多，且在2015年达到顶峰达21篇。结合发文量和关键词突现信息图相结合共同分析：2013—2018年为发文量迅速爆发期。黄政德教授团队的研究重点聚焦在冠心病和血瘀证方面以及对黄政德教授临床经验的总结归纳等方面。

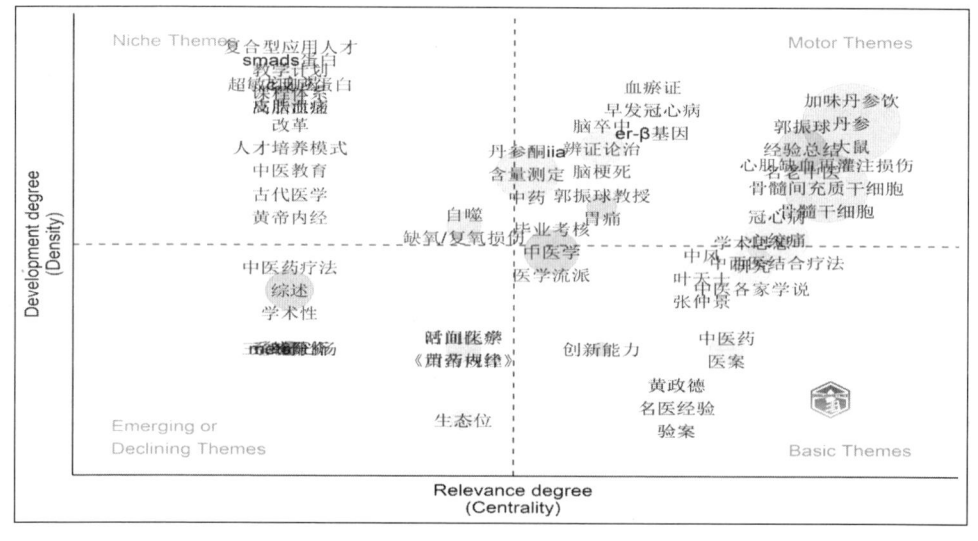

图10-8　主题发展衍变图

2. 合作关系　由图10-3可以看出，黄政德教授的合作对象彼此之间联系紧密，形成了一个显著的合作网络，与黄政德教授共事频率从高到低分别是谢雪姣、李鑫辉、吴若霞、任婷、廖菁、陈聪、葛金文。结合图10-7共同分析可知黄政德、任婷、葛金文、陈聪等作者的研究主要聚焦于加味丹参饮、缺血再灌注损伤及骨髓间充质干细胞。刘东亮、李杰等作者的研究主要聚焦于血瘀证、早发冠心病。童巧珍、郭婷等作者的研究主要为HPLC、丹参酮、丹酚酸等。团队合作较为紧密和显著，合作机构主要以湖南中医药大学及其附属医院为主，缺乏跨高校、跨区域、跨省的交流。由发文期刊来源统计表10-12可以得知发文量前四的期刊为《湖南中医药大学学报》《湖南中医杂志》《中医药导报》《中国中医药信息杂志》，占所研究总发文量的52.2%，说明黄政德教授与这四个期刊联系紧密，是研究黄政德教授学术的重要渠道。

3. 研究领域　由表10-2关键词聚类信息表中可以得出7个聚类，将这7个聚类包含的内容进行归纳总结，可以得出如下几个方面的内容：①从作用机制层面探讨了加味丹参饮对小鼠缺氧心肌细胞产生的作用，其中涉及了很多分子层面的研究，如蛋白激酶C、乳酸脱氢酶、心肌细胞核因子-κb、p65等，通过多种机制的研究，为治疗IRI提供了新思路。②总结了黄政德教授、郭振球教授、国医大师班秀文等人的临床治疗思路和经验，以黄政德教授的临床治疗经验为主，例如黄政德教授通过对左金丸巧妙加减，并运用

表 10-2　　　　　　　　　　关键词聚类信息表

聚类	文献量	S值	起始年份	聚类内代表性关键词
#0 丹参	42	0.906	2007	原儿茶醛；丹参酮Ⅱa；含量测定；血流速度；活血祛瘀 | 加味丹参饮；血液生化指标；心肌缺血；心肌梗死；血液循环
#1 黄政德	24	0.924	2017	慢性宫颈炎；脑梗死后遗症；异病同治；辨证论治；痛风性关节炎 | 慢性胃炎；理气活血；疏肝和胃；聚类分析；健脾祛湿
#2 郭振球	22	0.944	2012	名老中医；寓教于乐；成长之路；成才之路；中医典籍 | 专家系统；数据挖掘；经验总结；寓教于乐；成长之路
#3 冠心病	21	0.892	2011	心痛舒片；中西医结合疗法；不稳定型；《内经》；高脂饮食 | 时间医学；死亡时间；黄帝内经；《内经》；高脂饮食
#4 大鼠	19	0.961	2008	皮肤溃疡；smads蛋白；创面愈合；动物实验；缺血模型 | 脑缺血模型；尼莫地平；动物实验；皮肤溃疡；smads蛋白
#5 学术思想	18	0.916	2004	学术思想；临证经验；祛瘀生新；胸痹心痛；中医各家学说 | 中医各家学说；层次分析法；网络分析法；分析方法；温病学派
#6 综述	16	0.927	2005	人才培养；中医教育；医学流派 | 医学流派；人才培养；中医教育

寒热并用的中医理论治疗溃疡性结肠炎,在中医治疗方面发挥了强劲的优势。③运用了黄帝内经中的理论研究了冠心病患者的死亡时间,其目的在于探讨人的寿命、疾病与年龄之间的关系及发病规律等问题,以达到防患于未然的目的。④对中医各家学说及中医流派进行了相关研究,讨论了医学流派对中医发展的影响和河间学派医家的诊疗思维。⑤研究了糖尿病导致的皮肤溃疡的相关治疗方法,并认为龙血竭与胰岛素相比,龙血竭对糖尿病大鼠皮肤创面愈合较为有利。⑥运用数据挖掘等现代研究技术挖掘解析疾病、医家的诊疗思路及用药规律。

结合图10-9聚类时间线图一起分析,聚类♯0的研究所含关键词最多,S值较高,为主要研究内容之一,聚类♯1的研究从2010年一直持续至2023年,为2010年之后的重要研究内容。聚类♯5的时间跨度最长,开始年份较早,剪切值较高,为黄政德教授的研究重点内容。聚类♯3时间跨度较短。结合图10-8可知,黄政德教授领域最重要的专题是加味丹参饮、骨髓间充质干细胞及学术思想方面的研究,研究的基础专题代表的关键词为中医药疗法、用药规律。

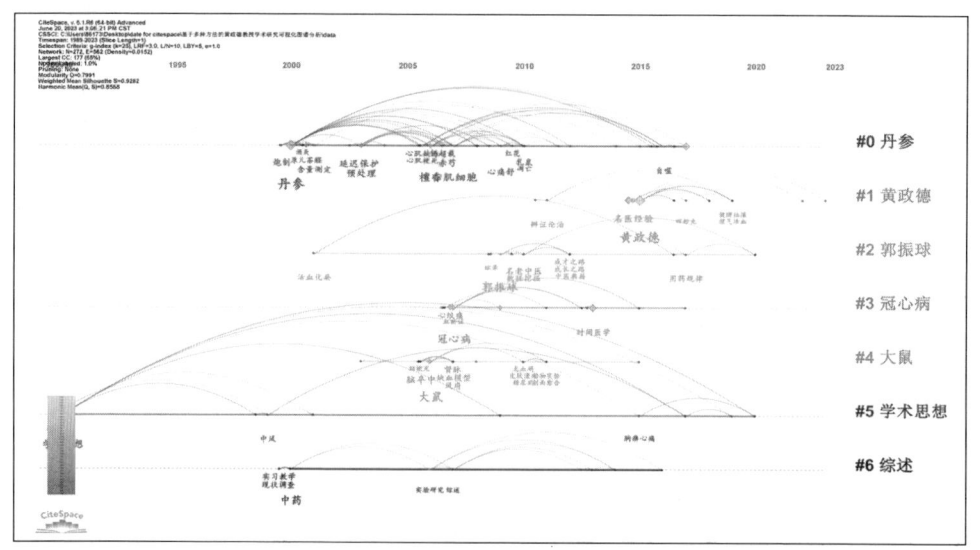

图10-9 关键词聚类时间线图

4. 研究重点和趋势　加味丹参饮和心肌缺血再灌注损伤有着紧密的研究关系,心肌缺血再灌注损伤(myocardial ischemia/reperfusion injury,MIRI)是指在治疗心肌缺血的过程中,恢复心肌的血运后,反而进一步加重心肌缺血的现象。MIRI相关的机制复杂且目前尚未清晰，如何防治MIRI也是一个重要的课题，目前其现存的机制主要与钙离子、氧化应激、炎症反应及线粒体自噬、铁死亡、细胞凋亡等有关。

MIRI在中医学多属于"胸痹""心痛"范畴，病理产物上大多和血瘀相关，已有相关研究证明活血化瘀药治疗MIRI尚有疗效。加味丹参饮作为活血化瘀药有一定的心肌保护作用，但是其机制尚不明确，研究加味丹参饮能为治疗MIRI提供新的靶点和药物，为此黄政德教授团队做了很多机制方面的研究。例如，李鑫辉等将加味丹参饮作用于血瘀证兔心肌IRI模型，发现加味丹参饮通过降低炎症因子水平减轻心肌损伤；任婷等将其作用于IRI大鼠模型，结果表明加味丹参饮能通过调节心肌细胞中SSAT/多胺通路，通过影响其SSAT/多胺的含量，起到保护心肌的作用；吴若霞等将miR-21与加味丹参饮联合作用于IRI细胞，发现此法通过降低PTEN表达与调控PI3K/Akt信号通路，减轻对心肌的损害。加味丹参饮对MIKI防治作用的这一相关课题研究中，黄政德团队的研究较为全面且专业度较高，但是由于MIRI机制的复杂性，仍有较大的研究空间。

骨髓间充质干细胞（BM-MSCs）是起源于骨髓的干细胞，具有多向趋化作用，在一定的条件下，可分化为心肌细胞，对治疗MIKI起着重要作用。但也存在BM-MSCs移植过程中转化率低、存活率低及总百分比低等诸多问题，如何提高BM-MSCs对MIKI的疗效成为了一项重要的课题。黄政德教授团队对此亦有研究，李鑫辉等将益气活血方作用于IRI模型大鼠，发现益气活血方联合骨髓干细胞通过促进心肌血管新生，对心肌起到一定的保护作用。然而，黄政德教授团队对此研究较少且较为陈旧，近些年来BM-MSCs对MIKI的治疗作用仍是热点话题。BM-MSCs发挥作用其中一个机制为归巢作用，宋忠阳等将补阳还五汤及干细胞组大鼠心肌组织BMSCs联合运用于缺血再灌注损伤大鼠，结果表明在补阳还五汤干预下，移植BMSCs大鼠的心肌缺血再灌注后损伤有一定程度上的缓解，起到了减轻心肌损伤的作用，同时表明补阳还五汤能提高BMSCs的归巢效率。王秀珍等人将电针联合BM-MSCs作用于缺血再灌注大鼠，结果表明电针诱导BMSCs移植能减轻对心肌的损害。现有的BM-MSCs治疗MIKI相关研究虽有研究数量较少等诸多不足，但仍为热点趋势之一。

（四）小结

综合来看，黄政德教授的研究主要从宏观及微观的角度围绕着冠心病、血瘀证及黄政德教授的临床思路研究 3 个方面展开，早年的研究为医学流派，后来逐渐转变为加味丹参饮、名医经验、心肌细胞、皮肤溃疡、用药规律的研究，研究重心逐渐转移到了冠心病这个主题。

  黄政德教授 30 余年来的学术研究紧紧围绕着冠心病这个主题，从宏观角度看，其研究主要从临床经验、中医经典理论、流派及用药规律等方面展开。从微观角度看，其研究内容包括心肌细胞、蛋白激酶 C、腺苷、炎症因子、内皮素、干细胞等。应用了从基因表达、数据挖掘、含量测定、聚类分析、基因转染、甲基化、延迟保护等多种研究方法及研究角度，研究内容深而广，具有开拓、创造和创新精神。黄政德教授有着非常丰富的临床经验，擅长治疗的疾病广泛，不仅包含了心血管方面，还包含了肺部疾病、消化系统疾病、妇科疾病等多方面疾病，特别擅长化裁古方，通过加减治疗不同方面的疾病，并且对中医经典理论思想有着深刻的研究，善于用中医理论指导临床。不仅如此，黄政德教授还致力于培养中医人才，发展中医教学，关注中医传承。通过对黄政德教授的学术思想和方法的深入学习和研究，可为临床心血管疾病及常见疾病的诊治提供有意义的借鉴和参考。

参考文献

[1] 吴若霞，黄政德，谢雪姣，等. 黄政德教授治疗冠心病心绞痛临床经验 [J]. 湖南中医药大学学报，2015，35（4）：33-35.

[2] 张秋雁，邓冰湘. 冠心病心绞痛临床中医证型分布的回顾性分析 [J]. 中医研究，2005，18（11）：23-24.

[3] 卢健棋，李苏依. 益气养阴活血法防治心血管疾病研究进展 [J]. 广西中医药，2013，36（4）：4-6.

[4] 李鑫辉，黄政德，葛金文. 加味丹参饮对血瘀证心肌缺血再灌注损伤家兔内皮细胞保护作用研究 [J]. 中国药师，2011：14（1）：3-6.

[5] 唐梅森，黄政德，向忠军，等. 加味丹参饮联合西药治疗冠心病心绞痛心血瘀阻证68例疗效观察 [J]. 中医杂志，2015，56（5）：395-397.

[6] 胡建华，李敬华，唐旭东. 脾胃升降理论的传承、创新、应用与展望 [J]. 广州中医药大学学报，2015，32（1）：171-173，177.

[7] 冯文亮，马卫国，田德禄. 田德禄中医辨证治疗慢性萎缩性胃炎经验 [J]. 北京中医药，2015，34（9）：700-702.

[8] 张荣珍.《伤寒论》五泻心汤类方证探析 [J]. 中国中医基础医学杂志，2006，12（12）：890-891.

[9] 许波，叶柏. 消化性溃疡的中医辨证施治 [J]. 长春中医药大学学报，2013，29（3）：448-449.

[10] 刘雪梅. 脾胃论指导临床诊治疾病体会 [J]. 四川中医，2005，23（3）：36-38.

[11] 张田仓. "久病入络"学说发展的历史渊源 [J]. 中医研究，2015，28（2）：3-5.

[12] 司瑞超，蔡春玲，任原贞. "肺与大肠相表里"理论在治疗咳嗽中的应用 [J]. 河南中医，2014，34（11）：2244.

[13] 魏民，李颖. 浅析肺主行水之内涵及应用 [J]. 四川中医，2015，33（2）：26-27.

［14］ 贾维刚，曲颖，宋博，等. 高永祥教授从"肺为娇脏"论治咳喘病经验［J］. 中医学报，2015，30（11）：1578-1580.

［15］ 任龙喜，郭保逢，韩正峰，等. 经皮激光椎间盘减压术治疗颈性眩晕的中期疗效观察［J］. 中国脊柱脊髓杂志，2010，20（1）：52-56.

［16］ 李秀兰. 从《临证指南医案》初步探讨叶天士肝系病证用药规律及学术思想［D］. 广州：广州中医药大学，2013.

［17］ 刘辉，田盈，张硕，等. 半夏白术天麻汤加减治疗高血压眩晕痰浊中阻证40例［J］. 河南中医，2012，32（11）：1497-1498.

［18］ 张年顺. 李东垣医学全书［M］. 北京：中国中医药出版社，2006.

［19］ 张继伟，李绪霞. 《脾胃论》"阴火"小议［J］. 光明中医，2007，22（3）：12-13.

［20］ 姜德友，庞作为. 内伤发热源流考［J］. 天津中医药大学学报，2015，34（2）：69-70.

［21］ 张阳，陶国水，陆曙，等. 从气机升降理论管窥龙砂医家方仁渊的学术思想［J］. 中华中医药杂志，2020，35（6）：2873-2875.

［22］ 刘瑞，鲍艳举，花宝金. 《黄帝内经》中气机升降理论思想的探讨［J］. 世界中医药，2014，9（3）：299-301.

［23］ 耿燕楠，刘子丹，宋红春，等. 徐景藩运用升降理论诊治脾胃病经验［J］. 中医杂志，2014，55（1）：12-14.

［24］ 黄建，黄政德. 黄政德运用左金丸加减治疗溃疡性结肠炎经验［J］. 湖南中医杂志，2018，34（5）：23-25.

［25］ 吴若霞，谢雪姣，黄政德. 黄政德教授治疗慢性胃炎寒热错杂型经验［J］. 中医药导报，2012，18（3）：8-9.

［26］ 胡学军，龙亚秋，何桂花. 从脾胃升降理论探讨功能性胃肠病［J］. 中医学报，2018，33（6）：1030-1032.

［27］ 周仲瑛. 中医内科学［M］. 北京：中国中医药出版社，2007：70-77.

［28］ 清·程钟龄. 《医学心悟》［M］. 北京：中国中医药出版社，1992.

［29］ 宋丹，武孔云. 经方"三拗汤"的研究进展［J］. 贵阳中医学院学报，2004，26（4）：10-11.

［30］ 清·喻昌. 《医门法律》［M］. 北京：中医古籍出版社，2002.

［31］ 刘承. 从状态论治咳嗽的理论与临床研究［D］. 北京：北京中医药大学，2007：14-20.

［32］ 元·朱震亨. 《丹溪心法》［M］. 北京：中国书店，1986.

［33］ 彭友红，罗尧岳，何其林. 变通三拗汤治疗喉源性咳嗽45例疗效观察［J］. 湖南中医杂志，2015，31（6）：48-49.

[34] 李鑫辉,肖青,许福丽,等. 黄政德教授从寒热错杂辨治脾胃病的临床经验[J]. 湖南中医药大学学报,2016,36(12):24-26.

[35] 贾玉,贾跃进,郑晓琳. 中医对失眠认识的探讨及展望[J]. 中华中医药杂志,2015,30(1):163-166.

[36] 邓爱军,姜瑞雪,马作峰. 不寐的中医证型及证素分布特点的文献研究[J]. 中国中医药现代远程教育,2015,13(7):147-148.

[37] 谢静涛,王米渠. 试论脾藏意主思的心理病理基础[J]. 湖南中医药大学学报,2008,28(4):10-12.

[38] 张星平,刘在新,黄刚. 根据失眠症状表现不同归属五脏辨识探析[J]. 中华中医药杂志,2009,24(5):554-557.

[39] 徐铭悦,倪红梅,何裕民,等. 基于中医情志理论探讨甘麦大枣汤对情志病的干预作用[J]. 长春中医药大学学报,2014,30(4):565-568.

[40] 何任.《金匮》名方甘麦大枣汤[J]. 浙江中医药大学学报,2011,35(3):305-307.

[41] 王亚杰,杜建超,贺用和. 甘麦大枣汤古今应用探究[J]. 辽宁中医杂志,2015,42(7):1292-1293.

[42] 张瑞卿,李俊莲,李孝波. 浅析《伤寒论》中的寒温并用法及特点[J]. 山西中医学院学报,2013,14(5):6-9.

[43] 王江,周永学,谢永波. 基于寒热并用配伍原则探讨慢性消化性溃疡的辨证施治[J]. 陕西中医学院学报,2013,36(1):75-77.

[44] 卢世秀,晁恩祥. 寒热并用调气机[J]. 北京中医药大学学报,2009,32(5):293-295.

[45] 江丰,李彬,郑文科. 辛开苦降之法调理枢机之效[J]. 天津中医药,2014,31(8):451-452.

[46] 王琦. 王琦男科学[M]. 郑州:河南科学技术出版社,1998.

[47] 朱震亨. 丹溪心法[M]. 彭建中,点校. 沈阳:辽宁科学技术出版社,1997:55.

[48] 王纶. 明医杂著[M]. 长春:时代文艺出版社,2008:142.

[49] 张景岳. 景岳全书·杂证谟选读[M]. 刘孝培,编著. 邱宗志,点校. 重庆:重庆大学出版社,1988:126.

[50] 王肯堂. 证治准绳[M]. 北京:中国中医药出版社,1997:88.

[51] 俞震. 古今医案按[M]. 上海:上海科学技术出版社,1959:186.

[52] 王再谟. 中医内科学[M]. 成都:四川科学技术出版社,2007:255.

[53] 唐玲光. 遗精、滑精的药膳及家庭调理[J]. 东方药膳,2008(9):9.

[54] 胡素敏,冷皓凡. 严用和学术思想辨析[J]. 江西中医学院学报,2008,20:15-16.

[55] 胡锡琴. 珍珠囊补遗药性赋白话解[M]. 西安:三秦出版社,2000:404.

[56] 崔述生,张浩. 精编本草纲目 [M]. 北京:中医古籍出版社,1999:195.

[57] 张秉承. 成方便读 [M]. 北京:科技卫生出版社,1958:91-92.

[58] 石白,殷海波,张锦花. 痛风现代流行病学及发病机制研究进展 [J]. 风湿病与关节炎,2012,1 (6):51-55.

[59] 施丽娜,钱先. 痛风性关节炎中医药研究进展 [J]. 中医药导报,2011,17 (11):81-82.

[60] 张志文,蔡雪,李宇丹. 中药内外兼治急性痛风性关节炎并高尿酸血症临床观察 [J]. 湖南中医药大学学报,2017,37 (1):58-61.

[61] 黄帝内经素问 [M]. 北京:人民卫生出版社,2005:78.

[62] 傅山. 傅青主女科 [M]. 北京:人民军医出版社,2012:12.

[63] 李文元. 中医性学 [M]. 北京:北京科学技术出版社,2013:211-213.

[64] 武宜婷,杨进. 少弱精症的中医研究治疗进展 [J]. 河北中医,2013,35 (12):1909-1911.

[65] 袁卓珺,秦国政,张云龙,等. 86例少弱精症患者中医体质类型初探 [J]. 云南中医中药杂志,2009,30 (7):4-5.

[66] 王岩斌,陈邦合,刘秀松,等. 从肾虚湿热论治少弱精症 [J]. 长春中医药大学学报,2016,32 (3):539-540,541.

[67] 王佳. 李军教授应用清脑通络汤治疗中风后遗症经验 [J]. 河北中医,2017,39 (1):5-7.

[68] 程南方,谭峰. 中风病血瘀病机及早期活血化瘀治疗探讨 [J]. 中国中医急症,2013,22 (10):1668-1669.

[69] 陆建广. 应用中医药康复综合疗法治疗脑梗塞后遗症的疗效观察 [J]. 当代医药论丛,2014,12 (5):164-165.

[70] 杨聪宾,张笑栩,樊茂蓉. 张燕萍教授用二陈汤异病同治的经验总结 [J]. 环球中医药,2016,9 (4):488-490.

[71] 马宝璋. 中医妇科学 [M]. 上海:上海科学技术出版社,2012:296-297.

[72] 王云凯,王富春. 中医妇科学 [M]. 北京:中国中医药出版社,2009:106-109.

[73] 蔡定芳. 中医与科学:姜春华医学全集 [M]. 上海:上海科学技术出版社,2009:540.

[74] 罗福兰,胡红娟,周蜻. 固本止崩汤加减治疗功血90例疗效观察 [J]. 云南中医中药杂志,2012,6 (6):46-47.

[75] 罗璐,朱凤川,曾耀英,等. 无排卵型功血患者子宫内膜VEGF和雌、孕激素受体的表达 [J]. 基础医学与临床,2004,24 (2):196-200.

[76] 陆海燕. 白术内酯Ⅰ下调紫杉醇诱导的TLR/MyD88+人卵巢癌细胞IL-6、VEGF、Survivin的表达 [D]. 泸州:泸州医学院,2012.

[77] 宋清霞. 阴阳平衡理论在崩漏中的临床应用 [J]. 湖南中医药大学学报, 2012, 32 (4): 6-7.

[78] Aria M, Cuccurullo C, Bibliometrix' an R-tool for comprehensive science mapping analysis [J]. Journal of Infor Metrics, 2017, 11 (4): 959-975.

[79] 陈悦, 陈超美, 刘则渊, 等. CiteSpace 知识图谱的方法论功能 [J]. 科学学研究, 2015, 33 (2): 242-253.

[80] 刘则渊. 知识图谱的科学学源流 [Z]. 第三期科学知识图谱与科学计量学方法与应用高级讲习班, 2013: 4.

[81] 林骞, 高铸烨, 徐浩. 基于 CiteSpace 软件组方用药规律文献的可视化分析研究 [J]. 中西医结合心脑血管病杂志, 2019, 17 (19): 2901-2905.

[82] 黄政德, 蒋孟良, 李昌刚, 等. 丹参中脂溶性成分提取工艺优选实验 [J]. 中国中药杂志, 2001 (5): 50-51.

[83] 黄政德, 蒋孟良, 黄莺, 等. 酒炙对丹参中丹参酮ⅡA 和原儿茶醛含量的影响 [J]. 湖南中医学院学报, 2001 (2): 11-13.

[84] 童巧珍, 黄政德, 蔡嘉洛, 等. 加味丹参饮高效液相色谱指纹图谱研究 [J]. 中南药学, 2014, 12 (6): 504-506, 517.

[85] 李鑫辉, 黄政德, 葛金文. 加味丹参饮对心肌缺血再灌注损伤血瘀证兔肿瘤坏死因子 α 和白细胞介素-2 的影响 [J]. 中西医结合心脑血管病杂志, 2011, 9 (1): 53-55.

[86] 潘小平, 黄政德, 杨伟峰, 等. 超微加味丹参饮对原发性高脂血症合并颈动脉粥样硬化患者血清 VEGF、MMP-9 的影响 [J]. 中医药导报, 2015, 21 (16): 21-24.

[87] 黄政德, 葛金文, 张玉生. 加味丹参饮预处理对缺血再灌注损伤家兔心电图改变的影响 [J]. 湖南中医导报, 2003 (11): 56-58.

[88] 李世兵, 黄政德, 廖菁. 加味丹参饮对犬冠状动脉血流量和动静脉血氧饱和度及血氧含量的影响 [J]. 湖南中医药大学学报, 2006 (5): 18-20.

[89] 李正阳, 卞希岚, 周文垚等. 中医治疗冠心病心绞痛概况 [J]. 湖南中医杂志, 2018, 34 (11): 155-157.

[90] 李鑫辉, 黄政德, 葛金文. 加味丹参饮对血瘀证兔心肌缺血再灌注损伤的影响 [J]. 中国中医药信息杂志, 2011, 18 (6): 37-39.

[91] 王庆高, 黄政德, 肖健, 等. 加味丹参饮预处理对乳鼠缺氧/复氧心肌细胞的延迟保护作用及对蛋白激酶 C 的影响 [J]. 中西医结合心脑血管病杂志, 2007 (10): 953-955.

[92] 李鑫辉, 黄政德, 喻嵘, 等. 益气活血法对血瘀证心肌缺血再灌注损伤兔血液流变性及内皮素的影响 [J]. 中国中医急症, 2010, 19 (2): 269-271.

[93] 黄建, 黄政德运用左金丸加减治疗溃疡性结肠炎经验 [J]. 湖南中医杂志, 2018, 34 (5): 23-25.

[94] 潘晓彦，黄政德，晋溶辰，等．冠心病患者死亡时间调查［J］．中医杂志，2013，54（17）：1464-146．

[95] 黄政德．论医学流派对医学的影响［J］．中国医药学报，1999（5）：7-9．

[96] 黄政德．河间学派三大家论治中风探析［J］．中国中医基础医学杂志，1999（9）：59-61．

[97] 贺选玲，王莘智，黄政德．龙血竭促进糖尿病皮肤溃疡愈合实验研究［J］．新中医，2011，43（8）：144-147．

[98] 胡华，黄政德，谢雪姣，等．数据挖掘技术在名老中医经验总结中的运用［J］．辽宁中医杂志，2010，37（11）：2144-2147．

[99] 夏君彦，李冬．心肌缺血再灌注损伤的研究进展［J］．中西医结合心脑血管病杂志，2019，17（21）：3329-3334．

[100] 何业辉，卢健棋，周娇娇，等．中医药干预NF-κB信号通路防治心肌缺血再灌注损伤的研究进展［J］．时珍国医国药，2022，33（7）：1707-1711．

[101] 任婷，饶春梅，成细华，等．加味丹参饮对大鼠心肌缺血再灌注损伤SSAT活性的影响［J］．中国中医药信息杂志，2017，24（7）：62-65．

[102] 吴若霞，李正阳，卞唯斯，等．加味丹参饮通过PTEN/PI3K/Akt信号通路抑制IRI作用的研究［J］．湖南中医杂志，2020，36（3）：137-140．

[103] 张长江，梁贵友．骨髓间充质干细胞治疗心肌缺血再灌注损伤：外泌体及因子的作用机制［J］．中国组织工程研究，2019，23（9）：1455-1460．

[104] 柏飞，李勇华．骨髓间充质干细胞动员归巢治疗AMI浅探［J］．中国中医药现代远程教育，2012，10（6）：84-86．

[105] 李鑫辉，黄政德，苏丽清，等．益气活血方动员骨髓干细胞对心肌IRI大鼠血管新生的影响［J］．中华中医药学刊，2015，33（8）：1848-1850，2051-2052．

[106] 宋忠阳，王功臣，张志明，等．补阳还五汤联合BMSCs对心肌缺血再灌注损伤模型大鼠心肌的防护作用［J］．北京中医药大学学报，2020，43（2）：115-124．

[107] 王秀珍，邹伟，马育轩，等．电针联合骨髓间充质干细胞促进心肌缺血再灌注损伤大鼠血管新生作用机制研究［J］．针灸临床杂志，2021，37（5）：68-76．

[108] 吴若霞，李正阳，任婷，等．加味丹参饮结合微小核糖核酸21对大鼠心肌细胞的保护机制［J］．中国临床药理学杂志，2020，36（1）：61-64．

[109] 关卓杰，陈超凡，唐洁，等．黄政德教授运用升降理论辨治内科杂病学术思想及经验［J］．亚太传统医药，2022，18（6）：147-150．

[110] 谢雪姣，霍铁文，李鑫辉，等．黄政德教授基于祛瘀生新理论治疗胸痹心痛经验［J］．湖南中医药大学学报，2020，40（9）：1106-1109．

[111] 王召亿，黄政德，杨萍，等．基于数据挖掘技术的李东垣风药用药规律分析（英文）［J］．Digital Chinese Medicine，2020，3（1）：20-33．

图书在版编目（CIP）数据

名医撷华：全国名老中医黄政德临床经验集 / 李杰等主编. -- 长沙：湖南科学技术出版社，2025.6.
ISBN 978-7-5710-3458-0

Ⅰ. R249.7

中国国家版本馆 CIP 数据核字第 20257VN062 号

MINGYI XIEHUA—QUANGUO MINGLAO ZHONGYI HUANG ZHENGDE LINCHUANG JINGYAN JI
名医撷华—全国名老中医黄政德临床经验集

主　　编：	李　杰　廖　青　李鑫辉　邵　乐　雍苏南
出 版 人：	潘晓山
责任编辑：	李　忠
出版发行：	湖南科学技术出版社
社　　址：	长沙市芙蓉中路一段 416 号泊富国际金融中心
网　　址：	http://www.hnstp.com

湖南科学技术出版社天猫旗舰店网址：
　　　　　　http://hnkjcbs.tmall.com

邮购联系：	0731-84375808
印　　刷：	湖南省汇昌印务有限公司
	（印装质量问题请直接与本厂联系）
厂　　址：	长沙市望城区丁字湾街道兴城社区
邮　　编：	410299
版　　次：	2025 年 6 月第 1 版
印　　次：	2025 年 6 月第 1 次印刷
开　　本：	710 mm×1000 mm　1/16
印　　张：	15.5
插　　页：	0.25
字　　数：	242 千字
书　　号：	ISBN 978-7-5710-3458-0
定　　价：	68.00 元

（版权所有·翻印必究）